健康Smile 60

健康Smile 60

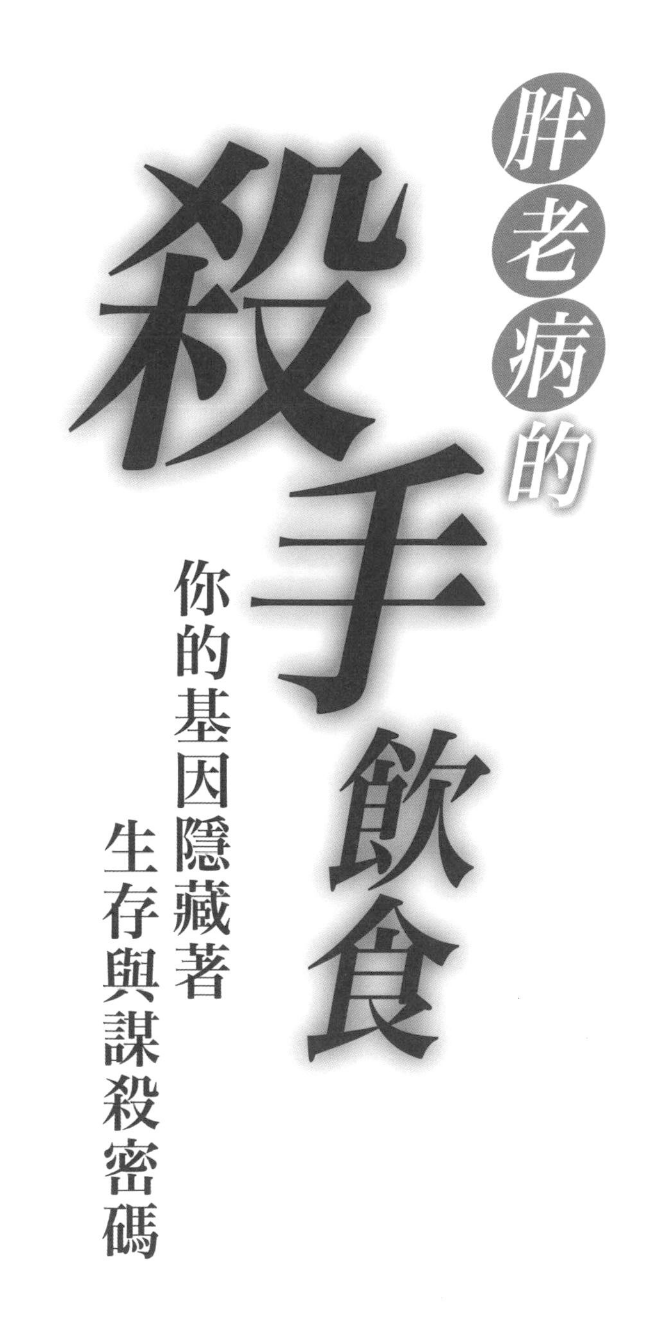

史提芬・岡德里醫師（Steven R. Gundry, M.D.）／著
華子恩／譯

DR. GUNDRY'S DIET EVOLUTION

健康smile 60

胖・老・病的殺手飲食：
你的基因隱藏著生存與謀殺密碼

原書書名　Dr. Gundry's Diet Evolution: Turn Off the Genes That Are Killing You and Your Waistline
作　　者　史提芬・岡德里（Steven R. Gundry, M.D.）
翻　　譯　華子恩
封面設計　林淑慧
主　　編　劉信宏
總 編 輯　林許文二

出　　版　柿子文化事業有限公司
地　　址　11677 臺北市羅斯福路五段 158 號 2 樓
業務專線（02）89314903#15
讀者專線（02）89314903#9
傳　　真（02）29319207
郵撥帳號　19822651 柿子文化事業有限公司
投稿信箱　editor@persimmonbooks.com.tw
服務信箱　service@persimmonbooks.com.tw

業務行政　鄭淑娟、陳顯中

初版一刷　2019 年 3 月
定　　價　新臺幣 399 元
I S B N　978-986-97006-2-7

歡迎走進柿子文化網 http://www.persimmonbooks.com.tw
粉絲團：柿子出版
～柿子在秋天火紅 文化在書中成熟～

國家圖書館出版品預行編目 (CIP) 資料

胖・老・病的殺手飲食 : 你的基因隱藏著生存與謀殺密碼 / 史提芬 . 岡德里 (Steven R. Gundry) 著 ; 華子恩譯 . -- 一版 . -- 臺北市 : 柿子文化 , 2019.2
面 ;　公分 . -- (健康 smile ; 60)
譯 自 : Dr. Gundry's diet evolution : turn off the genes that are killing you-and your waistline-and drop the weight for good
ISBN 978-986-97006-2-7(平裝)

1. 營養 2. 健康飲食

411.3　　107019259

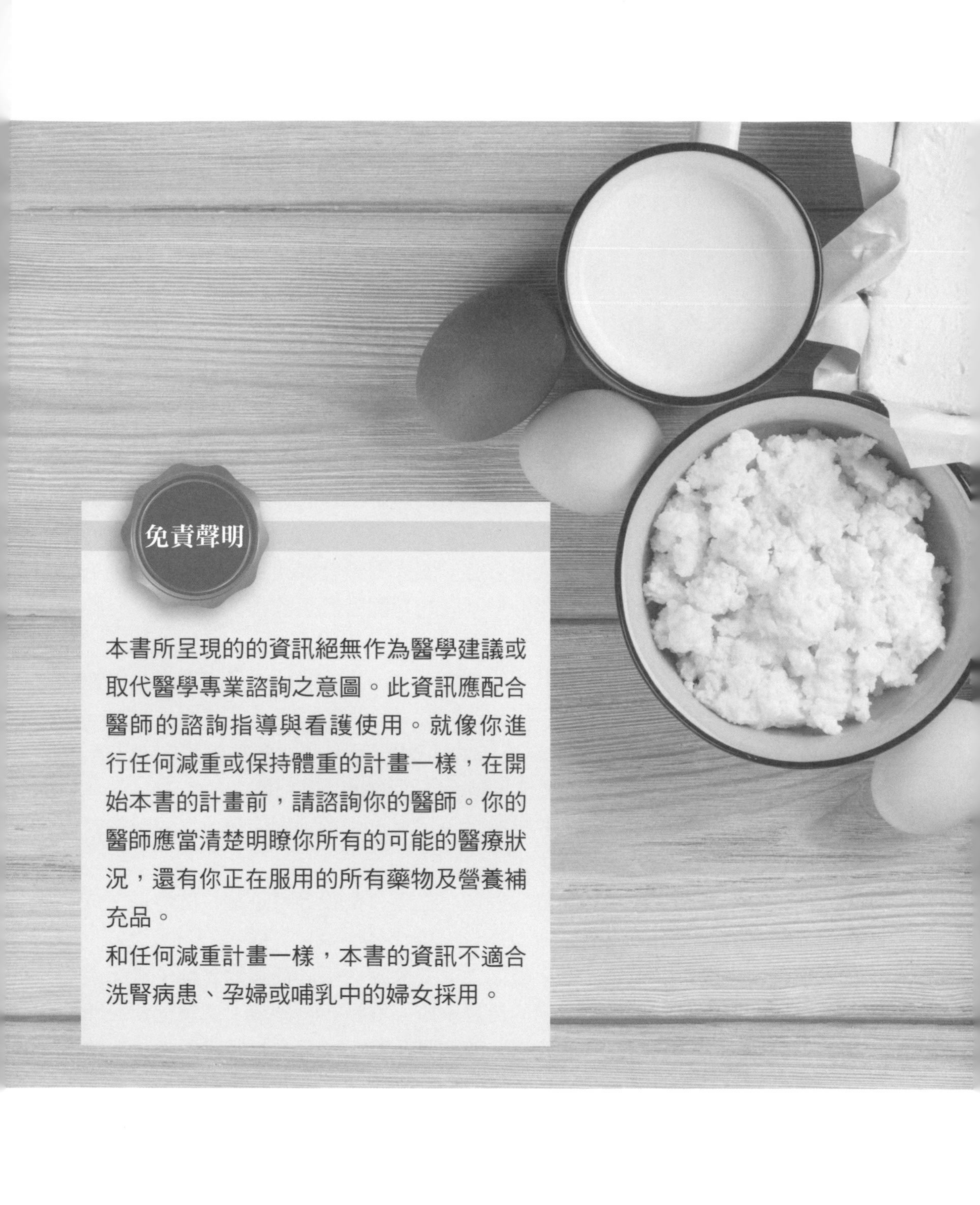

免責聲明

本書所呈現的的資訊絕無作為醫學建議或取代醫學專業諮詢之意圖。此資訊應配合醫師的諮詢指導與看護使用。就像你進行任何減重或保持體重的計畫一樣，在開始本書的計畫前，請諮詢你的醫師。你的醫師應當清楚明瞭你所有的可能的醫療狀況，還有你正在服用的所有藥物及營養補充品。

和任何減重計畫一樣，本書的資訊不適合洗腎病患、孕婦或哺乳中的婦女採用。

推薦與見證

【專家的推薦】

許多人體臨床試驗結果顯示，當生活習慣與飲食改變時，是可以延緩與降低罹患慢性病的風險，但是，研究也發現，其中個體的差異也相當大。

有些人即使是不良飲食或生活習慣，也對某些疾病不具敏感度；有些人則不然，即使生活作息、飲食都正常，也仍對某些疾病有較大的風險，這就與基因有很大關係。

營養基因體學研究基因型如何影響一個人對營養素與食物成分的消化、吸收及代謝利用，因此我們可以針對不同的基因型調整飲食，來降低疾病發生的風險。

均衡的飲食可以提供人體基本的營養需求，也能降低中老年期發生慢性病的風險。

在許多探討飲食與慢性疾病風險的研究結果，得知多吃新鮮蔬菜、水果，罹患慢性疾病的風險顯著較低，無論是心血管疾病、還是癌症。

因為蔬菜、水果中含有一些抗發炎、抗氧化、預防癌症等效益的天然營養素。

而且不只蔬菜、水果，新鮮的豆類、堅果、全穀等也是這些抗發炎、抗氧化營養素的豐富來源。

本書提供的革命飲食方法，鼓勵大家多樣攝取不同種類的食物，避免過度精緻的加工食品，並調整自己的份量攝取，維持正常體重。適量選食每類食物，各類食物中盡量選擇維生素、礦物質、植化物等含量豐富的食材，讓好的營養素來調控身體基因表現，預防疾病發生，是一本飲食養生很好的參考書。

——黃苡菱，

可苡營養諮詢中心營養師

一位經驗豐富的血管繞道手術老手，教你如何避免用到他提供的服務。岡德里醫師精心打造了一個有著強而有力實績的睿智方案。

——梅默特．奧茲醫師（Mehmet Oz, M.D.），
紐約長老教會暨哥倫比亞醫學中心外科部教授及副主席

在成就一位令人欽佩的治療心臟疾病與外科醫師的職業生涯後，史提芬．岡德里受到啟發，將他的經驗、智慧及科學經歷應用在預防保健議題上。這是一本實用且容易閱讀的書籍，其中敘述了岡德里醫師對心臟健康和一般改善身體條件的建議。儘管人們無法選擇自己的遺傳和基因組成，但他們能夠與繼承的基因相互合作，改善他們的個人舒適度，而且或許能夠延長預期壽命。岡德里醫師控制肥胖症的個人經驗，包括了針對此問題適時、為現代社會帶來影響的建議。

——丹頓．庫利醫師（Denton A. Cooley, M.D.），
德州心臟研究所所長兼外科主任

做完心臟血管繞道手術後，我讀遍了我所能找到的每一本飲食與健康相關書籍。岡德里醫師的著作之所以成為革命性的創新，乃因為書中的全新科學概念，是以一種充滿創造性、有趣且容易閱讀的方式呈獻。你將會想為了獲得長效結果而立即採取行動；其所制訂的計畫是簡單且可改變一生的。

——葛雷格．倫克（Greg Renker），
古矽倫克公司（Guthy-Renker）共同創辦人

岡德里醫師在醫學領域三十年的經驗，使他成為全球民眾無法估量的資源。他提出之啟發性的策略，將協助你達成應有的、能長期堅持、健康而充滿活力的人生。

——安東尼．羅賓斯（Greg Renker），
暢銷書《喚醒你心中沉睡的巨人》及《引爆潛能》作者

【讀者的實踐與回饋】

這本書幫助我成了有智慧的食品消費者

我用岡德里醫師的方法減掉了三十六公斤以上，而且我保持了四年多這樣的體態狀況。最初放棄零食時確實很棘手，但一開始的兩週我幾乎每天都減輕了約零點四五公斤！我最初的減肥目標是想達到約八十公斤就好，卻沒想到最終來到了六十六點七公斤，這讓我很震驚啊！（我是在一百零三公斤左右開始的。）

建議你必須在開始實施之前先閱讀完整本書，我花了幾個月的時間準備，才開始改變生活方式。這個飲食計畫在秋冬末期時較容易開始。起初沒有水果吃很難過，但我很快地加入漿果和番茄，而且每年冬天我還會繼續不吃水果一段時間。

一旦我開始了以這種方式進食，我就無法再回到加工過的化學食品中了。我現在認為自己是「純粹主義者」（purist）。

在遺傳學領域中，岡德里醫師的書是實務方法中最好的。癌症以糖為食，而這種飲食方法確實是重建身體如戰士的好方法。岡德里醫師親自回覆了我的許多電子郵件，並支持我和我的自閉症兒子一起使用這項計畫。

我真的希望能成為他書中前言裡的女人，我現在看起來比十年前更年輕了，而且我的體重低於高中時的體重。可以說，這本書幫助我成了有智慧的食品消費者！

——Stephanie

幫助我掌握自己的生活，並開始康復的過程

岡德里醫師的飲食進化是革命性的，它充滿了科學和希望。我們不再需要被遺傳困住。這項飲食計畫有助於我了解疾病的真正原因，掌控自己的生活並開始康復過程，並期待更好的健康和長壽。我非常感謝在八年前開始這段旅程。

——Kim D.

先暫停一下！

在你開始閱讀本書前，我希望你認識一些已經嘗試過這套計畫的人。請參考第 297 頁，詳閱他們的執行方法。

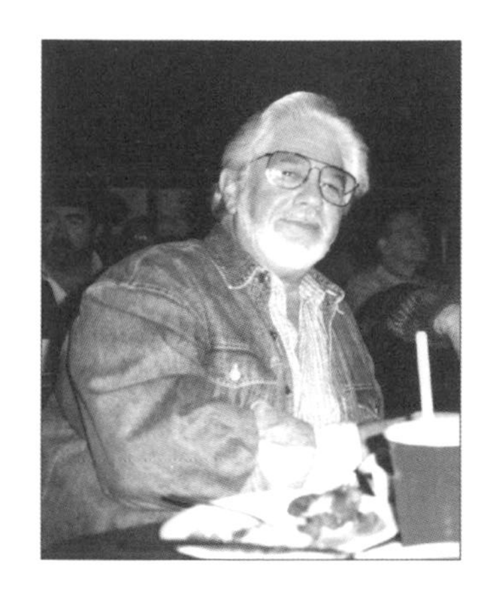

伯特．卡普蘭（Burt Kaplan）

伯特．卡普蘭在七十六歲時開始漸漸老化，或者說他自認為如此。儘管吃的是搭配了一根香蕉的低脂肉類及「有益心臟健康」的穀片，伯特的體重仍然不受控制地暴漲。為了控制血壓和心絞痛的問題，他需要服用三種藥物，而直到走進我的診間前，他都從未被告知自己患有胰島素阻抗第二型糖尿病。

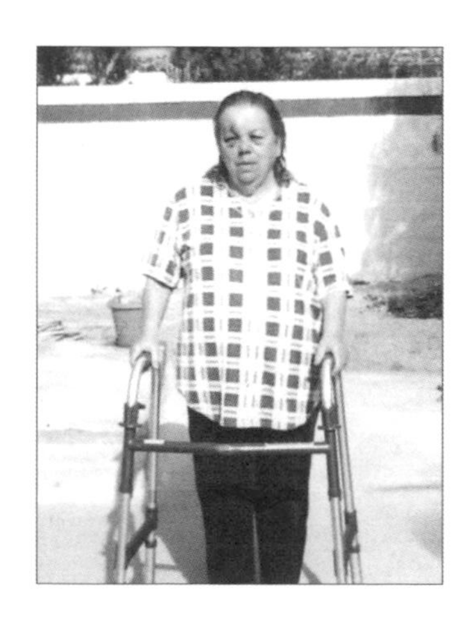

茱蒂絲．羅德（Judith Rhode）

茱蒂絲在一次心臟病發作後需要進行緊急手術，而這次的發病，讓她留下了心臟瓣膜滲漏和心臟嚴重衰弱的後遺症。

但矛盾的是，這次的心臟病發作，卻是發生在茱蒂絲身上最好的事情之一。

在這件事發生前，她苦於嚴重的胰島素依賴型糖尿病、肥胖症、高血壓、高膽固醇等病症，還有迫使她必須長期使用助行器的腿部及髖關節疼痛。手術後，她開始執行飲食革命計畫……

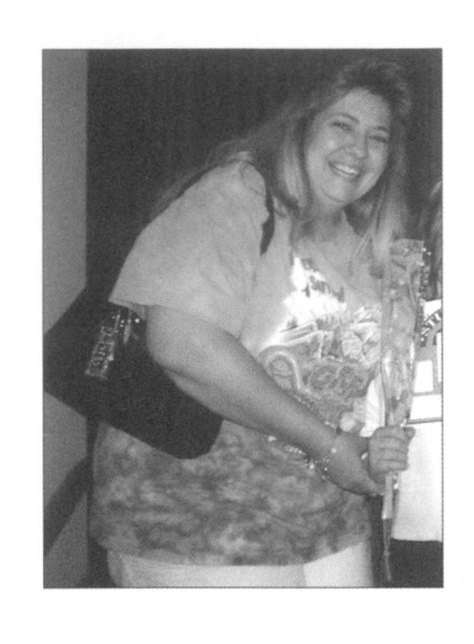

珊卓・霍爾（Sandra Hall）

珊卓・霍爾是一位從未減肥成功的三十歲母親。她深受高膽固醇之苦，但在醫師告知她必須開始服用高血壓藥物時，她受夠了，因為她正值青壯的年紀啊！

在親眼見證一位朋友採行「飲食革命」、並過得有多好後，她請求友人給她一份我送給那位友人關於飲食革命小書的影本，其中有飲食方法的簡短說明。

所以，在沒有見過我或與我交談過的情況下，珊卓就已開始執行了這個計畫。

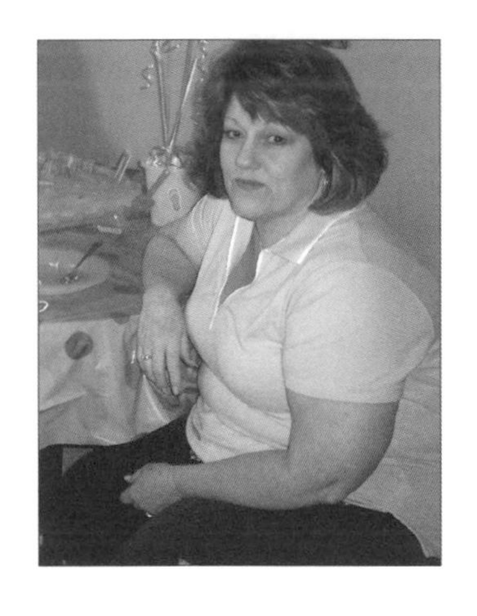

瑪歌・漢米爾頓（Margo Hamilton）

如果肥胖症導致你在四十歲、五十歲出頭就必須進行兩次髖關節置換手術，應該會引起你的注意。那如果再加上未診斷出的高血壓、高膽固醇還有胰島素阻抗第二型糖尿病呢？儘管飲食「健康」，瑪歌的體重依然持續增長；甚至，她無法忍受所有的運動方案。

當我告訴瑪歌，如果她嘗試採行飲食革命，在不需要挨餓的情況下，仍然會有足夠能量，而且不會體驗到任何難以抑制的渴求時，她並不相信我。

「這是不可能的。」她這麼說。

還有，不運動就能減重？那是不可能的……

前言 INTRODUCTION

她已經九十五歲，為什麼看起來像六十五歲？

這是真的嗎？這人的皮膚光潔沒有皺紋，精瘦的身材讓他的活動輕鬆且優雅，同時還擁有體力、耐力和良好的健康。他看起來頂多四十五歲，但這正是讓人震驚之處：實際上他已經七十歲了。

「那是不可能的！」你這麼說。

先忘了七十歲這件事吧！讓我介紹你認識蜜雪兒（跟大多數書中病患的姓名一樣，是化名）。

我們首次會面時，我看見的是一位具有魅力、纖瘦、腰背挺直、年齡在六十五歲左右的女士。我再次看著病歷表，心裡想，我八成是走錯診間了，因為病歷表記載著她的年齡是九十五歲！

蜜雪兒最近曾看到我上電視，而且她說我是第一個提出與她在二十歲時所遇見、改變她生命的那位醫師相似言論的醫師。那位醫師要傳達的訊息簡單扼要：回家，把食物櫃中所有的白色食物統統扔掉，而且以後絕不再食用這一類食物。

蜜雪兒堅持不懈這樣執行了七十五年。在這期間，她為兩任丈夫送了終，其中包括一位曾說她的飲食習慣簡直荒唐愚蠢的內科醫師。這位醫師早已入土為安，而蜜雪兒站在這裡，她完美的皮膚散發著健康的光芒。與大多數棕櫚泉（Palm Springs）的女士不同，蜜雪兒從未進行過任何整型手術。

我為蜜雪兒測量體溫，她的體溫是攝氏三十五度，這代表她的生理代謝效率不錯。她的血壓是堪稱典範的收縮壓 95 ／舒張壓 55。她的血液樣本分析後結果一如我所預期的，非常完美：膽固醇含量低、沒有任何發炎反應的跡象。

作為一位活躍的女性實業家，蜜雪兒現年已經九十五歲，而且還沒有顯露出任何衰老的徵兆。為何她能夠如此？因為她的長壽基因被激活啟動了，而這保護她免於傷害。與其說處於生存模式，蜜雪兒反倒是以我稱為「完美效率」的狀態存活著，而這狀態正是我所希望達成的——同樣的，也是我為你所設定的目標。

蜜雪兒，祝願你生生不息、茁壯健康！

或許以下敘述的更接近真實的你。

比起高中時期，你的體重增加了，說不定還是大幅增加。你必須服用一種或更多種為了治療高血壓、高膽固醇、糖尿病、胃食道逆流、抑鬱還有（或）關節炎的每日用藥。而利用燒灼手術除去你脖子和腋窩良性皮膚垂疣所花的花費，說不定已經能讓你的皮膚科醫師存夠讓兒女一路讀完大學的學費了。

當你在皮膚科診所看診時，或許還要接受成人痤瘡的治療。如果你是位女士，你可能會發生頭髮日漸稀疏的問題。更或許，你已經移除過一些大腸瘜肉，還有（或者）胸部腫塊。

我是不是一語中的？倘若果真如此，那如果我說，即使你還沒有罹患糖尿病、高血壓、心血管疾病、癌症或另一種會危及生命的疾病，你和那些確實罹患上述疾病的病人，其實有許多共同之處呢？如果我能舉例說明你和他們一樣，有著整套在無意間被啟動、造成上述疾病，和其他無法預測結果、我稱之為「殺手基因組」的基因呢？

荒謬嗎？直到六年前，我的確是一直這麼認為的，但現在我相信，對我們多數人來說，這些看似偶然的偶發事件，其實是意料之中的結果。而且在很大程度上，我們的西式飲食和生活方式將造成我們的疾病，甚至最後終結了我們的性命。

不幸的是，身為一位心臟外科醫師，我並不常見到像蜜雪兒一樣的患者，至少在一開始的時候。我大多數的患者病情都十分嚴重，而且通常都有未老先衰的情況，絕大部分病人同時還有體重過重的問題。

為什麼有些人，比方說像蜜雪兒，即便壽命已延續至逼近一世紀之久，卻像啜飲了青春之泉般，而我們多數人在符合加入退休人員協會會員資格時，卻都已經長滿皺紋、受關節炎之苦、體重超標、還被各種疾病纏身，這其中的原因一直是個不解之謎。是運氣的問題嗎？還是優良的遺傳基因？

過去五年來，我已經弄清楚了這個謎題的很大一部分。沒錯，我們的遺傳基因在其中扮演了主要角色，但卻不是我們一直以來所相信的那樣。蜜雪兒並沒有遺傳到所謂的「優良基因」。事實上恰巧相反，從七十五年前那場改變她命運的邂逅開始，她一直在指示她的生命基因「乖乖聽話」！我也發現，無論拿到的是何種基因牌卡，也能如法炮製，讓生命基因聽話。而我的發現，為重大且立即改變的生活方式提出了有力論證基礎。這本書正是根據極簡單的原則所設計，但絕對會為你帶來徹底的改變，讓你更瘦、更穠纖合度，也更健康。你甚至可能成為第二個蜜雪兒！

岡德里的「經歷」

你現在八成覺得我是個嘗試散播最新「未來黑暗無望理論」的狂熱分子，或者以為我是個現代的假貨推銷員，鐵了心要拐騙你把辛苦賺來的血汗錢揮霍在分毫不值的「自然療法及補充劑」上。我可以向你保證，我絕不屬於上述兩者。事實上，我的資歷正意味著，我是最不可能提出「殺手基因該為過重和許多其他疾病負責」此一主張的人。

直到六年前，我一直都是從事救死扶傷的事業。我主要賴以餬口的力量，都集中在作為一位心臟外科醫師，與探索如何在壓力下維持心臟細胞存活的研究者，以及為心臟畸形的嬰兒及冠狀動脈或瓣膜阻塞的成人進行手術。在過去三十年間，曾擔任外科及小兒心臟胸腔科教授和羅馬林達大學（Loma Linda University）醫學院心臟胸腔外科主任的經歷，讓我得以窺探人體內部構造，尤其是心臟的血管結構。

我也是「岡氏逆行性心臟麻醉導管」（Gundry Retrograde Cardioplegia Cannula）的發明人，那是在開心手術進行過程中，藉由把保護心臟的成分經由心臟血管「逆流」輸送，而維持心臟肌肉存活最廣泛使用的器械之一。在此之前，所有人都在嘗試將心臟保護成分向前推送通過阻塞的動脈。關於我的「逆流」主意，一開始被稱為瘋狂的想法，「這跟給心臟用灌腸劑有什麼兩樣！」著名的心臟外科醫師丹頓・庫利博士這麼說。

但時至今日，我發明的器械已經成為在手術中保護心臟的黃金準則。為什麼？那是因為我拒絕接受傳統的一般看法。在經過數以百萬計的病患見證後，傳統觀念已然被推翻。

我同時也擁有許多其他專利，如用於修復滲漏的心臟瓣膜，或在不需縫合的情況下，將新生血管「縫」到心臟中的器械。我和同事倫納德・貝利

（Leonard Bailey）搭檔，我們完成的嬰幼兒及小兒心臟移植數量可謂舉世無雙。我的實驗室是將豬心移植到狒狒身上後存活時間最長（二十八天）的紀錄保持者，至於其他宣稱有能力進行此移植手術的實驗室，實驗體存活時間也僅維持了數小時。我是最初參與測試，成功使用首顆人工心臟的二十位外科醫師其中一員。我是首開先例，在手術中引進使用機器人的外科醫師之一，同時我也是設計並實際透過兩吋寬孔洞進行心臟瓣膜手術的第一人！

你可以說我是個特立獨行的人。我永遠都會從不同的觀點，來看待心臟和存活的問題，或許這就是為什麼我有幸被美國外科學會（由全球五百位頂尖外科醫師所組成）吸收成為正式會員，同時我不斷地在針對一萬名同儕的調查投票中，被評選為卡斯爾．康諾利（Castle Connolly）頂級醫師之一。與此同時，我還針對自己的研究與技術發表了超過三百篇的研究文獻、摘要及專章。

還有一件關於我的事情值得一提，這是件令我十分自豪的事跡：我曾經十分肥胖。對，一點都沒錯，一位肥胖的心臟外科醫師。當時我還有高血壓及胰島素阻抗，並且患有偏頭痛及關節炎。即使我每週慢跑三十幾公里、每天進健身房運動、吃得「很健康」，而且喝的永遠都是健怡可樂，但我依舊肥胖。

每次節食減肥時，我的體重都會減輕，但接著再為必然恢復的體重找出合理理由。在我發現如何跟我的基因溝通之前，我似乎無法應付這些多出來的體重、過高的膽固醇、關節炎，還有易於罹患糖尿病的傾向——這正是你們大部分人正面臨的健康議題。

再提到另一個讓我得以成名的原因：我曾在威廉．赫特（William Hurt）主演的《再生之旅》（*The Doctor*）一片中擔任醫學顧問，同時也在片中客串演出，電影內容是關於一位心臟外科醫師，因發現自己罹患有威脅性命隱憂的疾病時，改變自己處事方法的故事。對我而言，這部電影的設定簡直就像是預言一般。

大艾德故事的啟發

外科醫師所受的訓練是為了解決問題，通常都是藉由手術來進行。六年前，當我還在羅馬林達任職時，一個我稱他為「大艾德」的傢伙大步走進了我的辦公室，接著一天後，我的職業生涯和人生來了個急轉彎。他帶來一份血管造影（也就是顯示心臟動脈的影片），那份血管造影還顯示出，他血管中的膽固醇斑塊和阻塞之處。

時年四十多快五十歲的大艾德完全可以勝任哈雷重型機車的形象代言人，你知道，就是那種挺著啤酒肚、紮著馬尾、一臉鬍子拉渣的形象。他已經被告知自己的狀況並不適宜動手術，而他的心臟科醫師會把他轉診給我，是因為我會接收別人都不收的病例。但是，在重新檢視艾德的血管造影後，很遺憾地，我必須同意其他外科醫師的意見：無法手術。

大艾德雖然大受打擊，但仍然意志堅定，他接著告訴我，自從六個月前做完血管造影後，他做了一些事，減掉了約二十點四公斤，同時每天數次服用「少量藥草和營養補充品」。或許他是在暗示著，他所做的努力能清除掉他動脈中的堵塞。

他的故事十分有趣，但大艾德只能瘦身到約一百一十八公斤——比起來差不多就像悍馬 H2 跟原版悍馬的差異一樣。

我擺出一臉深思的表情，並露出只可意會、不可言傳的微笑，然後告訴他，那些毫無用處的營養補充品只會製造出「昂貴的尿液」，當時我很喜歡這個說法。儘管他對減重的努力值得讚揚，卻無法改善他血管的狀態。但是，大艾德對我提議：既然我們兩人都沒有什麼可損失的，何不乾脆為他重做一次血管造影，看看是否有任何改變？

好吧，大艾德在當週稍晚進行了冠狀動脈五重繞道手術。儘管他的動脈病變仍然十分嚴重，但多數的血管堵塞已經驚人地縮小了超過 50%，這表示現在有空間能「插入」新的血管了。在執業的這些年來，我從未見過幅度如此之大的栓塞削減。作為一位外科醫師，我感到非常欣喜，但我內心的研究員卻疑問更多了。因此，在大艾德出院後，我請他將他裝滿豐富維生素、礦物質和草藥的寶庫帶來。

當我聽著大艾德敘述他如何建構他的「飲食生活」時，我彷彿穿越時空回到三十年前，當時在耶魯大學為了我的人類演化生物學榮譽學位論文，我曾經在這個領域進行研究。自醫學院畢業後，我利用這方面的學識，在美國國家衛生研究院（The National Institutes of Health）擔任臨床教師，而在那裡的工作期間，我發展出預防並反轉冠狀動脈及心臟肌肉細胞損傷的方法與治療方式。

我和大艾德的邂逅，讓我開啟了一段屬於我個人的追尋，顛覆了我原先對心臟疾病、糖尿病、癌症、關節炎、肥胖症……還有你想得到的各種疾病成因的固有觀點。

我把自己的大學論文挖了出來，試著根據人類演化的原則，嘗試設計我自己的飲食。透過一間著名實驗室對我的血樣進行精密生化分析，我開始對食物、營養補充品及運動進行實驗。

得到的結果十分驚人。頭一年我就減去了約二十二點七公斤；接下來我又減了約十一點三公斤，但更重要的是，我的身體恢復了正常細胞功能。只舉一個例子，我的低密度脂蛋白指數（「壞」膽固醇）降了超過 100 點，而同時我的高密度脂蛋白指數（「好」膽固醇）增加了 150%。這一切都沒有藉助藥物。我的血壓曾達到收縮壓／舒張壓為 145 ／ 95，現在則是 90 ／ 50。隨著計畫的進行，多年來我皮膚上無數的所謂良性皮膚贅瘤減少了，偏頭痛消失了，我還可以滔滔不絕的說出更多改善之處。

開啟飲食革命計畫

接下來發生的事情我到現在還覺得很恍惚。我辭去了羅馬林達大學的職務，搬去棕櫚泉創立了「國際心肺研究學會」，並在研究院內設立康復醫學中心。我開始為曾被我開過刀的病人提供我的飲食革命計畫（Diet Evolution），希望這能讓他們免於進行二次手術。我的辦公室護理師、執業護理師和辦公室經理全都開始採用這個計畫，分別瘦身了約三十二點七公斤、二十點四公斤，還有十九公斤。

然後在那個影響重大的一天，一位腦部主動脈堵塞達 90% 的病人被轉診給我。他需要進行頸動脈內膜切除手術，那牽涉到將動脈切開、清除堵塞，然後再將動脈縫合。這位病患的狀況更加難辦，因為損傷的部位相對較難到達，需要用到一種實驗性技術，因此我建議他，在我們諮詢那位實驗性技術先鋒外科醫師時，先嘗試採用飲食革命計畫，並且進行更多的檢驗。

兩個月之後，他瘦了約五點四公斤，而且在進行他的術前檢驗時，我發現我聽不到頸動脈中那處堵塞所造成的特有雜音了。當我們重新做一次掃描時，那處堵塞驚人地縮小到只剩 30%。這個成功結果清楚的顯示，大艾德案例的結果並非僥倖（你可以在第 126 頁「取消血管手術」章節中，讀到這個

「成功的故事」，而在整本書中，你將遇見許多我的其他病人，他們都扭轉了自己的健康問題，而且擺脫了多餘的體重）。

由於每位新病患的飲食習慣、生活方式及血液檢查都需要加以分析，於是一個非常有趣的模式逐漸浮現：每個人（我指的確實是所有人）對特定的食物和行為，都會以完全一樣的方式發生反應。

很快的，其他被我稱為俱樂部會員的人來到，要求我教導他們飲食革命計畫。即便我從未廣告宣傳這個計畫，口耳相傳就已永久改變了我的執業方式。我每週花三天時間教導這些成員如何遠離我的方法，因此贏得了「勿近手術刀先生」的綽號。剩餘的兩天，我拿來為那些不聽我的忠告，和還沒有聽聞我所提供訊息的人進行手術。

我動過手術的多數病患都很快地也成為俱樂部的一員。藉著傑出的一致性，不僅他們的膽固醇問題消失無蹤，他們的體重問題、高血壓、糖尿病和關節炎也同時獲得解決。我們甚至在當地一所癌症療養中心建立了預防和治療的方案。

大部分我從自身狀況及數千位志願者的研究中所學到的，與一直以來被教導給健康專業人士關於健康、飲食和慢性疾病的常識相悖。然而，這也確認了我們的基因遺傳中便設計了一套能幫助我們快速複製自身生命基因的飲食方式，但事實上，這套飲食方式正在謀殺我們——容納這些基因的載體。這種致命的飲食會活化一群殺手基因，這些殺手基因是被設計用來確保你不會活得太久，同時大體而言，這些生命基因是造成肥胖症以流行病之姿肆虐全國，並如同病毒傳染般散播到全球其他角落的罪魁禍首。

現在我提供你一個機會走上不同的道路。當你閱讀完本書的第一單元，你對你的基因如何運作，以及你能夠如何改寫它們，將有一個基礎的了解。藉著重新逐步形成你的飲食習慣，趁機利用演化已然刻劃在你生命基因中、對你所做行為及所吃的食物會做出的反應，你將能夠達到上述目的。

藉由傳遞「正確的」訊息給你的生命基因，你將能重獲健康、減去多餘體重，而且很可能可以延長你的壽命。

在第一單元中，你將學會如何：

- 辨識令你對疾病和慢性健康問題無所防備的食物與行為，以及如何排除或減輕它們。
- 重新引進能促進健康和長壽的關鍵食物、行為和營養化合物。

- 將那些殺手基因關閉。

由於你體內 90% 的細胞每三個月就會被替換一次，所以好消息是，你可以在短短九十天內創造出一個「全新的」自己。

在第二單元中，我將提供一套能輕鬆遵循的三階段計畫，讓你能奠定基礎，進而達到在短短三個月內達到改變人生的結果。

歡迎加入！

目錄 CONTENTS

PART 1

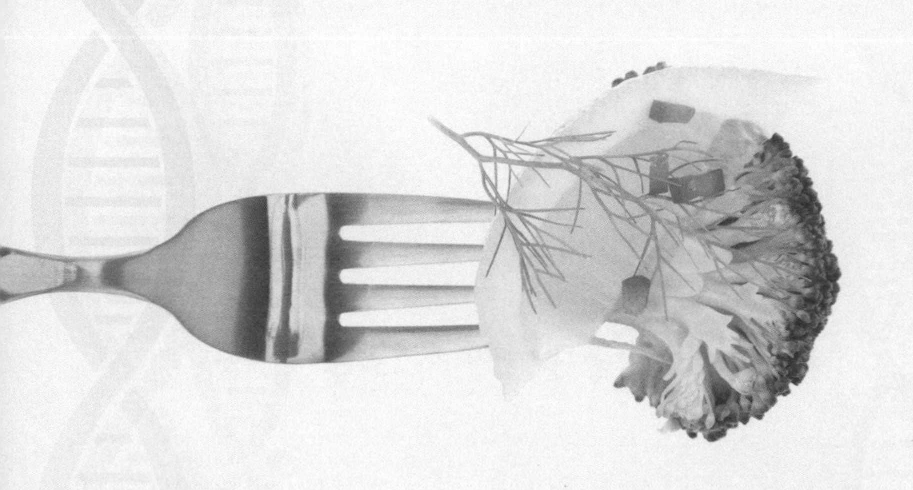

與生命基因溝通的新方法

CHAPTER 1

生命基因主導一切

- 生命基因是由成千上百的糖和蛋白質順序排列所形成的資訊片段，「拼寫」出生命基因需要細胞執行的程式，包含了每個細胞該知道需要做什麼的全部資訊。而開啟或關閉生命基因的鑰匙，就是隨血液循環的激素、神經傳導物質，以及無數其他訊息攜帶分子，特別是食物中的化合物。
- 你的命運都已被一個隱匿的系統所掌控，這個系統操縱你絕大部分的細胞、激素及神經系統，還有在你無意識參與下發生的生長、生病、老化過程。
- 為了唯一的目的：繁衍。有三個不可改變的指令以基因遺傳方式編寫入我們身體中：1. 尋找並保存能量。2. 避免受傷和疼痛。3. 找到快樂。
- 一旦感知你在過度消耗預備用來繼續進行遺傳任務所需的燃料時，你的電腦程式便會啟動自毀程式。
- 不管喜不喜歡，你的生命基因都已經將你建構完成，以達到三個主要目標：1. 藉由繁殖，將生命基因向未來傳遞。2. 確保你的生命基因副本或其他類似副本的存活 。3. 在完成第一及第二項目標後，把路讓開，讓你不會與你的後代競爭有限的資源。
- 老化和死亡並不是「注定的」，但和其他的所有事物一樣，它們是我們仍處於演化中的遺傳程式，必不可少的組成部分。
- 殺手基因的存在，是為了擺脫因為活太久而變得無利用價值，或是同樣重要、卻會威脅未來系統的個體。
- 如果你的自動導航系統偵測到升高的氧化壓力，它會將你視為失敗的動物，你所攜帶的基因並沒有傳遞下去的價值。那些只吃精製穀類、糖和反式脂肪並缺乏微量營養物質的人都是。
- 我們這個時代的食物對你如此「有益」，以致於事實上，它們反倒變得對你「有害」了。而生命基因刺激你食用某些特定食物，一切都只為了一個邪惡的目的：它們的生存，而非你的生存。
- 殺手基因一旦被啟動之後，如果無法用某種方法除掉你，那麼它們會找到另一個方法繼續執行。

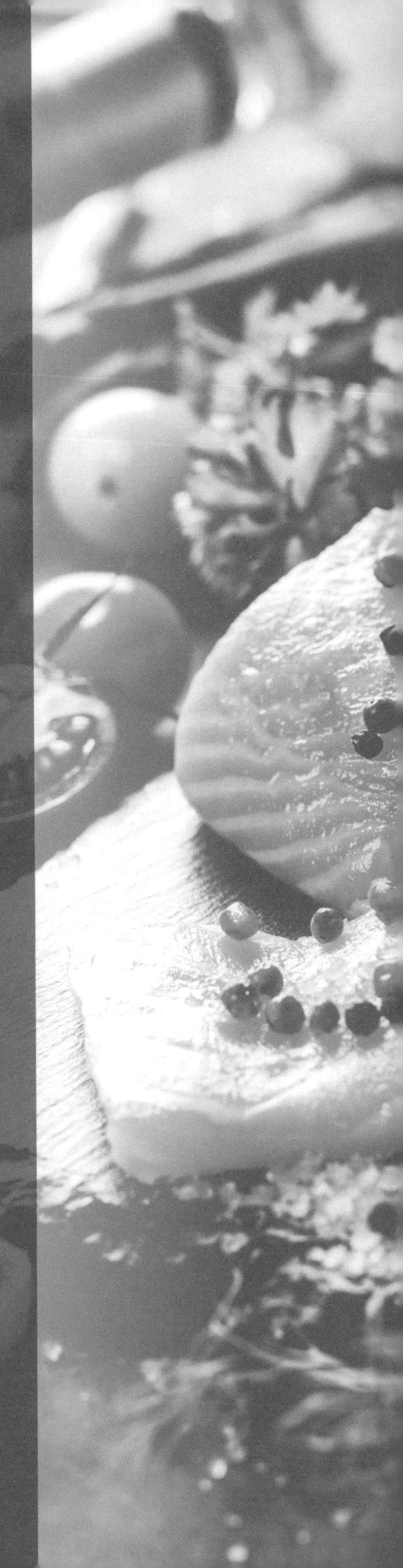

如果你和我的情況一樣，那我相信，你現在一定迫不及待的想開始實施飲食革命計畫，但是先等等。我已經發現，包括我在內，大多數人只有在了解我們是如何還有為何演變至眼前的情況後，才能夠堅持計畫的執行。所以，我們將在接下來的四個章節中釐清箇中原由。

你可以感謝父母遺傳給你美麗的蔚藍雙眸，還有你的髮色、身高和體態。這所有的特徵都編碼在他們的基因副本中——一半來自父親，另一半來自母親。而現在都歸屬在你體內。你可能會有的孩子，接著將擁有半數你的基因和半數你伴侶的基因，如此這般延續進入未來的世代。

決定我們的外表和無數其他特徵，只不過是生命基因掌控我們生命的其中一種方式。接下來你將很快了解到，它們還扮演了另一個更為隱密的角色。

為什麼幾乎所有減重的嘗試最終都慘遭滑鐵盧？答案就藏在你的生命基因裡，還有那些它們一直以來提供給你的謊言中。

只要你了解了生命基因如何表現，還有它們的表現是如何來控制你的行為，你將獲得解答，明白如何減去那些多餘體重，重獲健康的活力，並為漫長且充滿活力的人生做好準備。

我相信你曾經聽過正確餵養生命基因，你所有的健康問題都會消失的說法。但這就是你重蹈覆轍的地方。我將證明給你看！

你之所以健康狀況不佳，還過重，就是因為你用來餵養生命基因的，正是它們所想要的。我敢向你保證，生命基因利用了你，好成就它們自身的健康與長壽，而非你的健康與長壽。事實上，你的長壽還礙了它們的事。

所以，放鬆坐好、敞開心胸，並且樂意暫時將你對自身所有的了解放到一旁。不過首先，我們先從基礎開始。

作為微型電腦的生命基因

我發現，把生命基因想成微小的電腦程式很有幫助。在你的電腦內，舉例來說，字母 A 被「編碼」為 1000001。每當我在鍵盤上打出 A 這個字母，這個由 0 和 1 組成的編碼便會告訴我的電腦，在螢幕上顯示出字母 A。將你的身體想像成一臺電腦，而生命基因就是其中的作業系統。

生命基因是由成千上百的糖和蛋白質順序排列所形成的資訊片段，「拼寫」出生命基因需要細胞執行的程式。

生命基因包含了每一個細胞該知道需要做什麼的全部資訊，但在這種情況下，開啟或關閉生命基因的鑰匙，就是隨血液循環的激素、神經傳導物質，以及無數其他訊息攜帶分子，特別是食物中的化合物。

延續剛才電腦的比喻，這些編碼的作用類似將網址輸入瀏覽器，發出你需要哪些資訊的「指令」。

生命基因完全需要你的身體提供保護並收容它們，直到有能接續這些任務的新電腦，以你的子嗣型態出現為止。我們需要生命基因，如同它們需要我們一般：你的身體只有在作業系統（生命基因）發出指令時才能發揮作用。歷經了數百萬年，我們的基因與人體間的溝通，已然經歷過連續不斷的改進和升級，這全都是為了確保生命基因的永垂不朽。儘管有無數的重大改進，就好像 Vista 取代了舊版 Windows，或像 iOS Panther 取代了 Tiger，但你基因程式的基礎作業系統依舊維持原樣。

好吧，你們這些懷疑論者，如果這一切聽起來太荒誕而讓人無法置信的話，那我請問你，為什麼你能毫無障礙的接受下列事實：因為發射自外太空、看不見的電脈衝與訊號塔溝通，進而啟動你手持裝置中的微型電腦程式，所以讓你能夠在手機上收看歐普拉秀。

另一種不可見但同樣威力強大且類似的過程，也發生在我們的體內。不然你以為為什麼在同住兩個月後，女生宿舍同寢室友的月經週期會發生同步化的情形？她們的激素無聲無息地在空氣中將資訊散播出去（有點像文字訊息），以便讓她們能夠同時排卵。

激素或植物性化學物質刺激了生命基因的開啟或關閉，決定每個細胞、身體的每個個別部位，還有每個人身上將發生些什麼事。

生命基因自動導航系統

當然，不管你理解與否，**你的命運都已被一個隱匿的系統所掌控，這個系統操縱你絕大部分的細胞、激素及神經系統，還有在你無意識參與下發生**

的生長、生病、老化過程。這個系統如此行事，好讓「有思想的你」不至於搞砸將生命基因在時間洪流中向前傳遞的過程。

如果你曾經讀過史丹利·庫伯利克（Stanley Kubrick）的經典小說《2001太空漫遊》，書中遨遊星際間的太空人所搭乘的，是一艘暱稱為「哈爾」的電腦自動導航太空船，你可以據此想像在你體內所發生的事情。

哈爾在受人類介入最少的情況下，處理執行所有太空船運轉的功能，但當太空人嘗試接管飛行器時，他們才意識到哈爾已經全盤掌控，而自己只是在一旁湊熱鬧而已。

在太空人試圖阻撓哈爾時，它竟然想要摧毀他們！而你的自動導航系統通常是無跡可尋的，但我確信，在程式往錯誤方向偏移時，我們會不停地接收到由它發出的警告訊息。

舉例來說，現在你正在呼吸，這不需要任何思考，但一旦你想到呼吸這件事，你便會意識到自己的吸氣與呼氣。現在我們來快速測試一下。暫停閱讀，摒住呼吸到你的極限，同時自己計時。你能憋氣兩分鐘嗎？還是可以到三分鐘？還是你在三十秒時就掙扎著想喘氣了？

你說你是被迫喘氣的？這怎麼可能！你的身體不是由你掌控嗎？我請你執行像是摒住呼吸這樣一個簡單的任務，而你現在告訴我，這件事你無法控制。哈！恭喜你，你剛剛認識了你的自動導航員，你的第二個自己。

這個機制的存在有個十分重要的理由：避免你的遺傳基因編碼未被有效利用，除此之外，也防止在你睡著或失去意識時，產生停止呼吸的瘋狂想法。而這只是無數哈爾的任務比你的任務更重要的例證之一！

你現在已經了解這個運作中的程式，不僅是我們極少或甚至完全沒有控制權的第二套神經系統。更確切說來，那是一套複雜精密的系統，內部由特化的細胞與基因構成，包括那些製造和感知激素的、主宰你免疫系統的、形成腸道內壁的——這一切都是在你未曾有意識參與的情況下，連續不斷的溝通彼此。

如果你還是為這個觀點感到困擾，想想飛機的自動導航程式吧。只要人類駕駛員將目的地相關資料輸入電腦，自動導航便會控制方向、航速、驅動力、襟翼傾斜度和偏航。自動導航系統並無法「看見」飛機行進方向，也無法「感知」飛行速度有多快，但根據機上感應器或由衛星反彈而來的資訊，它差不多能「知道」身處於哪一個時空，讓它得以使飛機「飛行」，並安全降落。但輸入錯誤資訊的話，自動導航系統仍將盡責地讓你直接飛去撞山，因為那是你告訴它的目的地。

在下一章你會更了解我這麼說的意思，那時我將解釋你目前的飲食方式是如何帶給你的自動導航系統錯誤訊息，為你制訂出通往災難的計畫。

為生存而設計的程式

在最基礎的階段，有三件事是生命基因設計出來讓我們執行的，全都只有一個目的：繁衍。

一點也沒錯，生命基因編碼想達到的目的僅僅是繼續活下去罷了。但請注意，我並沒有說它的目的是讓你繼續活著。**生命基因只是將你視為宿主加以利用，當它們不再與你有關係時，它們會打開開關，激活引發自我毀滅的「殺手基因」，你的生命便會開始進入倒計時。**這真是太糟糕了！現在讓我們來看看這三個以基因遺傳方式寫入我們體內不可改變的指令。

尋找並保存能量

這一點聽起來毫無問題，但對幾乎所有的動物（還有植物）來說，獲得足夠的營養一直以來都是一個沒有把握的命題。飢餓不僅會直接導致死亡，還會使動物虛弱，讓牠更易於受到掠食者的襲擊。不過，一旦死去，你就無法將生命基因傳遞到下一個世代。所以，**花費最少的力氣獲得足夠能量，便是驅動所有生物的主要力量。**如果一隻動物一直處於超速運作的狀況，為追逐食物燃燒了大量能量，這生物的基因就會得到一個訊息，即這樣的遺傳物質組合並非優良設計，所以應該被淘汰。這對你來說，所代表的意義就是，生命基因是被設計來傳送訊息給你的身體，讓身體維持較低的代謝，同時攝取高熱量的食物。

生命基因在這種對高熱量食物幾乎無法抗拒的力量下，不僅是自願參與者，還驅使著你進行這項行為。就像你最終無法抗拒對呼吸的需求一樣，用最少的力氣來保存能量，並以熱量的形式獲得最多的能量動力，這個驅力是絕對壓倒性的。下次你把車開進速食店的得來速車道時，先想想這件事，然後再想想這件事：針對體重過重者的研究顯示，當家裡沒有食物而飢餓來襲時，他們通常不會做出外出取得食物的努力。

一旦感知你在過度消耗預備用來繼續進行遺傳任務所需的燃料時，你的電腦程式便會啟動自毀程式。記住，在所有的生態系統中，食物的量是有限的；如果你似乎奪取了超過你應得的配額，你將被視為威脅而遭到清除！

避免受傷和疼痛

除了青少年想在從未想過可以穿洞的身體部位打洞這種例外情形，動物與生俱來都有避開疼痛的慾望；那是因為在大多數的情況下，疼痛與受傷的可能性是可以劃上等號的。如果一隻動物受了傷，牠就會成為掠食者的餌食，而牠的生命基因也會隨之死去。

避免疼痛的本能衝動能保護著我們免於受傷，不需要大腦有意識地浪費寶貴的一剎那時間「思考」採取何種對策。疼痛與受傷的連結是如此密不可分，還有受傷對生存機會造成的嚴重後果，更讓我們願意付出任何代價避免疼痛。

找到快樂

所有動物都被設定為會去追尋愉悅的體驗，但交配並非愉悅感的唯一來源。完整的交配儀式，會刺激大腦中感覺美好的接收器，從而產生愉悅的感受。因此，這些接收器的位置會與性激素接收器緊緊相鄰，其實並非偶然。會對這些愉悅中樞產生刺激的行為或化合物，永遠會凌駕在其他指令之上。

刺激埋在任一種動物腦中愉悅中樞的電極，會令該動物廢寢忘食，甚至不再避開疼痛。驚人的是，若持續按壓代表愉悅刺激的按鈕，該動物甚至會避開食物與水的選項，直到牠在極樂中被餓死。同樣的，在食物和古柯鹼兩個選項中，一隻實驗大鼠至死都會選古柯鹼。這就叫做本能！另一種常用（甚至被濫用）來刺激愉悅感的植物化合物，即存在於水果之中——糖。

讓動物吃掉自己的果實和包含於其中的種子，是有利於植物的生存。但植物要如何讓動物吃掉果實而非葉子？很簡單，只要刺激動物的愉悅中樞就行了。實驗用大鼠不會吃進過量的飼料，但如果給牠們糖、牛奶或巧克力，然後啪的一下子，牠們就會開始停不下來地狼吞虎嚥。其實，大多數人的反應也沒什麼不同：我們也會不停地食用飽含糖分的食物，直到死亡來臨。

然後最糟糕的來了，**糖正是生命基因要你食用的東西。**

而以下所述就是原因所在。你擁有一種特定型態的肩關節，僅見於大型猿類，能讓猿類懸吊於樹枝下方，並在其間移動，包括那些其他靈長類無法企及並懸掛在生長著大多數果實的單薄枝幹末端。

所有針對猿類與其他靈長類進行比較的研究都確認一件事，我們是被設計成因食用其他生物無法獲得的果實而增肥的——這是季節性的。這項遺傳與解剖上的設計，預示了用我們現今的生活方式近年來出現問題的所有事情，所以請跟我一起，在未來的章節中，弄清楚這項設計的重要性。

生命基因 VS. 你其餘的部分

現在你明白了，不管你喜不喜歡，生命基因都已經將你建構完成，以達到三個主要目標：

1. 藉由繁殖，將生命基因向未來傳遞。
2. 確保生命基因副本或其他類似副本的存活。
3. 在完成第一及第二項目標後，把路讓開，讓你不會與你的後代競爭有限的資源。

這就是起決定性作用的關鍵點，你越快完成這些目標，從生命基因的觀點來看，就越是好事。為了完成前兩個目標，你被設計成在花費最少的能量下，藉由搜尋三種令人愉快的味道：糖、脂肪和鹽，進而找到最多的食物。因此，如果食物是有「營養」（這裡所謂的營養，指的是高熱量，並不必然對你有益）且令人愉快的，你將會吃進更多，進而提高它們的生存機率。

舉個例子來說明這個保存能量的設計有多麼精細複雜，當年齡漸增，由你的腎上腺所分泌，刺激肌肉質量生成的脫氫異雄固酮（DHEA）會越來越少。在基因的命令下，你體內的 DHEA 隨著年齡增長而降低，導致你在三十歲到六十歲間流失大約三分之一的肌肉質量。儘管對我們來說這十分令人擔憂，但結果就是，你不需要再吃那麼多東西（肌肉是需要熱量），以免違反第三個目標：不可與你的子嗣爭奪資源。

當選擇性不多時

每當狀況不利於子孫後代的生存時，一種遺傳基因改寫的模式便會開始啟動。在食物短缺的時期，懷有男胎的孕婦，其流產機率會遠高於那些懷女胎的。會有這種情形發生，部分原因是，你只需要一位男性便能使許多女性的卵子受精，所以構成社會的人口需要許多女性。另外還有，因為男性通常體型較大，吃得比較多，而體型較小、肌肉沒那麼發達的女性，在困難時期帶來的食物壓力會較小。

光是想像生命基因電腦知曉你未出生小孩的性別，而且會指示你的身體，在這個孩子不符合「計畫」需求時，便將其放棄，實在教人很驚悚。

還是不相信嗎？在不進食的情況下，沒有足夠脂肪貯存，以便能成功全程支持到孕期結束的女性，根本不會排卵。因為，如果那些基因無法在未來傳承，何必浪費一顆卵子！這就是為什麼那些非常瘦的女性運動員和許多厭食的女性無法懷孕的原因。

一位母親在懷孕期間營養不良會發生什麼事？她的胎兒將會擁有持續過度表現的飢餓基因，這意思是，這些基因會被開啟。而令人驚訝的是：這些孩子兒孫輩的飢餓基因也同樣會終生處於被活化的狀態。這些基因常被稱為「節儉基因」，它們會防患於未然地為下一次食物短缺做準備，並想要確保當食物短缺發生時，飢餓程度最高、並擁有最多脂肪儲存的後代將得以存活。

雇傭基因

無論是忽視或炫耀這三項原則，尤其是不與子嗣後代競爭資源這一項，都會開啟第二層由「殺手基因」組成的基因程式。

我向你保證，這並不是理論而已。多年來，科學家對這些基因的行為（要不然就是這些基因實際的存在）已經有所了解。殺手基因毫無疑問地因為被啟動後，以那讓人恐懼卻奇妙、有條不紊又可預期的方式執行指令而實至名歸。我認為你也將很快地會對它們的威力感到敬畏。

近期的發現推翻了我們多數人被灌輸的觀念——關於不可更改的老化及死亡的機制。

首先，常見的老化「損耗論」便是該死的錯誤（原諒我的措辭）。直到最近，研究人員都相信，當身體零件和細胞損壞，而同時內建的維修系統又變得不那麼有效率時，人類以及其他大多數動物便緩慢且不可逆地開始衰老。像搶匪一樣潛伏在背景中的癌細胞，現在便可以隨心所欲地到處橫衝直撞；你的關節會像汽車的煞車片一樣磨損；污垢會在你的動脈中堆積，最終使你心臟或腦部的主血管停止運作。

這是一個條理分明的理論，但它是不正確的。**老化和死亡並不是「注定的」**，但和其他的所有事物一樣，它們是我們仍處於演化中的遺傳程式，必不可少的組成部分。

接下來就是令人震驚的部分：鯊魚和鱷魚等生存年代可以回溯至數百萬年前的生物，牠們並沒有老化的機制，而且似乎並沒有年齡限制的期限。再舉一個例子：癌症腫瘤的細胞株，可以沒有任何變化地於人類宿主死亡後，在培養皿中存活超過六十年。

這一切都意味著，與其說是注定的，老化和死亡更像是被「指示」發生的。而且在大多數的物種中，這種情況都應該會發生，讓帶有新基因副本的植物和動物可以有繼續傳承的機會，並刺激發展出能夠適應全新環境變遷的多樣性。

殺手基因的存在，是為了擺脫因為活太久而變得無利用價值，或是同樣重要、卻會威脅未來系統的個體。還記得《2001 太空漫遊》書中控制太空船的自動導航系統嗎？想一想，一套設計精良的自動導航系統會如何看待它從太空船（也就是你）所接收到，關於旅程該如何進行的資訊輸入。如果你的活動力降低，哈爾會假設你受傷了，並立即減少肌肉所需求的食物量，使得肌肉吸收葡萄糖的效率降低，這就是所謂的胰島素阻抗（在第二章中會提到，胰島素會將葡萄糖，也就是血糖，攜帶到細胞處，藉此所產生的能量將供身體使用。而過量的葡萄糖會被轉化為脂肪儲存起來，以待將來使用）。

佐證之一是：被診斷需要臥床休息四十八小時的運動員，會開始變得具有胰島素阻抗。為什麼會發生這種事？這是為了減少肌肉對能量的消耗。哇！兩天不活動就讓你產生胰島素阻抗，好讓你能節省燃料。你想想，這還是一個我們藉由單純的行為改變，無意間發送給生命基因的訊息。那如果你不是個活躍的人，卻持續攝取大量的熱量呢？

好吧，如果你是一頭快要進入冬眠的熊，那當然沒什麼問題。牠們會狼吞虎嚥大量的漿果和鮭魚，利用胰島素阻抗的活化讓自己長胖，並同時儲存水分。牠們憑藉這些儲存下來的燃料和水分，好在接下來大約五個月的時間得以生存下去。

當你食用富含糖和澱粉的食物時，你同樣會活化胰島素阻抗，但如果持續下去，你將變得過重，而這會被生命基因理解成，對其他人的食物補給造成威脅。同樣的，當你的肌肉質量隨著年齡減少，而你還繼續像青少年般吃喝，卻懶散不活動，生命基因便會認為你拿取了比應得份量還多的食物，卻對保衛或採集食物沒有任何貢獻。於是，不論是哪種情形，你的行為都在無意間開啟了殺手基因。

「生鏽」的身體

在權勢等級中地位低下的野生動物，必須更辛勤的工作才能獲得食物，而且通常必須勉強接受獵物最差的部分，或最沒有營養價值的葉片。這兩項因子都會增加系統氧化壓力（oxidative stress，為機體活性氧成分與抗氧化系統之間平衡失調引起的一系列適應性反應）的層級，就如同抽菸對人的影響一樣（簡單地說，氧化作用是由會使身體「鏽蝕」的自由基引起的，很像金屬曝露在氧氣中發生降解反應的狀況）。極限運動員也會表現程度極高的氧化壓力。

如果你的自動導航系統偵測到升高的氧化壓力，它會將你視為失敗的動物，你所攜帶的基因並沒有傳遞下去的價值。吸菸者和馬拉松跑者的殺手基因，是被激活啟動的，那些只吃精製穀類、糖和反式脂肪並缺乏微量營養物質的人也是。絕大多數因心臟疾病或糖尿病住院治療的病患，都有相似的營養數據：他們吃得太多，卻營養不良，血液檢查的結果顯示，他們的優質蛋白質、維生素及礦物質數量都顯著偏低。他們之所以會進醫院，都是因為他們的生命基因正試圖捨棄他們。

好吧，我們已經確定一些可能會誘發殺手基因開始準備作戰的行為範圍（過量進食、不愛活動、運動過度，以及吸菸），但它們會如何來激活自身所寄居肉體的毀滅呢？

當好事變成壞事

現在聽好了，因為在你頭一次閱讀下面的詞句時，你會以為我弄錯了。但是，我馬上要告訴你的是一個悲哀的事實。**我們這個時代的食物對你如此「有益」，以致於事實上，它們反倒變得對你「有害」了。**那是因為在一定時間過後，讓你不再「擋路」是必要的。如果在你已經完成創造和養育下一代的工作後，仍繼續攝取這些食物，到那時，而且也只有在那個時刻，這些食物會活化殺手基因，讓整體的生命基因程式繼續向前推進。

這個現象有個名稱，叫做「基因多效性」（genetic pleiotrophy），意思是指能在某一部分生命迴圈中啟動一系列事件的基因，在被要求改變方向時，會啟動截然相反的另一系列事件。這是個由你的電腦程式掌管的高明計畫。已開發國家的食物對生命基因是如此「有益」，以致於它們對你和整個社會都是「有害」的。生命基因刺激你食用某些特定食物，一切都只為了一個邪惡的目的：它們的生存，而非你的生存。

不過，現在有個重要的訊息：你可以智取它們。還記得漢賽爾與葛麗特是怎麼幸運地騙過近乎全盲的邪惡女巫嗎？當女巫將手探進關著兄妹倆籠子的欄杆間隙，觸摸他們是不是足夠肥滿到可以吃的時候，他們用雞骨頭代替了自己的手指。由此，在飲食革命計畫中，你將會學到如何：

1. 欺騙生命基因，讓它們認為你還沒有胖到可以犧牲。
2. 讓生命基因相信你並沒有超時工作、掙扎求生。
3. 使生命基因扭轉它們的影響，好讓它們消除在你幫助下，已經對你身體所造成的傷害。

確定你了解這個與其他基因編碼飲食書有所牴觸的概念。用生命基因所想要的食物餵養它們，是讓你依然困於過重或身體機能糟糕的原因。用對你有益的食物餵養生命基因，並排除對你有害的食物，將讓它們成為站在你這一方的隊友。

接下來，我將教你如何將生命基因的目的與你的目的互相校準。

誘人的西式飲食

當原始文明開始接受採用西式飲食，尤其是精製碳水化合物，在一個世代內，這個文明的子民就開始經歷文明世界會出現的典型疾病，高血壓、糖尿病、心臟病、關節炎、癌症和結腸炎（及截至目前為止，少見或不為原始文明所知的疾病）等等，變得氾濫猖獗。這個現象如此一致地出現，以致於被稱為「二十年法則」（此法則是由英國皇家海軍醫生湯瑪斯．克利福〔Thomas L. Cleave〕所提出，指在白麵粉和白糖進入原始部落二十年後，原始部族即開始出現諸多文明疾病）。設想：研究顯示，原始人類的頭骨，甚至是我們早期老祖宗的遺骨化石，都有著完美的齒弓和平整的牙齒，但等到原始文明接受西式飲食的時候，僅經過一個世代，齒列矯正的問題，就開始與許多經常名列慢性疾病清單上的常客一同出現了。

你已經被不停灌輸一個觀念，我們平時的飲食方式對你十分糟糕，而且還是你所有健康與體重問題的根源所在，但你還是無法自拔，不是嗎？你和所有人一樣。當太平洋島嶼原住民、美洲原住民，還有阿留申群島原住民，處於西式飲食的影響下時，他們立刻就發生了轉變。同樣的情形也發生在狒狒、黃石公園的棕熊、我們的狗與貓、老鼠和猴子，還有其他的動物身上。截至目前為止，你搞清楚了是生命基因、你內建的程式，想讓你攝取這樣的食物。可是如果這對你有害，為什麼生命基因要你食用呢？

讓我再講一遍：因為那對它們有益！

雖然你的身體會生長得更快，而且變得更強壯；女性能在年齡更輕的時候生兒育女，而且還能生育更多小孩。但所有高熱量食物都有其要付出的代價，其中的原因即存在於這個世界中每個物種所擁有的「熱量計算器」

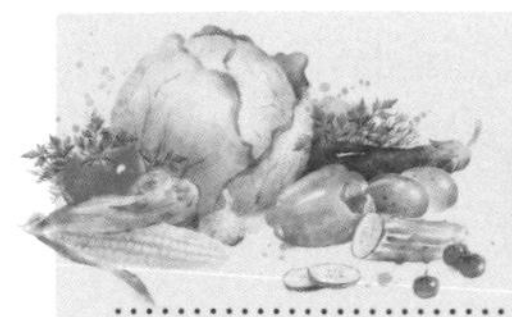

和輪椅及胃繞道手術說再見

我們當地的肥胖症專科醫師鮑比，轉診了一位三十出頭的女性病患給我尋求協助。由於體重，瑞秋完全成了一位殘疾人士，而且必須依靠電動輪椅才能四處移動。她的體重高達一百五十四公斤，這讓鮑比醫師無法為她安全地進行胃繞道手術。

本書中所講述的所有醫療問題，瑞秋都有：高血壓、糖尿病、重度關節炎，還有心律不正常。要讓她理解她精心規劃食用的那些食物（豆類、米、通心麵和起司、還有椒鹽脆餅）正在謀殺她，是非常困難的。但她對鮑比醫師提出的承諾，若瘦身到一百三十六公斤以下，便願意為她進行胃間隔手術，激發出了積極性。

當瑞秋的體重到達一百三十五點六公斤時，我聯絡鮑比醫師，並告訴他瑞秋準備好進行手術了。過了大約一個月，在又減去約四點五公斤後，瑞秋在枴杖的支撐下走進我的辦公室。

她問我是不是一定要進行胃間隔手術。我告訴她，那需要她自己決定，不過任何採取和她已經達成同樣行動的人，或許不再需要手術。

如今體重一百二十四點七公斤的瑞秋繼續遵循飲食革命計畫，在向前邁進新生活的同時，每個月還能再減去約一點八公斤。最近我發現她的前夫前去拜訪她，還請求與她復婚，並搬回她的家鄉印第安納波利斯。瑞秋已將電動輪椅拋在腦後了。

（calorie counter）——我們的控制電腦內有一套監控熱量消耗的程式，並將結果與足夠容許一個人（和研究其他所有的動物一樣）生長、繁衍和養育子嗣的熱量需求，作為標準比較，最後為了保存珍貴的食物來源而除去浪費資源的人。

受到這些現代食物的影響之後，你理應可以達成幾乎所有生命基因需要你完成的事項，這表示在大約二十年內，你必須開始走向退場，把你自己給替換掉。這裡只舉出一個例子，居住在美國西南部的皮馬印第安人曾經十分長壽，然而，一旦他們轉換成西式飲食習慣後，雖然他們的出生率成倍增長，但成人卻因為糖尿病和心臟疾病等，在極為年輕時便英年早逝。

血管疾病的真正原因

現在你對這個概念有所了解後，請試著將自己想像成控制基因電腦的程式設計師。要啟動殺手基因，你會編寫怎樣的程式？

我們就從冠狀動脈疾病還有一般的血管疾病開始吧，這些疾病都是「癒合組織」（calluses）在血管中堆積所造成的結果。傳統的想法認為，西式的高脂肪飲食會引起脂肪黏附在我們的動脈上。或許是這樣，可是為什麼這些脂肪會黏附到我們所有的動脈上？為什麼偏偏黏附在那些堵塞了就足以致命，或至少造成無行為能力這般後果的動脈上？

這些區別為何如此重要？目前我們這些內科醫師希望一般民眾認為，如果你的冠狀動脈有癒合組織，那麼就有很大的可能性，這些癒合組織也會出現在你的腦部、腿部，以及身體所有其他部位的動脈中。這合乎邏輯嗎？是的；但正確嗎？並非如此。

我與大多數的同事所被教導的，都是這種被過度簡化的思考方式，但假如這是正確的，那為什麼你從未聽過有人「鼻病發作」？沒錯，如果這種癒合組織到處增生，每條動脈都無法倖免，那為什麼病患的鼻子沒有掉下來？

聽來荒謬嗎？這是一定的，可是如果這個對於心臟疾病的癒合組織在全身內外堆積的解釋是正確的，那麼前段所述就完全合情合理。但在絕大多數的病例中，這是錯誤的。動脈的阻塞只會發生在「為你的殺手基因特別設計、作為合適目標的區域」，封閉冠狀動脈——完美！

心臟病發作是擺脫你或至少拖慢你腳步的絕佳手段之一。塞住通往你大腦的動脈——啪，你中風了！是另一個終結你作主的絕妙設計。至於你腿部的動脈嘛，毫無疑問，讓你由於腿部的疼痛而無法行走或奔跑。這一切都是為了中斷你的食物補給供應，並使你成為掠食者目標的完美方式。

所有現代文明病的真正成因

你知道高血壓在非西式飲食或不食用大量精製穀物的社會中根本不存在嗎？但在我們的文化中，食用這些食物二十年後，高血壓便出現了。如果高血壓不治療，會發生什麼事？你腦中的血管會爆開，造成大範圍腦梗塞，也有可能你的心臟會發生擴大和增厚現象（這代表心臟無法有效率地輸送血液），又或者你的腎臟無法獲得足夠血液供應，以致於無法將毒素過濾排除。

你可能已經意識到目前流行於全球的第二型糖尿病，透過血管壁增厚與動脈阻塞，最後導致心臟疾病和腿部神經的衰弱，一旦腿部神經死亡，最終結果就是截肢。而這一切都是輕鬆解決那些拿取超出應得份額的人的好方法。

糖尿病只是個開始。那關節炎又是如何呢？簡單。如果走路會引起疼痛，你就不會願意為了獲取食物而走動，也可能你無法奔跑逃走而成為他人的食物。癌症呢？用一種令人毛骨悚然的方式，使你自身細胞活生生地吞噬你，讓你迅速地從人生中出局。

所以，最近的研究發現顯示，肥胖者罹患癌症的風險是正常體重者的十倍以上，這沒什麼好疑惑的；癌症和神經疾病在極限運動員身上出現的機率高得不同尋常，也沒什麼奇怪的；或者癌症能成功預告隨之而來的心臟疾病或中風，沒什麼不對。為什麼這麼說？因為**殺手基因一旦被啟動之後，如果無法用某種方法除掉你，那麼它們會找到另一個方法繼續執行**。你是否有因為執行心臟手術而倖存的朋友或家人，但最後卻死於其他原因，如大腸癌？是運氣不好嗎？並不是。是殺手基因的傑作？沒錯。就像克林・伊斯威特（Clint Eastwood）在電影《緊急追捕令》中所扮演的角色一樣，殺手基因會不斷開槍，直到其中一槍命中你為止。

阿茲海默症病患的首位死因是飢餓：這些不幸的人們忘記如何進食了。這單純是個巧合，還是一個遺傳基因的計畫？接觸少量的糖其實能夠改善短期記憶，但也許因為這麼一來，你就能記得是在哪裡找到那棵果樹。另一方面，長期接觸糖會殺死負責短期記憶的細胞。如果你濫用這項特權，還有比讓你忘記糖罐子在哪裡更好的方法讓你出局嗎？嚇人嗎？沒錯，但卻是控制族群數量的美妙設計。

那慢性壓力又是怎麼回事？處於族群的最低階層，代表獲得的食物是最糟的，從強力競爭對手那裡得來最不想要的關注，最少的交配機會，還有整體而言最高的壓力級別。這樣的動物通常壽命都不長，許多是因為疾病的緣故，這麼一來，它們的基因組合便無法延續下去。與其他族群中的個體相比，低位階狒狒的身上被發現有最大量的寄生蟲，而且總是處於生病的狀態。馬拉松長跑選手受訓時，主訴經常性的喉嚨痛與感冒，這是他們的免疫系統如同那些低位階狒狒一樣，受到了削弱。

如果你觀察那些處於壓力之下的動物，會發現牠們多半是靠著進食來緩解自身壓力，我敢打賭，你也是這麼做的。要快速誘發實驗鼠的肥胖，就是反覆戳刺牠的尾巴。只要戳刺的行為繼續，老鼠的進食狂熱就會保持下去。為什麼？你還記得第二和第三條規則嗎？避免疼痛和尋求歡愉。老鼠飼料中的穀類會迅速分解成糖，刺激愉悅中樞；但只要一停止進食，體內的糖含量下降，疼痛感便會再次出現。糖並不能消除疼痛，但確實會讓疼痛變得能夠忍受——儘管腦部接觸的糖越多，要控制疼痛所需付出的代價就會越高。

更有甚者，壓力也會活化啟動殺手基因，畢竟一隻焦慮的老鼠不會擁有值得保留下來的良好基因組合。下次你再感到焦慮不安時，想想那些老鼠，如果你像牠們那樣進食，你也會把自己送出基因庫之外。

被忽略的警報信號

大多數人都會從身體得到一份以警告形式出現的大禮，比如胃灼熱、頭痛、關節疼痛／關節炎、高血壓、抑鬱，或是飆高的血糖。然而，與其矯正潛在的問題，其實多數人是用藥房購買的成藥或處方藥來治療上述症狀。我接受的訓練也讓我相信這是恰當的行為。但是，當你的儀表板亮燈警示你需要立即將車子送進保養廠時，車商會把警示燈用膠帶貼起來，好讓它不再煩你嗎？悲哀的是，那正是多數我們這些醫師，包括我自己在內，一直以來所做的事：掩蓋住那些警示訊號。

如果你服用治療高血壓、糖尿病、關節炎、膽固醇、抑鬱、胃酸或疼痛的藥物，或是進行支架或繞道手術，抑或是切除大腸息肉，一旦你這麼做，恰好是：掩蓋殺手基因已被啟動的訊號。

糟糕的是，從一九八七年到二〇〇二年為止，納入老年保健醫療制度的民眾當中，同時治療四種或四種以上醫療狀況的人數成倍數增長。同一段時期中，美國的肥胖比例也倍增——這是等比例相對應的關係。另一項針對五十萬名五十歲到七十歲間的「健康」非吸菸者，歷時長達十年的研究近來發現，**體重過重程度與壽命短暫之間有直接關連，體重超標越多，收割生命的死神就越早出現。**

一點都沒錯：所有人與生俱來、夾帶在基因編碼中的內建熱量計算機會啟動殺手基因。換句話說，死亡和疾病是生命基因用來表達，你已經被投票表決趕出部落了。

我並非保管者

現在你可能已經開始懷疑，為何頂尖運動員通常都英年早逝？又為什麼儘管每週慢跑三十二公里，還每天花一小時在健身房中，體重還是在一百多公斤？還有，為什麼依舊被高膽固醇、高血壓、高血糖和經常性感冒所困擾？正因為你的活動程度、食物消耗，還有「疼痛」都共謀通知了生命基因，你並不是非常成功的動物，而你一定記得，這個訊息會啟動殺手基因，就和取用超出你公平份額的食物份量一樣。

無數針對動物及人類的研究都確認了這些結果。在我們結束這一章的同時，有兩件重要的事你要記住：

第一、不管我開的玩笑，恰恰相反的是，生命基因並非懷有惡毒意圖。更確切的說，它們屬於一個負責執行你的細胞功能，以及讓你的身體運轉的複雜通訊系統，也就是自動導航系統的一部分。

第二、你是這場對話中積極的參與者。一旦你用特定的方式進食和過生活時，你在無意識間，便是對生命基因發送出，你對系統來說是「拖累」的訊息了。

哇！殺手基因、基因編碼程式、能製造基因副本的內建軟體？好吧，岡德里博士，你成功的引起了我的注意，但是這和減重有些什麼關係呢？

一言以蔽之，全都有關。翻到下一頁接著看下去吧。

CHAPTER2

人如其食

- 如果你站直往下看的時候，你的大肚腩已經遮住你的視線，讓你無法看見自己的私處，那麼你已經觸發了能啟動許多步驟把你解決掉的殺手基因。
- 微量營養成分，基本上指的是維生素、礦物質、微量元素、植化素，以及其他數千種植物自然產生的化合物。微量營養成分會在食用它們的動物體內引起許多生物效應，並實際告訴基因程式要開啟或關閉，並製造會影響體內所有細胞的蛋白質、脂肪和激素。
- 區別肉食動物和草食動物的關鍵，就是追尋熱量的方式。與草食動物不同，肉食動物通常會花費極少的時間在進食上，並且四處遊走，只為了捕獲食物或尋找新的食物來源。
- 肉食動物通常會透過捕食以生生不息的植物為食物的草食動物，來獲得所需要的微量營養物質。
- 早期人類的飲食最為豐富密集的是微量營養物質，而含量最低下的是熱量，現代飲食則相反。
- 人類接觸以植物為基礎的食物時間越長，我們的基因編碼就越需要找出一種防禦的策略。
- 如果食物嚐起來是甜的就會多吃一點，因為冬季即將來臨，而你需要盡可能多的體脂肪，以存活至春天降臨。「為冬季儲備脂肪」這套系統在冬季食物稀缺時運作得極佳，但是在食物時時唾手可得的情況下，如我們現今的社會，這便是災難的源頭。
- 植物的化合物其實可以充當微劑量化學療法，阻止不斷出現且分裂超快的細胞生長。而長期暴露在大量植物化合物中，似乎也會產生程度很低的毒血症，進而活化啟動一個人的長壽基因。
- 在任何一種食物中，大量的糖與脂肪的組合都會引發相同的「為冬天儲存脂肪」程式指令。
- 你體內內建銘刻的存在，是用來保證你會使生命基因和其他相似目標，透過後代子孫而長存不朽；這與維持或改善你的生活一點關係也沒有。

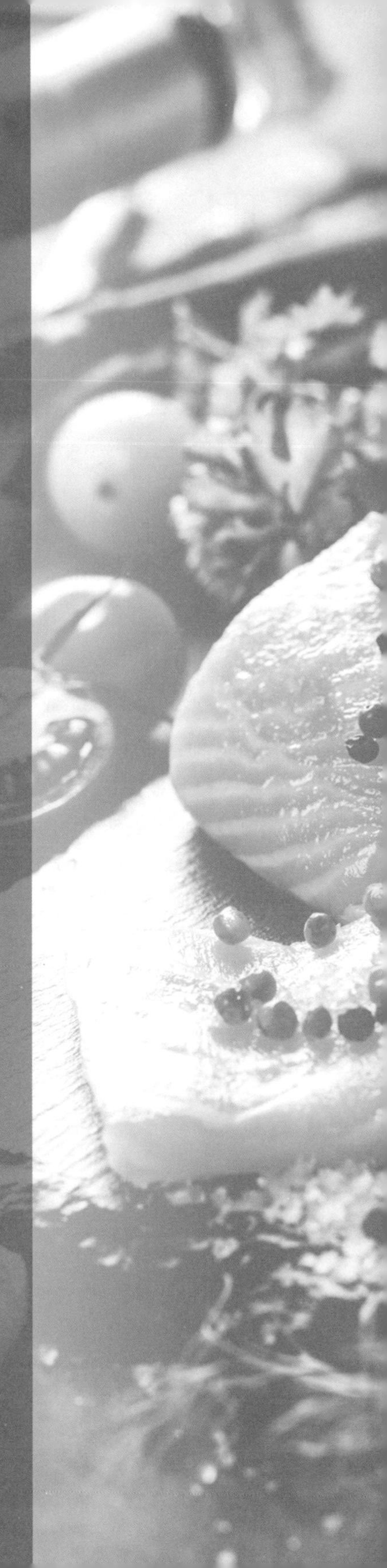

現在你已經了解，為什麼即使最終會損害你的健康，典型的西式飲食對生命基因來說，是發生過最好的事了。

姑且不論那些在上個世紀中，發生在我們飲食習慣上的劇烈變化，我們現今的飲食方式，不過只是人類演化過程中一眨眼的功夫而已。如果你曾經看過你曾祖父母的照片，我敢打賭，他們八成全都是瘦子。

在二到三個世代的時間演進中，西式飲食已經從為了讓族群中絕大部分人應付飢餓的發生，演變成為讓人體會到，肥胖已成為一項嚴重的公共健康議題的地步。

在過去三十年間已經讓我見識到令人膽戰心驚的變化。事實上，我甚至能在你衣物完整的情況下，將你的血管、心臟、肝臟、前列腺和腦（對，就是大腦）目前是什麼情況，判斷得八九不離十。

你們絕大部分的人都已經讓某一種保證會啟動殺手基因的狀況，發生在自己身上了！

如果你還想否認，看看鏡子裡自己的鮪魚肚吧。**如果你站直往下看的時候，你的大肚腩已經遮住你的視線，讓你無法看見自己的私處，那麼你已經觸發了能啟動許多步驟把你解決掉的殺手基因**。如果你的肚皮疊到你的腰帶上，我幾乎可以向你保證，殺手基因已經被啟動了。對你們之中的少數人來說，這些訊號太過微小，無法從外在觀察出端倪，但它們卻會傳遞錯誤訊息給生命基因，然後你肯定會很快就會看見它們出現了。

毫無疑問的，我自己之前也是看起來像皮爾斯伯里公司麵糰男孩（Pillsbury Doughboy），但直到五十歲時，我才發現一個令人吃驚的事實：那些因為心臟疾病被我操刀動手術的人，看起來都跟我非常相似。我們把所有體重在近一百公斤左右的男性病患視為「大男孩俱樂部」的一員。

每一天，我會凝視著我即將出手協助的下一位病患，而自始至終，我自己也是活躍在「大男孩俱樂部」的一分子。但沒人會知道這一點，一套亞曼尼西裝，即使是四十六號尺寸的，能掩飾的體重是讓人想不到的。

我怎麼會讓這種情況發生在自己身上？我已經研究過營養對人和動物的影響，而且我大概知道飲食和肥胖對人類身體所造成的嚴重影響。為了了解我們整個社會是如何落到如此糟糕的境地，我要帶領你簡短地瀏覽人類飲食的演化——與此同時，也累積一些由動物界中的肉食動物和草食動物，還有從植物而來的經驗。

植物與靈長類

你可能知道我們與黑猩猩和大猩猩的 DNA 有 98% 到 99% 是有共通性的。所以，姑且不論我們近來養成的飲食習慣（好比說某次你在拉斯維加斯自助式吃到飽的出洋相經歷），我們的基因和能量需求其實與巨猿最為接近。巨猿會將時間花費在尋找並食用樹葉及水果上，但牠們的飲食大約有 10% 是由螞蟻、蟑螂、其他昆蟲，甚至是小型哺乳類動物所構成。猿類以樹葉或水果為基礎的飲食特徵，就是所攝取的是富含微量營養成分但缺乏熱量的食物。而如果有機會的話，所有的猿類都會在特定的季節中，狂吃猛塞水果，並藉此長胖。請先記住這項事實。

多數人長年來都將營養和熱量連結在一起。事實上，最近幾年來醫學院的營養學訓練，都在反覆鼓吹熱量就是熱量，不管從哪裡來的都一樣。

講完了，下課。

不幸的是，你很快將會發現，熱量的概念只不過是在告訴我們，某種食物中含有多少能量，而非你的身體可以從該食物中獲得多少能量。熱量計算同樣也無法告訴我們，任何有關某種食物中含有的大量微量營養成分資訊，或是這些微量營養成分對我們每顆細胞中基因編碼的影響（這一點會在第三章進行探討）。

微量營養成分，基本上指的是維生素、礦物質、微量元素、植化素（phytochemicals，phyto 的意思是「植物的」），以及其他數千種植物自然產生的化合物。微量營養成分會在食用它們的動物體內引起許多生物效應，並實際告訴基因程式要開啟或關閉，並製造會影響體內所有細胞的蛋白質、脂肪和激素。你將會很快發現，它們是讓你的健康能有起色的關鍵。

不過，讓我們先回到猿類的話題。一般的山地大猩猩一天必須食用大約七點二五公斤的樹葉，才能獲得足以維持體重的熱量。但要獲得那些熱量並不太費力，大猩猩只需要扯下一根樹枝並大口咀嚼就好。

事實上，區別肉食動物和草食動物的關鍵，就是追尋熱量的方式。與草食動物不同，肉食動物通常會花費極少的時間在進食上，並且四處遊走，只為了捕獲食物或尋找新的食物來源。同樣的，為了避免在追逐跑得最快、體型最大的獵物上浪費太多功夫，獅子還有其他的肉食動物多將目標放在受傷、生病、年老和年幼，還有焦慮的獵物上。如果一隻大貓發現無法迅速累垮獵物，牠就會中斷追逐，好保存能量。

儘管生活方式截然不同，肉食動物和草食動物整體而言都是消耗極少的能量。記住，當用最少的努力獲取最大量的熱量時，族群便會繁盛興旺。

像狼、獅子、土狼，當然還有狗和貓這些食肉動物，大部分時間都在做什麼呢？對，沒錯，牠們在睡覺。牠們之所以能夠享受悠閒生活，是因為牠們本就是設計為以食用熱量密集的食物維生。當需要進食時，肉食動物會將食物狼吞虎嚥迅速地吃完，很像我認識的某些十三歲男孩。與等比例體積和重量的植物性食物相比，動物的器官和肌肉可說是充滿了熱量。吃下一隻動物就能暫時滿足熱量需求一段時間。

但是，肉食動物吃肉的特權是需要付出代價的。消化肉食會導致高新陳代謝率的發生，因此牠們必須設法降低代謝率，否則就得承受不良後果，這就是為什麼牠們睡眠如此之多的原因。

動物性蛋白質其實是很糟糕的熱量來源，因為要將蛋白質分解為身體可用分子的過程會產生熱，而這會浪費大約 30% 的熱量（在本書第二部分中，你將學到較高的產熱率會導致快速且不必要的衰老。我們將在那時回到如何利用這些觀念，來提升你在第一階段的新陳代謝，接下來我們會將重點轉移到那些讓你在第二階段中能長期堅持下去的降低新陳代謝方法。整個飲食革命計畫的前提都圍繞在一件事實上，就是你將在一開始利用一項技巧來減重，然後逐漸演變成為另一種方式，以促進壽命的延長）。

另一項關於貨真價實肉食動物的重點是：通常牠們透過捕食以生生不息的植物為食物的草食動物，來獲得所需要的微量營養物質。請記住這個概念，我曾經將之遺忘；你可能終其一生都不會知道這點，而大型食品公司則不想讓你知道這件事。

人類飲食的演化

不容置疑的化石紀錄顯示，我們的遠祖大約在二百六十萬年前將肉類納入原本以樹葉和果實為主的飲食中。正如人類作為一項物種歷經演化，我們的飲食也對應社會、氣候以及食物來源的改變，而經過相應的演化。但我向你保證，這本書絕不是另一本有關「穴居人」或舊石器時代飲食的著作。請記住，肉食動物因為以肉類為食，壽命會比草食動物來得短。而我的目標是，讓所有人都得以倖存，而且繁榮興旺很久很久。

儘管如此，我們這個種族顯然因為這種新穎、更肉食性的飲食方式而蓬勃發展。沒有健康、強壯且具備智慧的身體，你是無法掌控全世界的。肉類和植物的搭配組合（即所謂的狩獵－採集飲食方式），顯然提供了熱量與微量營養物質的恰當組合，就如化石紀錄所顯示的，與更早期的樣品相比，我們採行狩獵－採集生活形態的老祖先，因為這樣的飲食組合，而擁有了更強壯的骨骼結構和增長的身高。富含微量營養物質和熱量的動物性食物，也讓早期的人類獲得比其他猿類更多的自由活動時間。

還有一件事，野生的肉食動物是藉由吞吃以植物為食的草食動物，來獲取牠們需要的植物性微量營養物質；而直到大約五十年前，人類也是從食用草食性動物的肉，來獲得需要的微量營養物質。要知道，人類甚至已喪失了製造維生素 B_{12} 的能力！

啊？這和吃一份嫩煎漢堡排有什麼關係？這麼說吧，如果一種維持生命必要的維生素無法從飲食中取得時，生物通常能夠自行由原料中合成。所以牛和其他動物會大量製造維生素 B_{12}，而人類能從飲食中獲取，因此不再需要自行製造了。同樣的，大多數動物都能自行生成維生素 C，但人類不行。我們可以據此推測，富含大量維生素 C 的植物在人類早期的飲食中是如此充足，以致於我們完全丟掉了此一生命基因編碼的需求——或者更正確的說，這段基因根本就沒有「啟動」過。

為什麼要放棄一段可能有用的基因序列呢？從生物觀點來看，因為那是多餘的負擔。要製造任何東西，都是需要花費能量的。與新興動物性食物的交互作用，讓我們的老祖宗以及必然隨之而來的我們自己，改變了製造合成維持生命所需維生素的遺傳能力。這是件效力強大的事：**你大量食用的某些東西能控制或改變生命基因！**

如同 49 頁圖表所顯示的，我們的飲食由早期人類演化到狩獵採集，再到農業革命後的飲食，最終演變成現在的飲食方式。此時，熱量密集且微量營養物質稀少的食物，取代了微量營養物質密集且熱量低下的食物。

好好仔細研究這一點，因為在飲食革命計畫中，你將逐步回溯這個演化過程，一次一小步，你將發現一些有趣的模式會浮現出來。早期人類的飲食最為豐富密集的是微量營養物質，而含量最低下的是熱量。請記住，以體積而言，樹葉所含有的熱量是非常低的，而我們當前的飲食卻恰恰完全相反。

在過去半個世紀中，我們不僅因加入了大量穀類（大部分還是精製的）、越來越多以更多穀類餵養之動物的肉，以及無窮無盡大量的糖，劇烈地改變了飲食方式，我們還減少了富含微量營養物質之植物的攝取消耗。另外，與延續至約一個世紀前的農業革命飲食模式對照，當時食用的動物所含有的微量營養物質是十分豐富的，因為牠們被放牧在草場和大草原上。

熱量 VS. 體積

從另一方面來說，人類所攝取食物的體積，隨著時間的變遷皆維持穩定不變。所以大家都清楚，如同下頁圖表中所顯示的，我們在每一個飲食變革發生點都攝取了更多的熱量。

請確定你理解這個重點：你並沒有食用更多食物；你是食用了每立方英吋包含更多熱量的食物。**事實上，現今你所食用的大部分食物在一百年前甚至並不存在。**所以，即使在生命基因非常高興滿足時，我們的身體卻用肥胖和一長串慢性健康問題的形式，來表達它們的痛苦，這沒有什麼好奇怪的？

直到非常近期，我們的小腸（還有我們的基因）主要都與綠色植物和它們所含有的化合物發生交互作用。但不要被這一點所迷惑了。儘管早期人類以動物的肉和脂肪補充他們的飲食，但從未有證據顯示，動物曾經成為人類主要的食物來源。即便早期人類由動物性製品中獲得大部分的熱量，但日常仍主要是依賴植物原料來填飽肚子。

進入農業時代

農業革命發生在大約一萬年前，這可能是過度捕獵的結果，使得馴養大

人類飲食的演化

我們的進食習慣在 100 萬年間是如何改變的

熱量密度

微量營養成分密度

早期人類（更新世）		
40%	10%	50%
由食草動物和蔬菜而來的蛋白質	植物和動物脂肪	葉片和水果為基礎的碳水化合物（無穀類）

狩獵－採集（15 萬年前）		
40%	10%	50%
由食草動物和蔬菜而來的蛋白質（沒有豆類）	植物和動物脂肪	葉片和水果為基礎的碳水化合物（無穀類）

農業革命（1 萬年前）			
30%	25%	25%	20%
由食草動物和豆類而來的蛋白質	動物脂肪	全穀類或石磨碾磨的穀類	蔬菜、乾燥的塊莖和塊根，以及偶爾出現的新鮮水果

現代（從 1900 年到現今）				
15%	25%	30%	25%	5%
加工食品 *	由以穀類和豆類餵養之動物而來的蛋白質	動物脂肪和以穀類為基礎的油脂	精製碳水化合物和糖，水果和果汁	蔬菜

* 我稱之為「白色」、「米色」和「棕色」的食物，見第 94 頁到第 96 頁。

型動物成為唯一保有足夠熱量密集食物的方式。農業也具有節省時間與能量的優點，比起必須狩獵才能得到食物，走出自家後門撿幾個雞蛋、為山羊擠奶，或屠宰一頭綿羊，確實要來得快捷多了。

畜養動物是件重要的事，但穀類的馴化才真正是族群成長和社會歷史真正的轉捩點。現在這些微量營養成分密集、熱量密集的植物性食物，人類都能夠隨心所欲地於各處栽種、儲存和運輸，因此而得以生存並繁榮興旺。然而，人類越多、遺傳基因副本就越多，生命基因從前會、而且也將繼續為此情況的改變高興。

不過先等等。在沒有農業機械的情況下，種植、耕作、收穫和準備穀物都需要耗費大量的能量。與靈長類動物或肉食動物的模式不同，實施這種新式、高熱量的飲食方式消耗了許多熱量。而生存規則第一條，就是用最少的努力找出最多的熱量；第二條，就是為了獲得熱量，要做的工作越少越好。人類早期的農耕生活形態，不可思議地完美符合第一條規則，但與第二條的符合度卻十分糟糕。

正是這種農耕與能量使用的不相稱，給我們在二十世紀和二十一世紀的災難設下了圈套。

直到非常近期，老祖宗都花費龐大的能量以獲得高熱量的穀類製品；而如今，你能夠以極小或無償的代價獲得它們。生命基因因此樂瘋了，但付出代價的卻是你。即使尊貴如埃及法老王也無法免疫於此規則：最近所發現的唯一一位女性法老，顯示她死於糖尿病。她生前是一位無需為晚餐勞作的穀物食用人士。

聽起來有種熟悉感嗎？三千年過去，我們現今社會中很大一部分的體重與健康問題，在很大程度上可以歸咎於，完全一樣的使用太多錯誤類型穀類製品，甚至是全穀物的情況。

我這麼說是什麼意思？就如你即將發現的，如果攝入的熱量高於所耗費出去的，就會產生疾病效應，這是因為你的電腦程式認為，你取得了大於應得的份額，從而啟動了殺手基因。

花費最少的努力、獲得最多熱量，這個意識根植於我們體內，而任何一個生態系統就只要一些有限熱量便能滿足需求，可是為什麼我們似乎一直在進食呢？我想，是我們的生命基因在尋找些什麼：那就是細胞的構成基礎——微量營養物質。

微量營養物質對正確的細胞功能是如此重要，以致於身在研究社群的我們這些人中，只有幾位相信，身體是被遺傳基因編寫的程式所設定持續進食，直到我們吃進滿足最基本需求的微量營養物質為止，如果這個情況沒有出現，我們便會不斷地進食。

臆想一下，我們下一口食物所含有的微量營養物質，不僅會用於生存，還用於種族的繁衍興盛。

野生環境的教訓

除了會進入冬眠或預期會在冬季中會經歷飢餓的動物之外，絕對沒有過重的野生動物。一隻動物的生命基因編碼不會容許肥胖的發生，這是因為當有足夠的脂肪存在時，一個監控細胞的精密系統便會製造出關閉飢餓訊號的激素。還有，就像剛才所討論過的，食物中的微量營養物質很有可能在一個動物棲息地中，擔任著飽足感開關的角色。日光的變化是另一個可能的飽足感開關。

稍後你會學到如何利用這些飽足感開關，來幫助節制你的食慾。現在我們也知道了脂肪細胞及包圍在其周邊的細胞，會生成激素和其他有效物質，來說服動物停止進食。你並不清楚這些，不過你是被這些物質所充斥的，只是食品製造商和製藥商卻提供了大量方法，讓你會忽略這些警告。

熱量交換

當靈長類與掠食者共享環境，如像在非洲的大草原時，牠們會傾向分為以數隻大型雄性執行防禦，和許多隻體型較小、負責生育後代之雌性，組合成不同群落。當這些環境因素不存在時，公猴與母猴的體型會一樣大。要維持肌肉，需要大量的熱量，而這在平原上是很難獲得的，所以從演化的角度來說，讓所有成員都體型巨大且肌肉發達，以防備族群受到掠食者攻擊，是沒什麼道理的。你負擔得起的，就只有少數幾個大隻的中後衛。繁育後代同樣需要額外的熱量，因此消耗較少熱量的小型雌性會產下更多寶寶。當掠食壓力出現或需要掙扎求生時，促進提早進入青春期和頻繁受孕的基因序列便會被啟動。

我們的祖先也被設計成能應對乾旱、雨季還有冬季期間的食物匱乏。這些循環發生得如此頻繁且一致，以致於人類（還有其他的動物）發育出只會在飢荒時活化啟動的基因序列，以保護細胞免於損傷。

顯而易見地，如果一個生物能度過飢荒時期，牠便能將自己的生命基因傳遞下去。在飲食革命方法的第三階段，你將學到如何活化啟動這些生命基因，而且是在不需要挨餓的情況下！

植物煉金術士

現在我們來學習一些關於植物的課程。

就算植物會生產我們喜歡食用的美味多汁水果，但這並不代表是植物「思考」出這個讓它們的種子得以傳播的主意。還是說，它們真的想過？還是植物用會影響我們大腦的物質，讓我們依照它們的要求行事？拜託，那實在太荒謬了！還是，真的是這樣嗎？

比起動物，植物存在於世的時間更為長久，但當動物，尤其是以植物為食的昆蟲——讓我們姑且稱牠們為「植物掠食者」——來臨時，便開展了一個全新的局面。因為植物無法奔跑、躲藏或還擊，那麼，它們該採取什麼樣的防禦措施來確保生存呢？就像最高段的煉金術士般（這是千真萬確的，它們能將陽光轉化為物質），植物已經發展出精密複雜系統，可利用光照和像是二氧化碳、水和礦物質等基礎營養成分生成生物化學物質。在它們將自身基因傳遞到下一個世代的努力下，植物已經發展出上千種用來讓動物，尤其是昆蟲，不要將它們當作食物的化合物。

種子中包含了一株植物下一世代的遺傳編碼，而成熟的葉片則製造產生後代必要的能量，因此植物將大部分的防衛手段都放進種子和成熟的葉片中，將它們當作動物毒素的倉庫。草食動物已經學到這一點，因此偏愛啃咬嫩葉，這也是毛毛蟲會在樹木和植物抽芽時節孵化的原因。你有沒有注意過，你的狗喜歡去啃咬新草纖細的嫩芽，卻只會在要催吐時，才去吃成熟的葉片？現在你知道原因了吧。

植物將大部分抵抗動物的防禦系統集中在它們的葉片與種子中，這項知識將在你繼續進行飲食革命計畫時，對我們產生深遠的影響；那將是第三階段的關鍵。在這個當下，你只需要記得**人類接觸以植物為基礎的食物時間越長，我們的基因編碼就越需要找出一種防禦的策略**。能中和或消除毒素的解毒酵素主要分佈在肝臟，而且如果發生緊急狀況的話，這些酵素通常都處於待命狀態。對放牧的動物而言，可能的情況是，牠們絕不會讓任何一種有毒食物的食用量，達到足夠使牠們的酵素系統出現長期不堪負荷的情形。如果一種植物不符合牠們的需求，大部分動物很自然地就會改換接受另一種。

生的蔬菜中飽含這些「毒素」。但是，你不該吃大量的生菜嗎？並不是這樣的。不過你的確需要讓你的進食模式進化，好讓你的肝臟酵素有處理植物毒素的額外負擔。循序漸進地進行，因為規律地暴露在這些毒素之中，將會活化啟動肝臟的解毒系統，因此便可以在沒有負面影響的情況下，獲得食用大量蔬菜的好處。

甜蜜的操控

大部分種子難以被消化的植物，則使用截然不同的生存策略。這類植物想要你去吃掉它們的種子，如此一來，那些種子便會完好無缺的由你消化道的另一端出現在一個全新的地點，並被大堆的肥料所包圍。這些植物既得利益者首先會吸引其掠食者的注意，接著說服掠食者盡其所能地進食，而這一點則是透過操控生命基因、進而是你的激素來達成。這個策略嚇人地有效，同時伴隨著對你健康驚人的影響。

果糖，也就是水果中的糖類，在許多方面來說都十分獨特。一般而言，糖（葡萄糖）是直接在你的腸道內被吸收並進入血流中。食用份量可觀的糖後，你的胰臟便會分泌胰島素（insulin，一種會告訴你的身體將糖以脂肪型態儲存起來的生長激素）進入你的血流中。當胰島素含量升高，你腦中飽食中心的反饋系統就會被活化。除此之外，你血流中的葡萄糖會釋放一種調節脂肪的激素，也就是瘦體素（leptin），瘦體素會傳遞你已經吃夠了的訊號到你的大腦。因此，你血液中的葡萄糖會給你的大腦份量加倍的激素，命令你停止進食。

植物是如何讓動物的「我吃飽了」開關失效的？植物所生成的果糖，是另一種型式的糖，會巧妙的同時規避這兩種警告訊號。果糖會直接進入肝臟，而不會進入血液中，除此之外，果糖在肝臟內還會刺激我們一般稱為三酸甘油脂的形成，也就是膽固醇的先驅物（請記住這項有關三酸甘油酯的事實；這是以後成功的關鍵）。由於果糖並不會進入血液中，所以胰島素的增加速度會緩慢許多，瘦體素也不會被活化。因此，鬼鬼祟祟的果糖同時避開了身體發展出來阻止過度進食的兩種反饋防禦機制。

過猶不及反受其害

不論是不是被「勸誘」，食用果實的動物顯然會從這樣的關係中受到影響。由於果糖並不會觸發飽食訊號，比起經由正常管道進入體內的糖，動物便可能會攝取過多富含熱量的水果，因此讓更多的熱量以脂肪的形式被儲存起來。

更方便的是，大部分果實都會在晚夏到早秋間成熟，恰好趕在歷來食物儲存開始發生不足之前。即使在熱帶地區，果實也都是按季節成熟的。舉例來說，這也是為什麼婆羅洲的紅毛猩猩只會在果實結實的季節儲存脂肪，時間早於食物較不易獲得的乾旱時節。在過往歷史中，會將糖儲存成脂肪的動物能安然度過冬季，而且在來年春季也比較容易繁衍；不會這麼做的動物則都死絕了。

所以，運轉生命基因電腦的基本程式是很簡單的：如果食物嚐起來是甜的就多吃一點，因為冬季即將來臨，而你需要盡可能多的體脂肪，以存活至春天降臨。「為冬季儲備脂肪」這套系統在冬季食物稀缺時運作得極佳，但是在食物時時唾手可得的情況下，如我們現今的社會，這便是災難的源頭。

為什麼我們的自動導航系統沒有停止這個顯然會危害我們生命的程式？

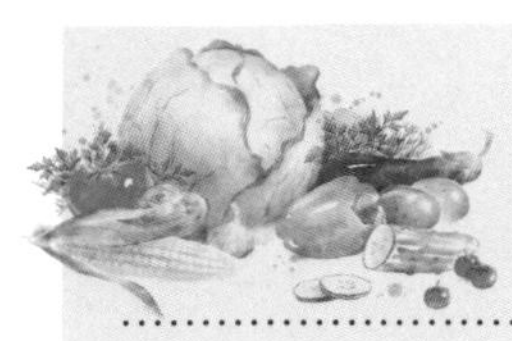

加班的胰島素

胰島素有三項工作：

- 傳遞糖和其他熱量給細胞，好立即生成能量。
- 命令肝臟將過剩的糖轉化為脂肪，以作為長期能量儲備之用。
- 刺激細胞生長。

胰島素讓我們惹上麻煩的是它的第二種功能。唯一會讓我們早期祖先的胰島素濃度快速升高的是大量的果糖，與葉片、塊莖、堅果或肉類的反應不同。老祖宗的生命基因自動導航系統會正確地臆測食用大量水果，代表當時是晚夏或早秋，而胰島素的釋放會傳遞訊號給他們的肝臟，將糖轉化為脂肪，好讓他們能熬過冬季。你休眠狀態時的胰島素濃度越高，肝臟就越會「相信」冬季即將到來，所以它最好趕快大量製造出更多的脂肪。我們的西式飲食中飽含如此多的糖，以及與糖有完全相同作用的精製穀類，以致於我們絕大多數人都會傳遞出上述訊息。

事實上，任何甜的物質，甚至包括以人工甘味劑調味的，都會告訴生命基因電腦程式糖分即將到來，所以請快製造胰島素出來。難怪從未有研究顯示，糖的替代品對減重有任何益處，即使只是甜味，都會使胰島素濃度升高。

現在你應該已經知道答案了：甜食和甜膩黏稠的汽水能在花費最少力氣的情況下，供給大量的熱量。

甜食會幫助女孩更快成熟，好讓她能提早開始生育，但是她的自動導航系統根本不在乎這對她的動脈可能造成什麼影響。針對長期（四年）接受哺乳嬰兒的研究顯示，脂肪狀的膽固醇在年紀很小的時候就會沉積在這些孩子的動脈中——母乳內是富含乳糖的。我曾在那些我動手術的年輕人體內看過這些斑塊。

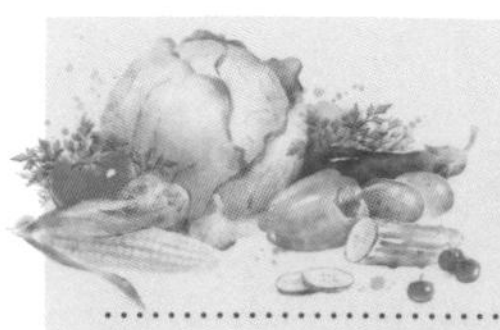

你有胰島素阻抗嗎？

又被稱為代謝徵候群或X症候群的胰島素阻抗折磨著超過60%的美國人，多數人都是在無意間受到影響，而這是殺手基因活動的表現。

當你擁有許多肌肉細胞，比如在你年輕時，胰島素的反應通常能夠有效率地運行，但當你的肌肉質量流失，並堆積了許多脂肪細胞在血管與肌肉間時，胰島素必須把糖推過一堆堆的脂肪，才能抵達你的肌肉。然後，在好不容易終於到達之後，構成肌肉的細胞卻已經滿了，所以你的胰臟只能做它唯一會做的事：製造更多的胰島素。

當你的胰島素濃度與血糖持續升高，你的肝臟會接收到你正開心大嚼水果，所以冬天一定很快就會降臨的訊號，然後它便熱心地為永不會到來的「冬季」儲存脂肪。現在你就能理解，為什麼胰島素阻抗在我們的社會中為何會如此猖獗了。

你有胰島素阻抗嗎？除了掛在你皮帶上的鮪魚肚或日漸增粗的腰圍，其他產生胰島素阻抗的確切訊號還有酒糟鼻（Rosacea，又稱玫瑰痤瘡）及皮膚節結。要評估你的風險，只要記住我的病人們稱為「岡德里學說」的格言：脂肪堆積在屁股上，你便能健康長青！脂肪堆積在腰部，你的好運就到頭了！

你的脂肪也會製造睪固酮，所以如果你是位女士，而你的頭髮開始變得稀疏，那你便很可能有胰島素阻抗。你需要一些讓頭髮再度豐盈的動力嗎？岡德里說：如果你把肚子減掉，你的頭髮就回來了！

反營養素

如果沒有了保護罩、毒性物質或甜美的果實，植物還有些什麼防禦機制，可用來保護種子免於植物掠食者並確保它們的存活呢？歡迎進入反營養素的世界。

舉例來說，大部分豆科植物（豆類）種子都含有被稱為植酸（phytate）的化合物，而植酸會有效地減緩或防止維生素、礦物質及其他營養物質在動物腸道內的吸收。所以，當動物吃進越多某一類特定的種子，所能吸收的營養就越少。你可以肯定，一隻體重流失的動物很快就會學到該避免食用哪些植物部位（將豆類煮熟可以降低植酸的作用效果，但無法完全去除）。

另一種反營養素作用的方式，與癌症專科醫師用來摧毀或減緩快速生長細胞的方式相似。某些植物會製造分子結構上模仿細胞生長和分裂不可或缺之重要蛋白質或酵素的「贗品」化合物。如果昆蟲吃進這些「贗品」蛋白質，它們會混進昆蟲的細胞中，進而妨礙細胞的生長和分裂。然後，永別了，蟲蟲！不過，在你退縮到不敢再吃一片生菜的程度前，請記得人類與植物共同演化了超過數百萬年，在這段時間裡，我們已然靠著它們供給營養了。我們和其他動物已經學會吃掉這些其實可以充當微劑量化學療法的化合物，阻止不斷出現且分裂超快的細胞生長。

長期暴露在大量植物化合物中，似乎也會產生程度很低的毒血症，而這實際上會活化啟動一個人的長壽基因。

我要說的是，許多蔬菜對你有「好處」，是因為它們對你「有害」！在飲食革命計畫第三階段中，你將學會如何控制這項令人興奮的發現，也就是激素的能力。

蔬菜 VS. 肉類的爭議

在孩童食用大量蔬菜的社會中，他們的體型會傾向於較矮小，生育年齡也較那些沒那麼依賴蔬菜的社會晚。但當這些族群轉換成食用更多動物性和精製穀類來源的食物時，生育率和體型都明顯增長了。你可以看到日本人在引進西式飲食短短一個世代後，身高就有了明顯的增高。快速的生長、更高的身高，這一定是因為更好的營養，不是嗎？別那麼快下定論。問問小巧的沖繩人或矮小的撒丁島人吧，這兩者都是地球上最長壽的民族之一，是否體型矮小，就意味著營養不良和短暫的壽命？恰恰相反，高個子的人反而傾向比那些較矮小的同輩早死。

現在讓我們整理一下延續了幾世紀，關於動物性蛋白飲食和素食飲食大師間的爭論，包括他們互相矛盾的「好食物／壞食物」清單。兩方陣營都陷入見樹不見林的迷思。我這麼說是什麼意思？高蛋白質的陣營，將矛頭全指向穀類、種子和豆類中含有的反營養素，並宣稱所有這些東西會害死你。但隨著人們開始逐漸發現，當食用的劑量正確時，植物中的反營養素會被活化，而這能在低劑量毒素存在的情況下，有效命令生命基因防禦此一威脅，使你的壽命延長。所以，**蔬菜因為對你「有害」而「有益」於你。**

那麼，素食主義者是對的嗎？事情沒這麼單純。幾乎所有所謂的草食動物，包括與我們親緣關係最接近的大猩猩，都會食用一些以昆蟲、蠐螬、蠕蟲，或剛好出現在草食動物啃咬之葉片上，類似生物形式的動物或動物性產品。只以水果為食的狨猴，除非在飲食中添加 6% 的動物性蛋白，否則便無法在動物園中繁殖。最終發現，原來是「完美的」動物園水果少了野外水果自然會出現的蠕蟲和甲蟲！所以看來，來一點動物性蛋白是件好事。

然而食用動物蛋白，尤其是含大量鐵的肉，是一把雙面刃。在消化道中將蛋白質分解成為可用的燃料，會釋放大量的熱量，而這會導致快速老化。（還記得那些打瞌睡的肉食動物吧？）

這些多餘熱量的生成，在減重大業的初期可以作為優勢拿來利用；事實上，這是高蛋白／低碳水化合物飲食得以成功的秘密。此外，就減重來說，動物組織或動物性製品（如起司）含有密集的熱量，會阻撓長期減重的努力。大多數我治療過的低碳水化合物節食人士，都在相當快的時間內到達停滯期，他們無法在不減少攝取動物性食物的情況下，由此再有所進展。飲食革命計畫巧妙地應對了這個問題，如你即將學到的，並因此解決了阿金博士（Robert Atkins）與歐寧胥博士（Dean Ornish）之間的矛盾。

口味的吸引力

如果你發現甜食或鹹點對你都有不可抗拒的吸引力，你並不孤獨。其實你已被銘刻要去找出這些味道和脂肪，因為在食物短缺的時期，這些因素或許能提高生命基因傳遞給你孩子的可能性。甜味、鹽和脂肪，每一項對生存都是必需的，但一旦過量，每一項都會成為健康的絆腳石。

甜蜜的詐騙

糖是簡單碳水化合物分子的通用稱呼，是植物的主要能量儲存分子。將一或更多個糖的分子連結起來，你會得到被稱為「澱粉」的糖類型式，不過現在通常會稱之為「複合碳水化合物」（complex carbohydrate）。米、小麥、馬鈴薯還有甜菜根，只不過是部分經過消化後，就會分解成糖的複合碳水化合物。

糖在植物中，通常以大量濃縮的型態出現在種子或圍繞在種子外的果實中，或是出現在根部。種子中的糖主要是供養生長中的植物胚芽，直到其能夠自行由陽光合成製造自身的食物；果實中的糖則會吸引能將種子帶往更青嫩草地的動物。

你馬上就會學到，果實中的糖，也就是果糖，是特別設計出來，讓不知情的動物大量進食的。

可是這對動物有什麼好處？結果證明，好處可大了！食用最甜美、擁有最多熱量的食物，是為了生命基因的利益。為免你有不同的意見，生命基因還有一個在你舌尖上強有力的盟友，也就是味蕾的所在之處。糖的效力如此之強大，以致於你的整條舌頭都以尋找糖為導向，而你的大腦則被設定為無止境地去追尋它，因為如果糖進入系統的速度夠快，它會直接進入大腦中的愉悅中樞。

在自然世界中，有足夠影響力能提升你血糖濃度的唯一來源，便是大量水果。但對你我來說，不幸的是，這一點對食品科學家來說還不夠好，所以這些科學家們已經調製出所有各式各樣偽裝成食物、讓天然糖望塵莫及的產品，而生命基因愛死那些了。

在飲食革命計畫的第一階段，你將學習如何降低糖對生命基因程式所擁有的影響力，以及讓你的自動導航系統相信，並沒有冬季即將到來的危機。

為了讓這個觀念能對你有所幫助，下面這句口號值得你記住：**如果吃起來是甜的，就趕緊撤！**

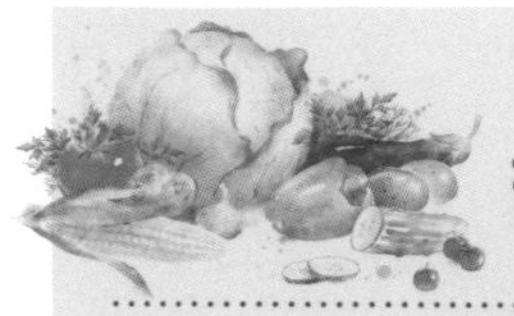

苦澀的警告

辨識苦味的味蕾佔據的區域大小，遠不及那些辨識甜味的，不過卻策略性地分佈在接近舌尖的位置，作為初期警報系統之用。會製造特別致命化合物的植物，通常都會將這些化合物配製於帶苦味的載具內，用以警示動物食用它們的後果。這類植物寧願你啃一小口然後停止食用，而非被你吃下肚後再殺死你，造成兩敗俱傷。

研究顯示，當微量的苦味到達你的舌頭，你的自動導航系統便被活化啟動，導致很像觸摸到熱爐子般做出立即的排斥反應。但就像尼采（Friedrich Wilhelm Nietzsche）著名的論述：「沒有置你於死地的，都將讓你更堅強。」許多以長壽聞名的社會對苦味植物和其他苦味食物情有獨鍾，這也是為什麼我會說：越苦越好！

不是閒聊，是嚼肥肉

我們也被設定去尋求會增添食物風味的脂肪（讓食物變得無法抗拒），同時脂肪的熱量是等重的糖或蛋白質的兩倍之多。

動物在一年當中哪個時節身體裡的脂肪含量最高？當然就是晚夏和早秋，這時動物已經吃了一整季的食物，為冬季的來臨做好了準備。在任何一種食物中，大量的糖與脂肪的組合都會引發相同的「為冬天儲存脂肪」程式指令。難怪你無法抗拒這種大雜燴。生命基因正努力找糖和脂肪，在冬季來臨前發出暴食的訊號。

脂肪還有另一個額外作用，除了可以讓身體直接由陽光生成維生素 D 外，人體所需的維生素 A、E、K，都是屬於脂溶性營養成分，必須以脂肪形式或伴隨著脂肪一同食用。約五十年前，我們習慣食用的脂肪主要是來自於以青草和樹葉為食的動物。還記得前面曾經提到，肉食動物藉由食用這些吃草獵物富含脂肪的內臟，來獲得大部分牠們所需要的微量營養物質，這是了解此一追尋脂肪第二天性驅動力的關鍵事實。

我們祖先唯一能獲得維持健康必要的脂溶性維生素途徑，就是從這脂肪而來（稍後你將發現，這也是我建議食用草飼牛肉品，而非在飼育場以玉米餵養之牛肉的原因）。除此之外，這也是我們祖先取得必要之 omega-3 及 omega-6 脂肪酸的來源。

必需脂肪酸

你可能聽說過 omega-3 這種存在於像是鯖魚、沙丁魚、鯷魚和野生鮭魚等冷水魚類身上的必需脂肪酸。這些魚類經由食用藻類而獲得牠們身上的 omega-3，所以牠們充當了你與藻類的中間人。穀類和一部分種子含有大量的 omega-6 脂肪酸，如果將穀物餵給牛或你自己食用，結果就是會有更多的 omega-6 在牛或你的體脂肪內。

「必需」一詞代表的意義是，你的身體無法生成這些脂肪酸，一定要由食物中獲取，不過這個詞彙也是很中肯，因為你腦內神經的絕緣系統有 70% 是由兩種最常見的 omega-3 脂肪酸所構成，也就是二十二碳六烯酸（DHA）及二十碳五烯酸（EPA）。

一個人的情緒越抑鬱，他或她體內的 omega-3 脂肪酸濃度就越低。事實上，比起抗憂鬱藥物來說，給予長期住院的病患大量 omega-3 脂肪酸，能更好地解決他們的抑鬱問題。

omega-3 和 omega-6 也是我們激素系統的主要建構基石：omega-3 脂肪酸被用來建構抗發炎激素，如前列環素（prostacyclins）與前列腺素（prostaglandins）；而 omega-6 則被用於生成發炎性激素，如花生四烯酸（arachadonic acid）和血栓素（thromboxanes）。你同時需要這兩者，以便在體內建立正確的溝通系統。**在傳統猿類或人類先祖的飲食中，omega-3 與 omega-6 間介於一比一和一比二的比例，似乎對平衡發炎與抗發炎激素十分關鍵。**

以穀類為基礎的飲食隨著農業革命浮出水面（雖然脂肪和蛋白質依舊來自於以草料為食的動物），而且 omega-3 與 omega-6 的比例變為一比四，這解釋了在埃及木乃伊的關節上發現關節炎症狀的原因。

時至今日，這個比例來到了一比二十到一比四十間。這個令人震驚的增長，其原因是蔬菜及草飼肉品攝取量的降低，同時伴隨著玉米油及其他以穀類為基底、脂肪組成主要為 omega-6 之油品和製品使用量激增所造成的結果。即使是曾經富含 omega-3 脂肪酸的牛和雞，現在也倒戈到了 omega-6 脂肪酸的陣營，這要歸咎於用大豆還有穀類餵養牲畜的緣故。現在畜養的牛已經不能與五十年前畜養的牛同日而語，雞也是。

omega-3 和 omega-6 比例真的這麼重要嗎？拿地松鼠做例子來說吧。如果地松鼠的 omega-3 和 omega-6 比例在實驗室中被擾亂，牠們就不會進入冬眠，因為牠們的生命基因「知道」有什麼地方不對，而不願意冒險行事。

日漸增長的發炎性疾病

如今隨著我們產生的發炎性激素，相較於所生成的抗發炎激素，已高出了四十倍量，你覺得這結果會發生哪些疾病和健康狀況呢？

關節炎、哮喘、像是牛皮癬之類的皮膚損傷、濕疹，還有自體免疫疾病，如狼瘡、多發性硬化症，以及克隆氏症，聽來如何？諷刺的是，我們一邊尋找兒童哮喘好發率以驚人速度增加的罪魁禍首，一邊卻一直把精製穀類產品填塞給我們的年輕世代！那麼，我們時刻感到抑鬱、疼痛乏力，還有需要進行髖關節及膝關節置換，又有什麼好奇怪的呢？

不過，高劑量 omega-3 療法能有效扭轉大部分這些發炎性健康狀況的證據，正不斷累積中。讓人驚訝的是，我們直到現在才重新發現這些事實。超過一百年前，鱈魚肝油被引進歐洲，而當時的教科書中充斥著類風濕性關節炎病患開始喝魚油而得以痊癒的病例。為什麼是類風濕性關節炎？歐洲人熱愛他們的麵包，而這正是麵包中伴隨著 omega-6 脂肪酸所帶來的影響啊！

鹽，身體的中堅分子

讓我介紹你一種全新的方式，來看待被你稱為「家」的身體。從現在開始，我希望你把自己想像成是一個移動式的鹹水水族缸。我確定你現在已經準備好要向我表態，或至少藉由購買本書尋求獲得專業的協助，不過請再多忍耐我一會兒。

你可能在生物學課堂上學過，你和所有陸生生物體重的 70% 都是鹽水，甚至細胞與血液中許多微量元素的濃度，都和海水中的濃度完全一致。如果血液和細胞中鹽的濃度過低，精細複雜的細胞運行就會嘎然而止，如同你在水底用盡空氣一般（大多數在馬拉松長跑中發生的死亡，並非是因為心臟病發，而是因為喝進太多水，同時流失了太多的鹽分所致）。

不幸的是，你的身體有個內建的鹽分漏洞。每次你覺得熱需要涼快一下時，你會把鹽水以流汗的方式排出體外。由於這個蹩腳設計的結果，你被設定必須去不斷尋找鹽分，並在找到時把自己填滿。畢竟在遠離海洋之處，鹽可是一種稀少的日用品。每次我和我的三條狗跑步回來，牠們做的第一件事就是舔我的腿。但不是因為牠們喜歡我，或者是我聞起來特別「氣味濃郁」，牠們尋求的是我汗水中的鹽分。牠們也需要在每次有機會時，便把牠們的「水族缸」重新裝滿。鹿和牛就會為了牧場中的鹽磚拔足狂奔。

從生命基因的觀點看來，鹽是好東西，很有可能你會願意吃下更多任何加了鹽的東西。不過，如你所預期的，太多鹽對你沒有好處。生命基因從未預期現代飲食中有如此大量的鹽。所以，**如果吃起來感覺很鹹，就別吃了。**

食用垃圾食品的本能

在我進行研究的過程中，我發現為什麼有這麼多人（包括我本人在內）讓自己陷入這不健康的一團糟中。非常簡單地說，這都是我們的生命基因、直覺和內建程式在引導我們，如同它們引導我們的祖先一樣，朝著追尋糖、脂肪和鹽前進。

不過，在你為了才剛剛知道你如何會覺得義大利麵、洋芋片、大麥克漢堡、冰淇淋，還有餅乾對你有好處，是因為一種根深柢固的衝動驅使你接近這些食物，而情緒激動前，我有壞消息要告訴你。**你體內內建銘刻的存在，是用來保證你會使生命基因和其他相似目標，透過後代子孫而長存不朽；這與維持或改善你的生活一點關係也沒有。**

下次你觀看太空梭發射進入軌道的過程時，注意一下，當那兩枚輔助火箭的燃料用罄時會發生什麼事：它們被當成廢棄物扔掉了！它們已經完成了自己的使命，現在它們成了多餘的負擔，因為自身的重量拖了太空梭的後腿，所以該丟掉它們了！試想，你青春期的兒女如果是太空梭，你和你的伴侶就是那兩枚輔助火箭。

說到青少年，他們怎麼會長得如此之快？這就要問生命基因了。早期人類的飲食會導致生長緩慢，還有較晚發生月經初潮。即使到一九〇〇年代，女孩初潮來臨的平均年齡都還是十八歲。這樣的飲食型態對個人的健康和壽命是有益的，但面對執行迅速複製生命基因的責任，便會處於次要地位。在個體與生命基因間的重要角力中，個體得以勝出，而物種成為敗者。

現在來看看我們高熱量的現代飲食習慣，高熱量飲食會促使生命體快速成長，還有初潮提早來臨：現在女孩性成熟的年齡甚至會提早到八歲。每個社會，包括美國的懷孕率，都顯示出與體重增加的比率有直接關連。現代飲食對更快製造出更多生命基因副本來說，是完美的飲食方式。所以，現在生命基因成了贏家，而個體敗北。

掌控一切的生命基因

直到百年前，我們以所攝取食物之形式餵養給生命基因的資訊都很一致，除了相對而言「最後一刻」（差不多有一萬年了）加入的穀類外。

事實上，穀類作為一項如此近期內發生的改變，以致於它們很可能引進了生命基因在此之前從未與之有過互動的營養成分。西元一八九〇年，勤奮的瑞士人發明了不鏽鋼滾輪研磨機，讓去除富含油脂胚芽及富含纖維麩皮的麵粉商業化量產成為可能，這使得白麵粉中幾乎完全沒了微量營養物質。

白麵粉的引進，開了操弄食物供應對生命基因和命運帶來災難性後果的第一槍。不幸的是，這一槍直到一九二〇年代才為人所知曉，當時因缺乏維生素（尤其是維生素 B 群）而造成的疾病，開始殺害數以百萬計飲食中包含大量白麵粉的美國人。

我再說一次，數百萬人！還記得古老的二十年法則嗎？它醜惡的面目再次冒頭了。疾病與死亡在白麵粉成為通用標準的一個世代內，猖獗氾濫。

為了因應這個新出現的公共健康威脅，聯邦政府發佈命令，要求白麵粉中必須至少添加八種必需維生素和礦物質——正好是不鏽鋼滾輪碾磨去除的那些。為了避免公關夢魘，這種新的麵粉被稱為「營養濃縮白麵粉」，這完全就是「這個玩意兒如此致命，以致於聯邦政府要我們加入一些其他東西，好讓這玩意兒不會這麼快害死你」的市場行銷用語。那一道一九二〇年代的命令，讓白麵粉再次被認為是「安全」的。於是，我們對白麵粉的熱愛如此強烈，讓我們不顧一切代價地想要它。

穀類製品一直是主要的食物來源，在過去一萬年間看起來沒有什麼嚴重的問題，那麼，為什麼白麵粉還有其他高度加工的穀類會引發二十年法則？不幸的是，一旦經過碾磨和精製，穀類便能夠被快速的消化，並以糖的型態吸收進入血液中，而且這個過程發生的速度，至少不比餐用砂糖被吸收的速度來得慢。

這個現象催生出一大堆關於升糖指數和升糖負荷的表格，這些表格將相對於喝一口糖水或吃一塊白麵包而言，特定食物進入血液中的速度加以量化。吃下精製穀類跟吃下大量成熟水果一樣，會讓你的身體充滿糖分，這代表精製穀類也會活化啟動我所謂「為冬天儲存脂肪」的通用程式。

阿金博士和其他低碳水化合物飲食法，將精製碳水化合物視為萬惡的源頭，但他們踩進了見樹不見林的誤區。避免碳水化合物是個好的開始，但這只是拼圖的一角。

讓我用一個警示來結束這一章。在野外，以樹葉、堅果、果實，還有小型動物維生的狒狒，一般來說膽固醇都不高，而且也沒有動脈血管疾病，這表示通常牠們沒有發展成高膽固醇的傾向。但當牠們在旅館附近定居，並靠著旅客丟棄的食物維生後，這些狒狒的生命迅速發生了改變。是的，這些狒狒的體型長得更大且更快，而且雌性的性成熟年齡平均在兩歲半，而不是通常的五歲。可是壞消息是，雄狒狒開始出現高膽固醇的問題，而且常見的早死原因是——你猜對了——冠狀動脈疾病，更不用說其他像是肺結核之類的人類疾病。在一個世代的時間內，生活方式與我們相似的狒狒（最少的運動量和西式飲食方式），反映出了當代人類的現況。牠們的「良性」基因，就如同預期般轉變為「惡性的」。在下一章中，我將開始向你示範說明，你該如何才能夠扭轉已經被系統造成的傷害，並找出與生命基因溝通的新方式，好讓它們能與你合作，而非與你對抗。

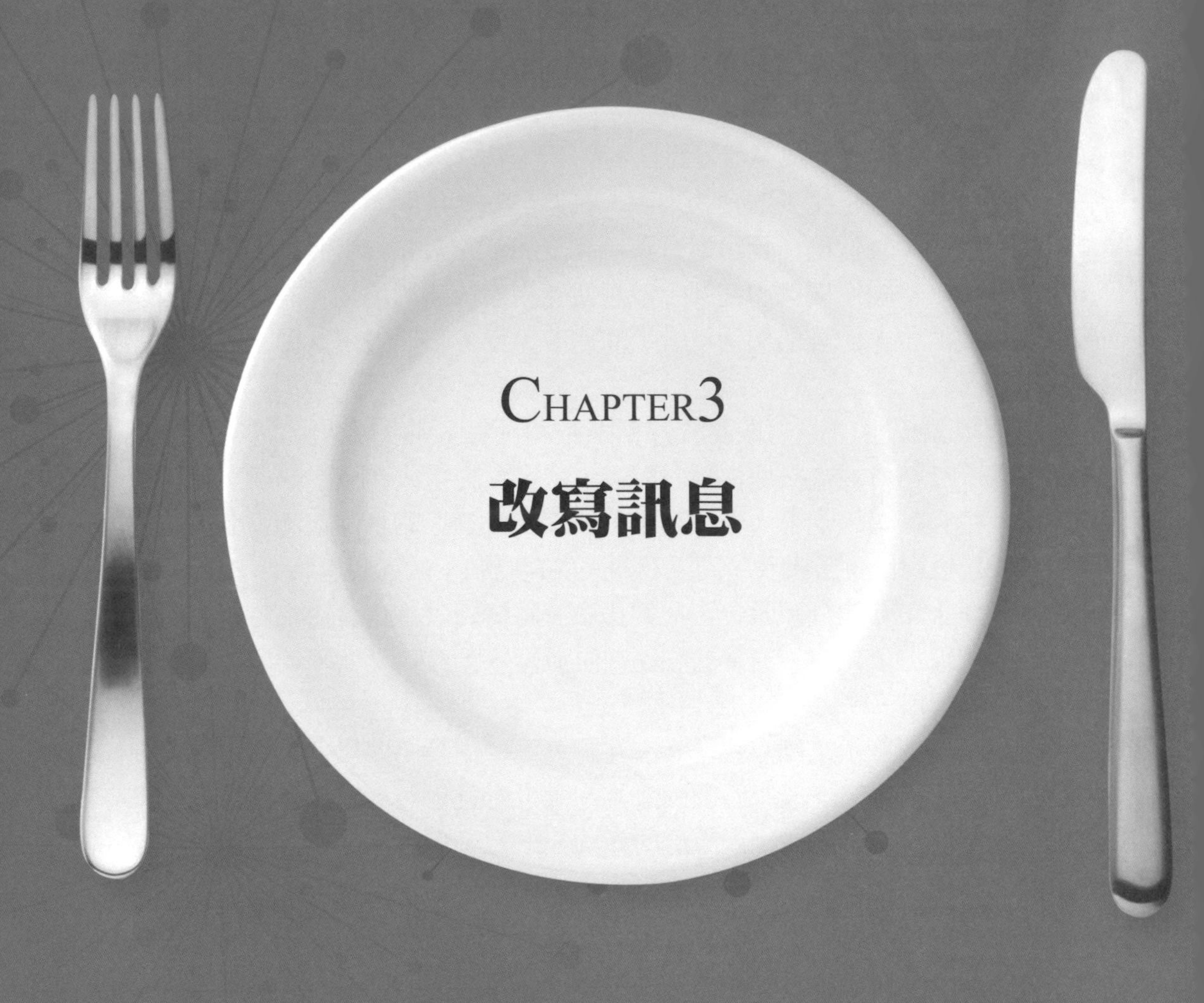

CHAPTER3
改寫訊息

- 你生存至今的事實，代表你是從一長串十分善於將糖轉化為脂肪的祖先傳承演化下來的。
- 「正確」餵養生命基因就會讓萬事大吉嗎？事實上，這正是每件事都不對勁的原因。
- 飲食革命計畫中沒有複雜的方程式，你確實不太需要去計量些什麼。我相信，這是為什麼飲食革命計畫能長期奏效的原因。
- 我們和自己的體重苦苦抗爭的原因，並不是我們的道德敗壞，也不是因為我們對碳水化合物上癮，而是因為這是我們的生命基因被設計出來的方式。
- 研究顯示，要建立新的習慣，需要至少六週持續不斷的練習。
- 每當你學習一項新的運動時，你必定會從簡單的開始，然後根據你能力所及慢慢進步。

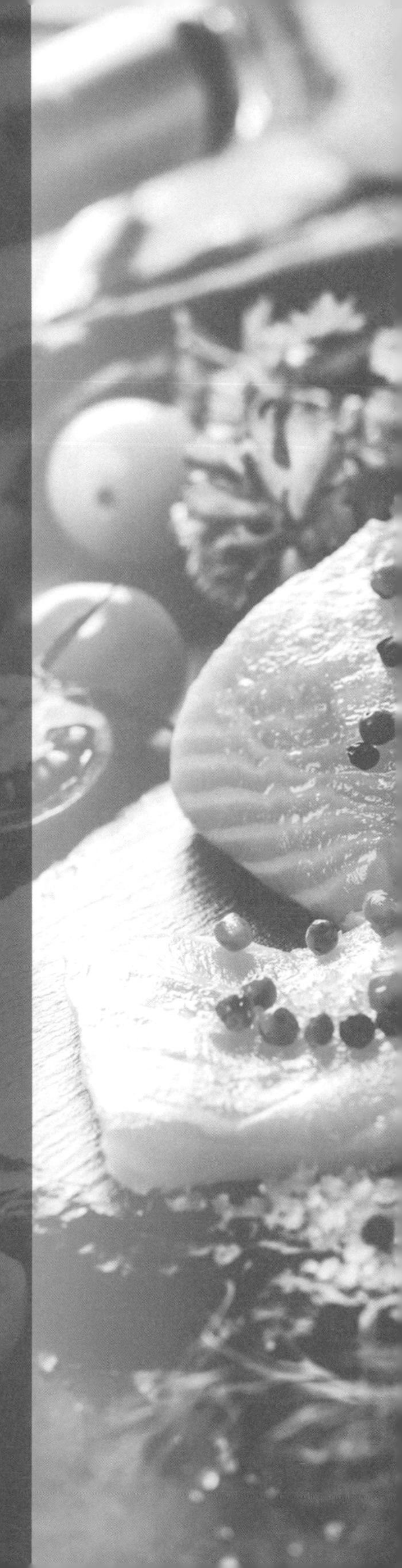

你現在應該已經很清楚明白，我們生而為人，遺傳上被設定要去吃的那些食物（含大量糖、脂肪和鹽），完全會讓你增肥長肉、威脅你的健康，還降低你健康強壯地活到九十多歲的可能性。

你生存至今的事實，代表你是從一長串十分善於將糖轉化為脂肪的祖先傳承演化下來的。如同你已經知道的，對我們多數人來說，**食用精磨穀類製品、喝飲料，或吃充滿糖分的食物，甚至只是藉由零熱量的人工甘味劑感受體驗甜味，這些都會讓我們一天二十四小時全年無休運行的電腦程式相信，冬天要來了，而為了生存，我們的身體必須製造脂肪。**

你同時也知道了，你可能身負有時候被主流媒體稱為「節約基因」的飢餓基因。你甚至可能對於對抗這些生命基因的指令感到無能為力，同時將體重問題歸咎到它們頭上，並放棄再次獲得主導權的希望。

好消息是，你錯了。生命基因只是在遵循你的指令，而它們在未來將會遵守你即將學到全新命令。在第二單元裡，你會學到如何停止用這些不正確的訊息與生命基因溝通，這將是掌控你的健康、體重，還有人生的第一步。

相同的基因，全新的細胞

如同我跟病人所說的，我也是擁有相同遺傳程式的同一個胖子，不過現在佔據了一個纖瘦苗條的身體。順道一提，我現在攝取的食物量，可說是前所未有的多。但說真的，我其實不再是以前的那個我，因為我身體中幾乎所有的細胞都已經被替換成使用優等建構素材修正過、已經恢復健康的細胞。但即使我的細胞已經發生改變，我的生命基因卻沒有。更確切地說，是我提供給生命基因的資訊產生了變化。

我這麼說的意思是，我在肥胖時期所吃的食物，還有擬定的運動計畫提供給生命基因的資訊，讓我的體重一直居高不下，而且徹底往通向糖尿病、心臟疾病、高血壓和關節炎的路上前進。但為了減肥以及後來持續攝取的食物，給了這些相同的基因不同的資訊，讓我能毫不費力地瘦下來。我的自動導航系統依然擁有控制權，但差別在於，現在我提供的飛行計畫不會再直接飛去撞山了！

我確定你一定已經聽說過，「正確」餵養生命基因就會讓萬事大吉。我以前是相信這個說法的，可是現在我明白，同時也希望你也能被我說服，那就是我們已經正確餵養生命基因一段時間了（從它們的觀點看來），而這正是每件事都不對勁的原因。

現在來點真正不一樣的

不像你可能曾經試過的飲食計畫，在飲食革命計畫中沒有複雜的方程式、不需要計算熱量、不需要吃 30% 這個或 40% 那個、不需要計算脂肪或碳水化合物的公克數、不需要分辨是簡單還是複合碳水化合物或是把食物秤重、也不需要記住升糖指數表或複雜的公式，你確實不太需要去計量些什麼。我相信，這是為什麼飲食革命計畫能長期奏效的原因。

你能夠想像這樣的場景嗎？一位百歲的沖繩老太太在花園除草，如果你問她，她的下午茶點心裡簡單及複合碳水化合物的比例，她能給你什麼答案？或者一位在崎嶇山邊放牧的薩丁島老人，在被告知自己的午餐不應該含有超過四公克單元不飽和或多元不飽和脂肪時，會有什麼反應？沒錯，這正是大部分飲食大師堅決要求你去執行的。然而，成功活到百歲的人瑞已經證明，這些繁複的準則是沒有必要的。

而且，拜託，你能認真執行這些事項多久？我們漸進演化而來的飲食習慣，從來就跟這種被控制而來的完美無關，我們的遺傳程式，是從四處覓食的動物和游牧的祖先演化而來。

我們的祖先會吃掉所有他們能找到或捕捉到的東西，而不會有人看著日晷或太陽高度，然後說：「唉呀，不好意思，我現在必須吃七公克優質碳水化合物和約五十六點七公克從精瘦的動物身上獲得的蛋白質，不然我的節食計畫會失敗。」

所以，在你檢查要吃的食物清單時，請記得在飲食革命計畫中，即使你攝取了大量食物，你也能夠在無須擔憂關於脂肪公克數、反式脂肪、飽和脂肪、優質碳水化合物、劣質碳水化合物，或把書偷渡進餐廳，好翻查蕪菁慕斯的熱量數據（其實熱量挺高的）的情況下減輕體重。

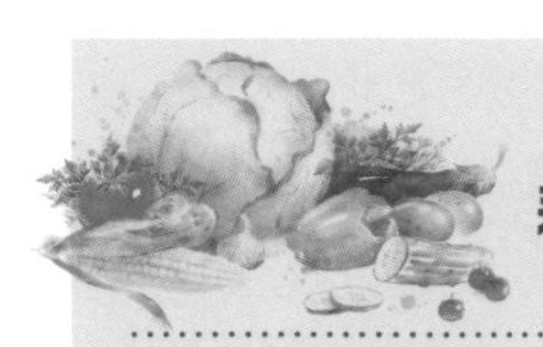

看起來像聖誕老人的猶太教牧師

這位猶太教牧師對數位他的會眾遵循飲食革命計畫所獲得的進展印象深刻，所以他自己前來向我就診。

他時年六十三歲、身高一百七十二點七公分、體重一百零九公斤，同時體脂率為40%，他幾乎可說是我六年前的孿生兄弟。他當時正接受為數半打左右降低膽固醇、血壓和胃酸的醫療處置。他患有糖尿病，而且已經植入血管支架。如果不是因為他的信仰觀念，他很可能會被誤認為是大腹便便的聖誕老人。

這位牧師簡明扼要的直指重點：「我要看起來和你一樣。」他的血液檢查結果說明了一切：高血糖、超高胰島素指數。總膽固醇數值是133，不過他的高密度脂蛋白（HDL）數值很低，而有危險性的低密度脂蛋白分子（LDL）佔據他總膽固醇組成將近一半。他非常震驚，因為他常規看診的醫師曾向他保證他的膽固醇很完美。我跟他擔保，這在我的執業過程中是很典型的，跟在他執業中會發生的一樣。

「親愛的牧師，」我對他說：「**人們用眼看，但許多人卻未看清眼前事物。**」他當天便開始實施飲食革命計畫。

那已經是一年半前的事了。這位好牧師現在減掉了三十二點七公斤，讓體重來到了七十六點三公斤，而體脂率則來到了26。這一路過程中，我們還在他的腰圍從四十六吋縮減至三十二吋時，儀式性地在他的皮帶上打出新孔！

他的血糖、發炎反應、膽固醇，還有血壓的測量數字現在都回歸正常，而且所有的醫療處置都停止了。現在因為他修剪了自己的大鬍子，所以的確看來跟我很像了！

他對至高力量的信仰前所未有的堅強：他相信，那就是創造出我告訴他基因電腦程式的存在。無論如何，我們兩人都同意那是一項美妙的設計。

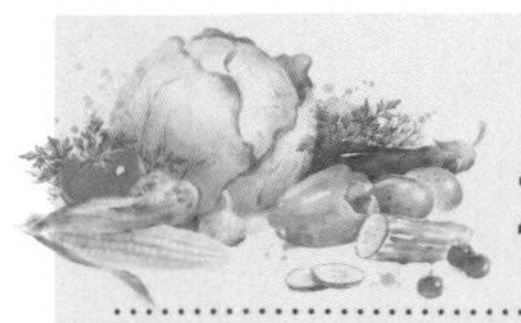

大部分飲食法失敗的原因

大概有上百本書讚頌水果和蔬菜、運動，還有其他多不勝數的飲食法。我打賭，你一定經常嘗試新的方法，不管是低脂、高脂低卡，還是高碳水化合物——所有你能想得到的方法。

健身計畫也是如此，有氧運動、肌力訓練等等等等。你或許能堅持執行你的新計畫一陣子，但在你意識到之前，你可能又回到了原點，通常還伴隨著更粗的腰圍或更可觀的啤酒肚。再加上，你還會為了無法堅持減肥行動而自責不已。

夠了，別再有罪惡感了！我就是要來告訴你，我們和自己的體重苦苦抗爭的原因，並不是我們的道德敗壞，也不是因為我們對碳水化合物上癮，而是因為這是我們的生命基因被設計出來的方式。你曾經可能嘗試過卻無法堅持到成功的無數種飲食和生活方式，只不過是現代食物與現代行為的變化版本，也因此注定了失敗的結局。

不知道是阿爾伯特．愛因斯坦（Albert Einstein）還是班傑明．富蘭克林（Benjamin Franklin）所說的（這還在激烈爭論中）：「所謂瘋狂，就是不斷重複做同樣的事情，還期待得到不同的結果。」而作為替代方案，我提供給你的是奠基於古老原則的一種全新理論。

作為替代，我的計畫只有幾項簡單的規則。遵守這些規則，我幾乎就可以保證你將恢復你的健康和體態。你也會被簡單的順口溜引導，幫助你記住特定食物對遺傳程式和健康會發生什麼作用。

我已經介紹你一些被我的病人們暱稱為「岡德里學說」的順口溜。例如：如果吃起來是甜的，就趕緊撤！其他你需要記得的事，是一些簡單的食物清單，少少幾項測量的指導，還有一臺體重計，可能的話，選擇能顯示體脂肪百分比的機型（你會希望每天早上起床上完廁所休息一下後就量體重）。

我並不是說其他的減肥書都是錯誤的。有一些描述了有益健康的飲食方法，但那些代表與典型攝食方式發生了極度悖離——意思是，大部分人都沒辦法完成轉換。

就好像把一位裝備著最先進滑雪設備的新手滑雪者帶到專家級滑雪道，然後把他推下去，還跟他說祝你滑雪愉快一樣。用這種方式學習一項新的技巧是很荒謬的，而這用來學習新的飲食法，一樣也不會奏效。

學習新習慣

現在我要教你全新的進食習慣。就像馬克．吐溫（Mark Twain）觀察到的一樣，「習慣就是習慣，誰也不能將其扔出窗外，只能一步一步地引導它下樓。」

研究顯示，要建立新的習慣，需要至少六週持續不斷的練習。不過，不同於其他也涉及在數週當中改變你行為、只有「單行道」式行事方法的計畫，飲食革命計畫的每個階段將引導你建立新的習慣，讓你在重拾健康的同時，還能維持在正確的道路上前行。你將學到如何在幾乎難以察覺的情況下，一步步地改變你的習慣。藉著這樣做，你會進化出讓你能在一個全新環境中生存的全新進食和行為技巧。

我將使用與過去用來讓年輕醫師轉變成為熟練心臟外科醫師同樣的技巧，而這將讓你轉變成為精通照顧並餵養居住在體內之遺傳程式的專家。

每當你學習一項新的運動時，你必定會從簡單的開始，然後根據你能力所及慢慢進步。

當你跨越初學者技巧時，你會捨棄輔助輪、支撐器，或任何初學階段必備的技能，以便能前進並超越初級技術。這在飲食革命計畫中一樣適用，你最終將擱置你一開使用來關閉殺手基因和停止傳送你曾經傳給遺傳程式訊息的工具。

儘管這些技巧會中斷毀滅性的過程，並帶來可觀且持續的減重結果，但要扭轉傷害並重建你的健康，截然不同的後續技巧是極為必要的。

如果你想的話，第二種技巧能更進一步地讓你能夠開啟遺傳長生程式。

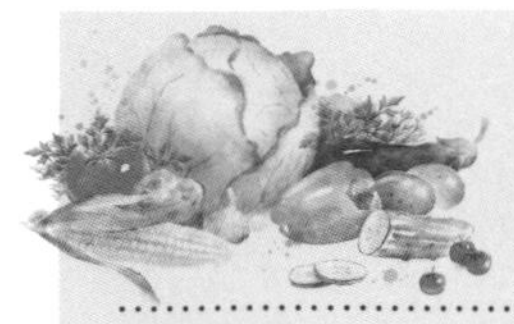

關鍵就在控制

如果一個減重飲食法的真正目標是把體重去除，那麼大多數受歡迎的飲食計畫都是糟糕的失敗之作。研究顯示，從阿金飲食法到歐寧胥飲食法，從開始新飲食計畫的一年之內，95% 的人要不是復胖到減肥前的體重，便是還多增肥了幾公斤。沒錯，所有的減肥方式在短時間內都會成功，但全都在長時間持續後失敗，這是因為體重會在人們重蹈覆轍回歸固有的習慣時回彈。

不意外地，大部分受歡迎的飲食法都是利用相似的原則和「伎倆」，來製造六到十二週的時間內，在一定程度上達到快速減重的成果。這全都牽涉到控制進食的習慣，不論是熱量攝取、脂肪、份數大小，或甚至是進食的時間。你必須加以掌控的事物清單，看來似乎無窮無盡。

你有沒有懷疑過，為什麼幾乎所有受歡迎的減肥書都說，你能在六到八週內減去若干體重，可是都未曾告訴你，接下來呢？還有，儘管已經持續了幾週的「優良」行為，為什麼最後你還是屈服於三層培根起司漢堡搭配超大份薯條或熱巧克力聖代的誘惑，並且在實際情況下「毀了減肥計畫」？

對，差不多任何人在六週的時間都能控制任何一種——或甚至數種——前面提到的種種因素，但最後這控制似乎總是從你自己開始發生扭曲，不是嗎？飲食法之所以失敗，是因為它們並沒有和真正用有長期控制權的目標打交道：也就是你隱形的自動導航系統。

放心吧，萬一你覺得要失控了，你還是能回頭重溫一開始獲得的技巧，這就好像初學滑雪者必學的全制式滑雪法（snowplow），對於技術嫻熟的滑雪者來說，那是在嘗試過其他試圖停止失敗的方法後，一項重要的應變技術。

終結迷思

在你實際開始實施後續章節中詳加敘述的飲食計畫前，這裡準備好要給你來點真正不同的。

在飲食革命計畫中，你將終結關於健康飲食的一些迷思，而這會進一步使飲食革命計畫與其他飲食法，尤其是與那些重點放在熱量及低脂的飲食法有所區別。這些迷思一開始可能看起來像是異端邪說，但在接下來的章節中，你將了解為什麼有那麼多關於進食的傳統建議是錯誤的。

細想以下事項：

迷思 每天喝三杯牛奶或與牛奶相同營養的飲品。

事實 大多數成人並未被設計成能飲用牛奶。

迷思 柳橙汁是很好的維生素來源。

事實 喝任何水果製成的果汁與飲用糖水無異。

迷思 全穀類，尤其是燕麥，對心臟健康有好處。

事實 食用精磨過的穀類與吃糖無異。

迷思 一日三頓大餐是好的。

事實 分成五頓少量多餐，或三餐搭配兩次正餐間的點心，對控制一天內的飢餓感有幫助。

迷思 因為香蕉中含有鉀，所以如果你有心臟問題，就該吃香蕉。

事實 成熟香蕉的澱粉在血液中會立刻轉化成糖分，這讓它成了對心臟健康來說是最差勁的水果（但綠香蕉〔未成熟香蕉〕又是另一回事了）。

迷思 每一杯番茄汁或蔬菜汁能提供一份蔬菜的營養。

事實 番茄與蔬菜的汁液被糖給淹沒了。

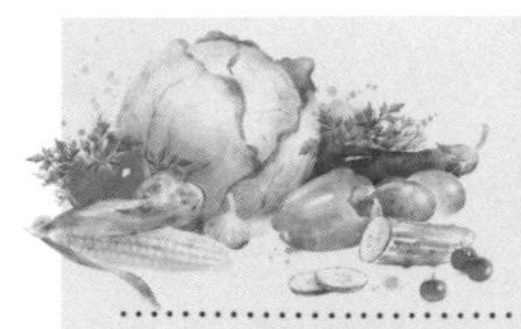

跟纖維肌痛症說再見

琳已經看見遵循飲食革命計畫的丈夫身上發生了改變，而想要加入俱樂部。

琳曾經是一位幹勁十足的行政主管，在六十四歲時，因纖維肌痛症、嚴重的關節炎和氣喘，而成了殘疾人士，而且在所服用的藥物當中，還有類固醇及降低血壓和膽固醇的藥。和許多有相同主訴的不幸女性一樣，琳換過一位又一位的醫師、做過無數的檢驗、嘗試過人類所知的所有止痛劑和抗憂鬱劑（還有一些我連聽都沒聽過的），全都徒勞無功。更糟糕的是，她的體重暴增到約一百一十四公斤。儘管琳的身高有一百八十三公分，脂肪還是佔據了她體重的51%。她的情況和外貌都強烈顯示，她患有代謝症候群！

琳的檢驗報告證實她有胰島素阻抗，而她的三酸甘油脂指數是異常高的182。和我大多數的病人一樣，她看過的許多不同位醫師都告訴她，因為他們開立的類降血脂藥物的關係，膽固醇指數128已經算驚人的低了，但他們沒有費事告訴她，她的高密度脂蛋白指數是33，這個數字危險地過低。再者，能幫助清除壞膽固醇的蓬鬆型高密度脂蛋白（如HDL-2）濃度極低，讓她處於心臟疾病及中風的最高危險族群中。她已經沒有時間可以浪費了！

在琳開始飲食革命計畫八個月後，她減掉了約二十三點六公斤，突破了自我心理障壁設定的九十點七公斤。她的血壓來到了收縮壓／舒張壓為120／80，而且不再需要服用降壓藥。她的靜止心率從第一次看診的98降到80。

她的臉上終於帶了微笑，而且動作不再吃力。

當她離開我的辦公室時，她回頭看著我說：「我猜你已經想到了，不過我還是要告訴你，我的纖維肌痛症已經好了。」她說的沒錯，我早就知道了。

迷思 低卡或零卡的甘味劑能幫助你減重。

事實 所有的研究都顯示，人工或零卡的甘味劑會刺激胰島素的釋放，而這會讓你儲存更多脂肪！

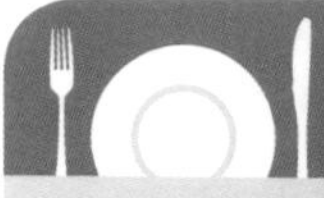

岡德里的革命飲食訊息

在你開始進行可能是此生中最令人興奮的計畫前，讓我針對你即將建構的架構整理一份簡短的重點：

- 植物會產生被設計用來懲罰、警告、欺騙，或除此之外使植物掠食者迷惑，或保護植物免於傷害的植化素。
- 動物的生命基因演化，持續與植物的植化素有所關連。
- 植化素在細胞中存在與否，是防礙或造成細胞功能障礙的主因。
- 植物的葉片和種子對你有「好處」，是因為它們對你「有害」。
- 現代的食物，尤其是精磨過的穀類產品，會像糖一樣快速進入你的血液，並活化啟動「為冬天儲存脂肪」電腦程式。
- 現代的脂肪多數是由 omega-6 脂肪酸構成，而 omega-6 會刺激發炎反應和抑鬱。

PART 2

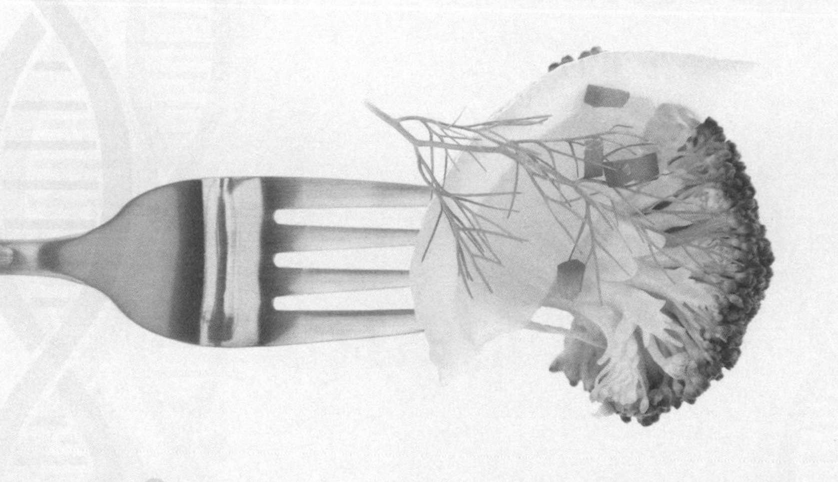

飲食革命

CHAPTER4

一覽無遺的飲食法

- 要改寫多年來傳遞給生命基因的訊息，你必須說服生命基因：1. 你不需要為冬天儲存脂肪；2. 你對未來世代並不構成威脅；3. 你繼續活著才能確保生命基因的未來。
- 所謂「熱量優化」，就是食用帶有最大微量營養物質密度，但熱量數值最低的食物。
- 游牧為生的人類和猿類老祖宗通常是食用高達二百種以上不同的植物。而今日，已經很少有人能實際且規律地攝取二十五種植物，一般美國民眾更只食用五種，其中還包括了炸薯條在內。
- 多數植物化合物仍然未被命名，而我們並未完全了解它們如何與我們的生命基因發生交互作用。
- 在第一階段（拆解），所食用的蛋白質份量大約是你的手掌大小。
- 關於乳製品，不要食用任何加工起司，或使用牛奶、鮮奶油、咖啡奶精。
- 為食物增添風味，不要使用任何加工過的沙拉醬，有必要的話，選用以橄欖油為基底的油醋醬或凱薩沙拉醬。一定要不惜任何代價避免使用田園醬。
- 關於堅果和種子，除了花生以外，要確定食用的是生的、未加鹽調味的產品。
- 如果食物是「白色」的（如人工甘味劑、麵粉、冰淇淋、牛奶、義大利麵、米、麵包……），請讓它待在視野之外，眼不見為淨。
- 如果食物是「米色」的（如洋芋片、小圓麵包、餅乾、披薩、炸薯條、英式鬆餅……），那你最好安分點別吃。
- 如果食物是「棕色」的（如大麥、豆類、燕麥、藜麥、大豆、野米……），就放慢步調等一等吧。

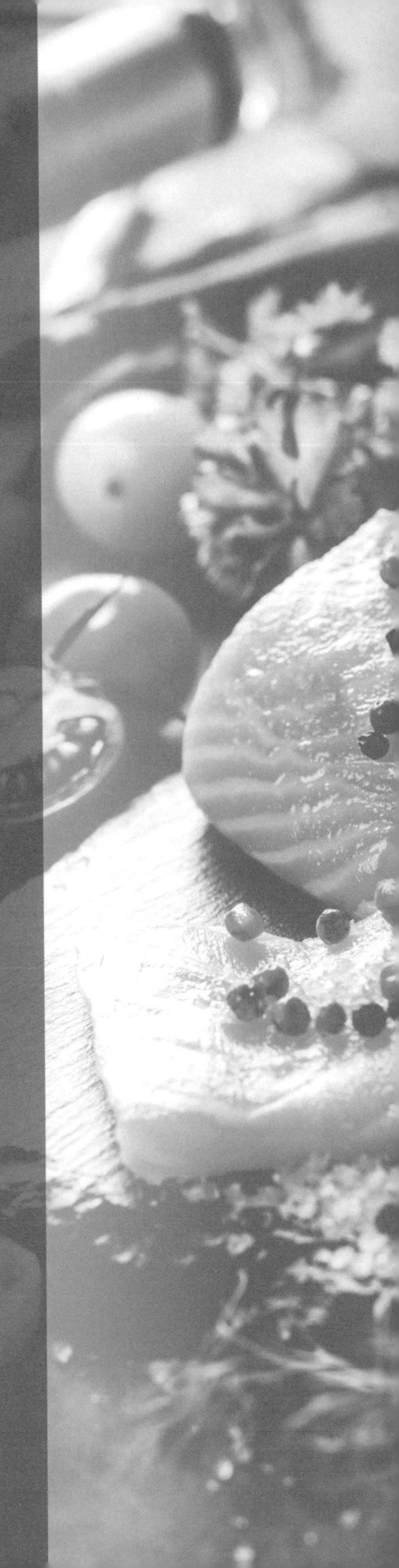

歡迎來到飲食革命計畫。本章將提供飲食計畫三個階段的簡明概述，還有我稱之為「友善食物」、「不友好食物」，以及最後一項「一開始就要排除的食物」清單，最後一項清單所列的食物你將暫時避免食用，但可以在稍後適度地重新加入。無疑地，你將會經常參考本章，直到你完全熟悉應該食用的食物和那些你將揮別的食物。

在你開始任何減重計畫前，你應該拜訪你的醫師。理想的狀況下，他或她能做一些基本的檢測，以此作為對照追蹤你的進度。除了測量你的血壓和心律之外，我建議做以下檢測：

- 空腹血糖值
- 糖化血紅蛋白 A1C 檢測
- 空腹胰島素指數
- 空腹血脂檢查（可能的話，最好包括低密度脂蛋白、高密度脂蛋白、脂蛋白 a〔即 Lp（a）〕、Apo B 及 Lipo-PLA2 的部分）
- 同半胱胺酸
- 纖維蛋白原
- C 反應蛋白（CRP）

如果你正在服用降血壓或血糖的藥物，你更可能需要密切觀察。

你必須很清楚的知道，如果正確的遵循我的計畫，你的血壓將會開始正常化，這表示你可能偶爾會感覺到一陣頭暈，這是因為血壓藥把你的血壓降得太低了。同樣的，如果你在服用糖尿病藥劑或自行注射胰島素，正常的血糖濃度降低也可能會引起暈眩。不論是哪一種情況，請就所服用藥物的劑量問題諮詢你的醫師，如此暈眩的問題便會消失。

三個訊息，三個階段

其他的瘦身飲食書可能包括了兩個或更多階段，但一般而言，進食的方式在階段期間是很相似的。作為替代方案，我將請你藉由三個差異顯著的進食方法進行過度（每個進食方法都會有重點強調的特定食物種類及份量），同時，要隨著你的進度適時修改你的運動計畫。

這幾個階段的區別如此之大，以致於在開始的時候，你將會使用某種食物來幫助你達成目標，而一旦該種食物不再有用，就必須放棄或急遽減少該種食物的份量。

當我們這麼做時，我將解釋阿金博士和歐寧胥博士兩者的飲食法可能都是正確的，儘管它們分別處於恢復健康過程的不同階段。所以，讓我們了解如何改寫這麼多年來傳遞給生命基因的訊息，因為，你必須說服它們：

你不需要為冬天儲存脂肪

你將在第一階段，也就是拆解階段（Teardown phase），藉著明顯改變的進食習慣，來促使你體重開始減輕。要做到這一點，你將透過密集食用蛋白質類的食物，如肉類、家禽、魚類、貝類、新鮮起司、全麥麵筋、丹貝（tempeh）、大豆製品，還有你想吃多少就吃多少的綠葉蔬菜及其他蔬菜。

你可以用堅果和種子類作為零食，不過你得放棄所有含糖或精製穀物的食物，還有其他的加工食品。

我建議你花至少六週遵循這個階段。至於有明顯減重問題的人，你可以安全地維持在拆解階段最多一年的時間。

你對未來世代並不構成威脅

在第二階段，也就是修復階段（Restoration phase），藉由增加你攝取蔬菜的份量，並同時減少你動物性蛋白的攝取，來達成這個目的。這個轉變再加上採取其他的行動，將會「誘騙」生命基因，讓它們認為還不需要把你弄死，因為你顯然還有繼續存在的價值。

你將繼續以堅果和種子作為零食，還可以食用漿果及適量食用其他特定的水果，這可以在第一階段開始後的兩週或更久後重新開始。同樣地，如果這是你的決定，你可以重新開始食用份量極少的全穀類和豆莢類。很重要的注意要點是，全穀類代表的就跟字面上的意思一樣——完整的穀類。如果你把全穀類進行精磨，那就不再是全穀類了。

再一次，我建議你花至少六週遵循這個階段，可能的話，保持在這個階段中，直到你的體重恢復正常。

你繼續活著才能確保生命基因的未來

在第三階段，也就是長壽階段（Longevity phase），將藉由開啟你帶有「熱量優化」功能的長壽基因程式來執行這一點。

「熱量優化」的意思，就是食用帶有最大微量營養物質密度，但熱量數值最低的食物。這表示你在很大程度上將靠著蔬菜過活，尤其是沙拉和其他生鮮蔬菜，但要盡量避免那些熱量密集的食物，包括全穀類和豆莢類。你將繼續削減動物性蛋白質或素食替代製品的份量，事實上，你可以將它們當作配菜使用。

實際上你將不只是由蔬菜中獲得足夠的蛋白質，而且還攝取了大量的植物性微量營養物質，你還將開啟能長期提供保護的生命基因，為長壽、健康還有活力奠定基礎。

一旦達到目標體重而且健康獲得改善，你將學會如何對偶爾短暫由計畫中脫離的影響做出彌補，而不至於重設成為毀滅性遺傳程式。這個階段將持續陪伴你度過一生。

飲食革命計畫三個階段的設計，是用來教導你如何緩慢並小心地，一次一小步，改變你的習慣。

在分別有顯著目標的同時，這三個階段運作的方式也是循序漸進的，讓你能夠逐漸地使你的飲食及行為模式進化。

第二單元的每一章都聚焦在能實際追溯人類飲食真正演化道路的技巧，如此你才能夠重新演化自己的飲食模式。

你可以在短短九十天內完成前兩個階段，之後即開始第三階段的長久飲食方式。但是，這和得到你期望的結果後，便忘在腦後的其他飲食法不同，或者你也可以選擇先不開始第三階段。

之所以有可能做到以上階段，是因為每三個月，你身體現存的 90% 細胞都會被新的細胞取代。讓你的生命基因有足夠的新材料來建構細胞的組成部分，而你就可以很快的打造一個「新的你」。

相信我。說服那些只會注意自身生存的生命基因，你才是它們存活的關鍵，這會活化啟動你內建程式中的所有改變，而這將重建你的健康，並讓你維持茁壯成長。這不是空泛的承諾，而是有著鋼鐵般堅實的研究為後盾。

體適能元素

和進食習慣會隨著年齡改變一樣，我們的活動或運動模式也會發生變化。我相信目前的「有氧運動」模式——由複製低等靈長類活動方式而來的重點運動，讓人拚命掙扎著想達到標準，但這份努力並沒有在結果中顯示出多少成效來。

在飲食革命計畫中，你將學到如何讓你的運動計畫進化，去模仿成功的動物（包括人類）現在是怎麼做的，還有在過去漫長的時光中是如何做的。

營養補充品的使用

我也會在接下來的章節中，推薦使用特定的營養補充品，但目前我需要你了解，為什麼在你的飲食中添加營養補充品是我計畫的關鍵元素。

你已經學到植物化合物對我們的細胞功能有巨大的影響，但我們現今攝取的植物性微量營養物質遠少於我們的祖先，使得在飲食中補充維生素、礦物質，還有其他微量營養物質，成了一種保障健康的形式。

那政府對特定維生素和礦物質所建議的每日飲食營養攝取量呢？難道我不是從一碗全穀類早餐穀片裡就能得到所有的營養素嗎？每日飲食營養攝取量是在發現引進精製白麵粉後，導致維生素及礦物質缺乏疾病的出現而建立的。但維生素缺乏與維生素充足是非常不同的情況，就跟掙扎著活到平均年齡和茁壯地活到八十多歲是兩回事一樣。我為你設定的目標，不只是冗長的壽命，而是長久且健康的壽命。

或許你也曾經聽說過，最近的研究並未顯示補充特定維生素有明顯益處，但請仔細想想，為何美國食品藥物管理局最近對所有美國民眾增加了綜合維生素、葉酸和維生素D的推薦使用？其實，到目前為止的研究，都僅僅觸及關於營養補充品用處的皮毛罷了。

使用營養補充品有兩種方法。其中一種是，如果你食用夠多的新鮮蔬菜水果，這些食物會提供超過生命基因需求量的每一種化合物。但你想想看：

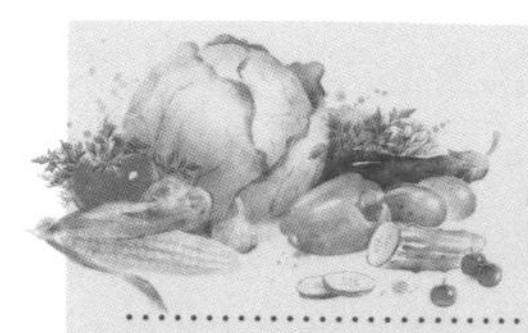

他的「健康」生活方式正在害死他

湯瑪斯是一位四十出頭的醫師，任職於我執業的醫院，他的身材細瘦，而且堅定奉行每天慢跑的養生法。他每天吃的是米、義大利麵還有全麥麵包，喝的是脫脂牛奶和幾杯純蔬菜和水果果汁，同時還迴避了所有的脂肪。儘管如此，他依然罹患了高血壓，還有肥大的動脈、超低的高密度脂蛋白（好的）膽固醇，而且三酸甘油脂指數很高（儘管是在服用史塔汀類降脂藥和降壓藥的情況下）。

在自己也被診斷出糖尿病後，湯瑪斯前來向我求助。我們首次見面時，他還是無法釋懷於這種諷刺的情況：「我做的每件事都是正確的！但為什麼每件事都出錯了？」

我跟湯瑪斯解釋，他的飲食中缺乏高品質的脂肪和綠色蔬菜，再加上他每天的慢跑，這都是向生命基因發送出「他是隻不成功動物」的訊號，為了次等的食物花費太多力氣，因此他的殺手基因被活化啟動了。當我向他解釋，我的計畫將如何能夠扭轉傷害，並讓他的身體恢復到良好的健康狀態時，湯瑪斯表示十分懷疑。我所建議的一切，都與現代醫學教導他的截然相反。可是他還有什麼好損失的呢？於是他開始著手實施飲食革命計畫。

加入計畫六週後，我與湯瑪斯在他做完膽固醇及血糖濃度測試後碰面。他說：「你不會相信的，不過我的血糖現在是正常的，我的三酸甘油脂是正常的，我的高密度脂蛋白指數是54。我這輩子這項指數從未超過30。跟你預測的一模一樣！」他不再是那個心存疑慮的湯瑪斯了。

游牧為生的人類和猿類老祖宗在有所輪換的基礎上，通常是食用高達二百種以上不同的植物。而今日，已經很少有人能實際且規律地攝取二十五種植物，一般美國民眾更只食用五種，其中還包括了炸薯條在內。

此外，為數眾多的植物種植時會使用石化工業製造的肥料，這些肥料的存在，不過是近五十年內發生的事。如果你稍微花點時間想想，沙地種植的菠菜裡，為何與深耕在沃土中的菠菜含有相同的微量營養物質，那我相信你可能也有興趣來瞧瞧我在棕櫚泉擁有的一處海濱產業。

在探討任何關於營養補充品的問題時，要牢記，多數植物化合物仍然未被命名，而我們並未完全了解它們如何與我們的生命基因發生交互作用。

第二項觀點正與前述相關：我們對何種化合物、以何種比例、存在於何種植物中，能互相配合以製造出健康及長壽，確實一點概念也沒有，不過我們每一年都離解開迷團更近一步了。

讓我們想想微量元素硒的例子，硒存在於堅果（特別是巴西堅果）和酵母菌中。硒每日飲食營養攝取量的建立，是透過選取十位男性大學在學學生，測量他們飲食中硒的含量，同時要確定受測者並未生病。不幸的是，與法國民眾相比，一般美國民眾血液中硒的血漿濃度明顯地低很多，而這個現象還伴隨著法國民眾糖尿病和胰島素阻抗較低的罹患率。

在飲食革命計畫的每個階段，我都會建議能夠增進你健康的營養補充品，與你的飲食共同作用，而且在特定情況下，甚至能幫助你減重。

該吃些什麼？

現在，該上重頭戲了，可以這麼說。在接下來的章節中，我將詳細解釋在不同階段裡，你可以食用多少份量的「友善食物」，何時能將一開始限制食用的某些食物重新納入飲食中，還有那些基本上從你日常飲食中排除的食物可以有哪些替代品。

友善食物

蛋白質

在第一階段，最開始時，你**食用的蛋白質份量大約是你的手掌大小**。隨著進度向前推進，蛋白質的份量會變得越來越少。

肉類（最好是草飼的）

- 牛里脊肉、牛腹脇肉、燉肉、沙朗絞肉、後腿牛排、肉乾
- 羊肉
- 豬里脊肉、火腿、豬背培根、巴馬火腿（不包括平板培根）
- 野味、鹿肉、野牛肉

禽類（最好是放養的）

- 雞肉
- 康瓦爾嫩雛雞
- 鴨肉
- 鵝肉
- 火雞肉
- 火雞「培根」
- 火雞肉和雞肉冷盤，最好是切片且未加工的部位
- 野禽肉

魚類（最好是野生的、非漁場養殖的）*

- 阿拉斯加大比目魚
- 鯷魚
- 淡水鱸魚
- 夏威夷海域魚類，如沙氏刺鲅、鬼頭刀、鯛魚（opakapaka）
- 鯖魚
- 鮭魚，最好是阿拉斯加鮭魚；還有罐頭和煙燻鮭魚
- 沙丁魚
- 貝類及甲殼類，包括螃蟹、龍蝦、烏賊、魷魚、蝦、扇貝、蛤蜊及貽貝
- 鱒魚
- 白鮭和河鱸（最好是產於蘇必略湖的）
- 鯽魚和長鰭金槍魚；還有罐頭鮪魚

* 備註：

更多關於魚類品種的資訊，包括永續問題，在蒙特利灣水族館中有提供非常好的當地魚類指南，並標注哪些屬於瀕危物種，網址為：www.mbayaq.org/cr/

SeafoodWatch/web/sfw_regional.aspx. 臺灣地區請參考網站「臺灣海鮮選擇指南」，網址為：http://fishdb.sinica.edu.tw/seafoodguide/index.html

乳製品（與其替代品）

遵循第一階段的份量準則；你將隨著進度而逐漸削減份量大小。不要食用任何加工起司，或使用牛奶、鮮奶油、咖啡奶精。注意，食用熟成起司必須極度適量（每天一盎司〔約二十八點三五公克〕或一片）。

新鮮起司

- 農夫起司（一杯）
- 菲達起司（半杯）
- 低脂茅屋起司（一杯）
- 含水包裝的莫札瑞拉起司（半杯）
- 瑞可達起司（一杯）

熟成起司

- 埃斯阿格起司
- 藍紋起司
- 切達起司
- 山羊起司（任一種）
- 格呂耶爾起司
- 佩克里諾羅馬諾羊奶起司
- 帕馬森起司
- 瑞士起司

其他乳製品

- 杏仁奶（原味或有調味的，只能食用無糖的）
- 蛋（最好是含有 omega-3 的，選擇放養禽類的蛋為優先）
- 克非爾（ Kefir，又稱為牛奶酒，是一種發源於高加索的發酵牛奶飲料）
- 豆奶（原味或有調味的，只能食用無糖的）
- 優格（原味，只能食用無糖的）

大豆及相關蛋白質來源

- 黑豆

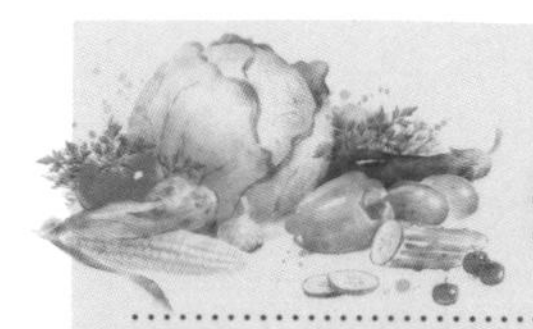

最多的風味、最少的熱量

處理像是切達起司或瑞士起司等熟成起司的最佳方法，是用蔬果削皮器。不知你有沒有注意過，高檔餐廳是如何將帕馬森起司削到你的沙拉上的？風味絕佳但份量稀少，如此一來，你既避免了熱量的攝取，餐廳則省了錢。

- 毛豆
- 全麥麵筋（警告，本產品為小麥麩質）
- 丹貝
- 豆腐（只選擇食用老豆腐）
- 豆腐蒟蒻麵條

蔬　菜

下列食物你可以隨心所欲地盡量食用。

綠葉蔬菜

- 芝麻菜
- 甜菜
- 唐萵苣
- 綠葉甘藍
- 蒲公英
- 菊苣
- 苦苣
- 芥藍
- 萵苣（包括蘿蔓萵苣、波士頓奶油萵苣以及所有的紅葉及綠葉萵苣）

- 芥菜
- 馬齒莧
- 菊苣根
- 菠菜
- 蕪菁葉
- 水田芥

其他蔬菜

除了南瓜，以下的蔬菜你可以隨心所欲的盡情食用。要注意的是，有些蔬菜只能生食，而番茄、酪梨還有其他被當作蔬菜的果實被歸類為水果。

- 朝鮮薊
- 竹筍
- 豆子（四季豆、綠豆、黃豆）
- 豆芽
- 甜菜根（只能生食）
- 白菜
- 青花菜和甘藍菜苗
- 球芽甘藍
- 捲心菜（大白菜、中國白菜、結球甘藍和紫甘藍）
- 西洋白花菜
- 胡蘿蔔（只能生食）
- 花椰菜
- 芹菜
- 香櫞瓜（佛手瓜）
- 歐洲菊苣
- 胡瓜（包括醃黃瓜）
- 茴香
- 大蒜
- 薑
- 香草（如芫荽、羅勒、薄荷、鼠尾草、奧勒岡、歐芹、迷迭香、百里香等等；臺灣地區也可考慮九層塔）

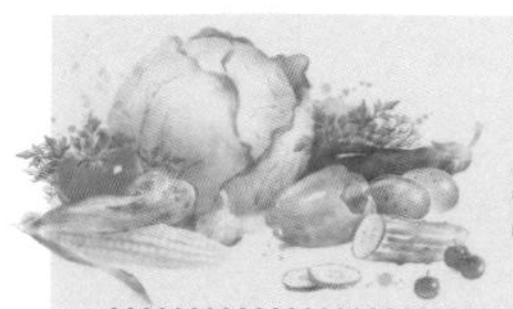

追求灼熱

食用墨西哥辣椒或其他辣椒，還有辛辣刺激的食物，一般來說會提升你的新陳代謝率，而這能促進減重。

- 豆薯
- 大頭菜
- 菇類
- 橄欖
- 洋蔥、紅蔥、蔥、蝦夷蔥
- 辣椒（帶辣味的，例如墨西哥辣椒）
- 甜椒（菜椒，所有顏色的）
- 南瓜（最多一天一杯）
- 蘿蔔（包括白蘿蔔）
- 荷蘭豆、豌豆（但不包括豆莢）
- 夏南瓜（飛碟瓜、彎頸南瓜、櫛瓜）
- 荸薺

油脂

在給沙拉和其他蔬菜調味的選擇上，我偏好特級初榨橄欖油，但許多其他種類油脂會增添獨特的風味。有些油脂適合直接淋在食物上食用，而不適合用來烹飪。菜籽油在油炸時很好用。

選擇任何你需要的油脂為你的食物增添風味。不要使用任何加工過的沙拉醬，但如果有必要的話，選用以橄欖油為基底的油醋醬或凱薩沙拉醬。一定要不惜任何代價避免使用田園醬。

- 菜籽油

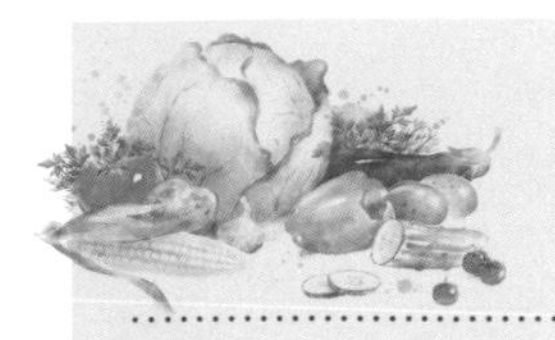

「好的」塊根類和「沒那麼好的」塊根類

接觸塊根類蔬菜時要小心注意。像是蘿蔔和甜菜根，生吃一點問題也沒有，但在烹煮後會有糖大量凝聚。在最初幾週剛開始進行減重時，應避免食用塊根類蔬菜，即使生食也一樣，不過可隨意啃食小蘿蔔或大型的白蘿蔔，你可以將白蘿蔔切成條或磨碎加入沙拉中。

- 亞麻籽油（不可加熱）
- 澳洲胡桃油
- 橄欖油（只選用特級初榨的油，最好是未過濾且冷壓的）
- 芝麻油（原味的和黑麻油皆可）
- 芝麻醬（芝麻糊），僅食用少量
- 胡桃油（不可加熱）

調味品

你可以使用下列調味品，但請避開像是酸辣醬、番茄醬和烤肉醬等用糖、玉米糖漿製作的醬料，或任何其他天然或人工的甘味劑。仔細閱讀成分表，當有所疑慮時，就放棄使用吧。

- A1 牛排醬
- 魚醬（魚露）
- 檸檬與萊姆汁
- 芥末（不含蜂蜜或糖）
- 莎莎醬（最好是新鮮的）
- 鹽和胡椒
- 香料和香草
- 塔巴斯可辣椒醬及其他辣醬

- 醬油
- 醋（最好是蘋果醋，或任何其他種類）
- 伍斯特黑醋醬

堅果和種子

要確定你食用的只有生的、未加鹽調味的產品，除了花生以外。花生應該要烘烤過，同時將一開始的食用份量控制在每天兩次、一次四分之一杯。

我將葵瓜籽排除在外的原因，是因為它們含有太多的 omega-6，而腰果被排除的原因，則是它們的含糖量太高了。

堅果醬的熱量非常高，因此只能偶爾食用，而且不能超過一天兩次、一次一湯匙的量。如果你對堅果過敏，大豆仁是一種替代的選擇。

- 杏仁
- 巴西堅果
- 可可豆（生可可仁）或可可含量超過 70% 的巧克力
- 椰子，只能食用未加糖的乾燥或新鮮椰子（熱量非常高）
- 亞麻籽（研磨成粉）
- 榛果
- 大麻籽（或粉末）（編註：相關大麻籽產品，因為法規關係，臺灣地區無法銷售及進口。）
- 澳洲胡桃
- 花生醬及其他堅果醬
- 花生（除非是用於烹飪，不然只使用烘烤過的花生）
- 美洲山核桃
- 松子（松仁）
- 開心果
- 南瓜籽
- 芝麻
- 胡桃

代餐棒和代餐粉

這一類食物在緊要關頭，比如熬夜工作時，是很不錯的選擇，而且使許多位我的病人能堅持地執行飲食革命計畫，尤其是第一階段時期。儘管如此，這些食物還是應該只是偶爾食用。要選擇蛋白質含量高同時低碳水化合物的品牌。有些代餐吃起來非常甜，而這可能會引起胰島素反應。請記住，你得「由甜食面前撤退」。

- 大部分的低碳水化合物蛋白質營養棒，包括：
  - Atkins 營養代餐棒
  - Doctor's Carbrite Diet 蛋白棒
  - Pure Protein 高蛋白棒
  - Think Thin 蛋白棒
  - 大部分的低碳水化合物蛋白質奶昔，品牌如 Atkins Advantage 和 Pure Protein
- 大麻籽蛋白粉（無糖）
- 米蛋白粉（無糖）
- 大豆蛋白粉（無糖）
- 乳清蛋白粉（無糖）

飲　料

- 咖啡
- 清燉肉湯、肉汁清湯、清湯
- 非調酒的純烈酒
- 紅酒
- 茶（紅茶、綠茶、白茶和藥草茶）

不友好的食物

蔬　菜

這些和其他類似的蔬菜含有在你血液中會迅速轉化為糖的澱粉。有些，如同所標示的，可以生食，但不要食用煮熟的。

- 甜菜根（煮熟的）
- 胡蘿蔔（煮熟的）
- 玉米（煮熟的）

- 豆子（含豆莢）
- 根類蔬菜（歐洲防風草、蕪菁、大頭菜、根芹）
- 蕃薯
- 冬南瓜（筍瓜、橡實南瓜、奶油南瓜以及其他種類）
- 山藥

「白色」食物

儘管不全都真的是白色的，請無論如何都要避開這些食物。如果食物是白色的，請讓它待在視野之外，眼不見為淨。

- 人工甘味劑（怡口糖、Sweet'n Low、Splenda 蔗糖素等等）
- 糖果（包括無糖的）
- 麵粉
- 霜凍優格
- 冰淇淋
- 美乃滋
- 牛奶（脫脂，也就是不含脂肪的，是最糟糕的）
- 「無額外添加糖」的食物
- 義大利麵
- 馬鈴薯
- 田園沙拉醬
- 米（包括白印度香米和大多數的糙米）
- 米漿
- 蘇打餅乾
- 豆漿，一般或「微糖」的（無糖的沒有問題）
- 糖
- 白麵包

「米色」食物

一樣不能列入菜單中。如果食物是「米色」的，那你最好安分點別吃。

- 貝果
- 三合一咖啡飲料

- 麵包（包括薄餅、口袋餅，以及全麥、全穀類及發芽穀類製品）
- 滾了麵包屑的食物（任何一種）
- 小圓麵包
- 早餐穀片（熱的和冰的）
- 洋芋片
- 餅乾
- 薄脆餅乾
- 油炸食品（任何一種）
- 炸薯條
- 低脂加工食品
- 英式鬆餅
- 酥皮點心
- 披薩
- 椒鹽脆餅
- 圓麵包
- 墨西哥薄餅（麵粉製或玉米製的）

殺手水果

避開這些充滿糖和熱量的炸彈。

- 椰棗
- 任何一種乾燥水果（黑醋栗、梅乾黑棗、藍莓、蔓越莓等等）
- 果乾／水果條
- 芒果
- 鳳梨
- 大蕉
- 葡萄乾
- 成熟的香蕉
- 成熟的木瓜
- 成熟的梨
- 無籽葡萄

其他要避開的食物

- 調酒、白酒或粉紅葡萄酒、啤酒、麥芽利口酒中的酒精
- 果汁（所有種類）
- 蜂蜜、糖蜜、楓糖漿、玉米糖漿及其他甘味劑
- 果醬、果凍、蜜餞、用糖製作的調味品
- Jell-O 果凍系列（包括無糖 Jell-O）
- 碳酸飲料，包括無糖和減肥品牌
- 蔬菜汁（所有種類）

一開始要排除在外的食物

「棕色」食物

這些食物不容置疑地會拖慢減重的速度。如果食物是「棕色」的，就放慢步調等一等吧。

- 莧菜
- 大麥
- 印度香糙米（產於印度）
- 蕎麥（卡莎）
- 布格麥
- 玉米粒（只能食用新鮮的，而且要生食）
- 二粒小麥
- 豆類（像是小扁豆、皇帝豆、鷹嘴豆、白腰豆、斑豆及芸豆等豆類）
- 粟米
- 燕麥（整粒或鋼切燕麥粒，非傳統或即食燕麥）
- 藜麥
- 裸麥
- 大豆／斯佩爾特小麥／鷹嘴豆粉（僅用於沾裹外層）
- 斯佩爾特小麥
- 麥仁
- 野米

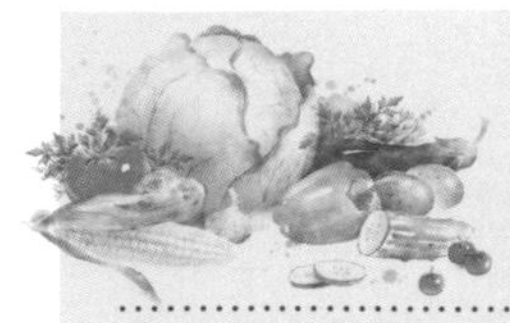

餐廳用餐規則

不要簡單的以為外出用餐就不可能成為一位飲食革命者。記住這句我的好友湯姆·蓋（Tom Guy）傳授給我的格言：菜單只能告訴你大廚的後廚裡有什麼食物。

以下幾點能讓你保持在正確的路上（就和保持你的臀形一樣）：

- 絕對不要讓侍者把麵包放到桌上，因為你會吃掉它！
- 如「吃草」般用前菜和沙拉填飽肚子，而不是主菜。
- 肉類或魚類主餐通常都會和一種澱粉類及一種蔬菜一起上菜。請餐廳別提供馬鈴薯、米飯或義大利麵；取而代之，請餐廳提供兩倍份量的蔬菜。檢查菜單；如果有不同主餐的配菜屬於「友善蔬菜」，就直接請餐廳使用該種蔬菜來搭配你選擇的主餐。
- 點蔬菜作為配菜。如果菠菜上桌時是做成「奶油濃湯」狀的也別發愁，烤馬鈴薯才是真的會殺死人的東西。
- 至於甜點，選擇莓果類，或者乾脆整個跳過吧。如果這方法不奏效，那就整桌只點一份甜點，並把它分成四份。

如果一家餐廳的主廚無法幫你重獲健康，也許你就不該再回到那家餐廳去用餐了！

稍後在第二階段中，你將學到為什麼把煮熟的肉同樣視為棕色食物，會是明智的。

友善的水果

食用份量標示在括弧中。這些水果在進入第一階段兩週後可以重新納入飲食中，不過食用它們會降低減重的速度。在重新引進飲食當中後，一天不要食用超過兩份下列水果。

- 蘋果（一個中型的）
- 杏桃（四個新鮮的）
- 酪梨（二分之一）（是的，酪梨是一種水果）
- 香蕉：僅能食用尖端為綠色的（一根）
- 黑莓（一杯）
- 藍莓（一杯）
- 波森莓（一杯）
- 櫻桃（一杯，大約十顆）
- 柑橘類：橙、葡萄柚、橘子、橘柚（一整個，或半個葡萄柚）
- 蔓越莓（一杯）
- 葡萄：非無籽葡萄（一杯）
- 芭樂：不能食用芭樂汁（三個小型的）
- 越橘莓（一杯）
- 奇異果：試著連毛茸茸的皮一起吃（一顆）
- 金橘（兩個）
- 荔枝（一杯，大約五顆）
- 桑椹（一杯）
- 油桃（一個）
- 木瓜：只能食用青木瓜，用在沙拉中（一個）
- 百香果（一個）
- 桃子（一個中型的）
- 梨子：硬的，非成熟的（一個中型的）
- 李子（兩個小型的或一個中型的）
- 石榴（半杯石榴籽）
- 樹莓（一杯）
- 草莓（一杯，大約六個）
- 番茄（一個中型的）

第一階段

拆解

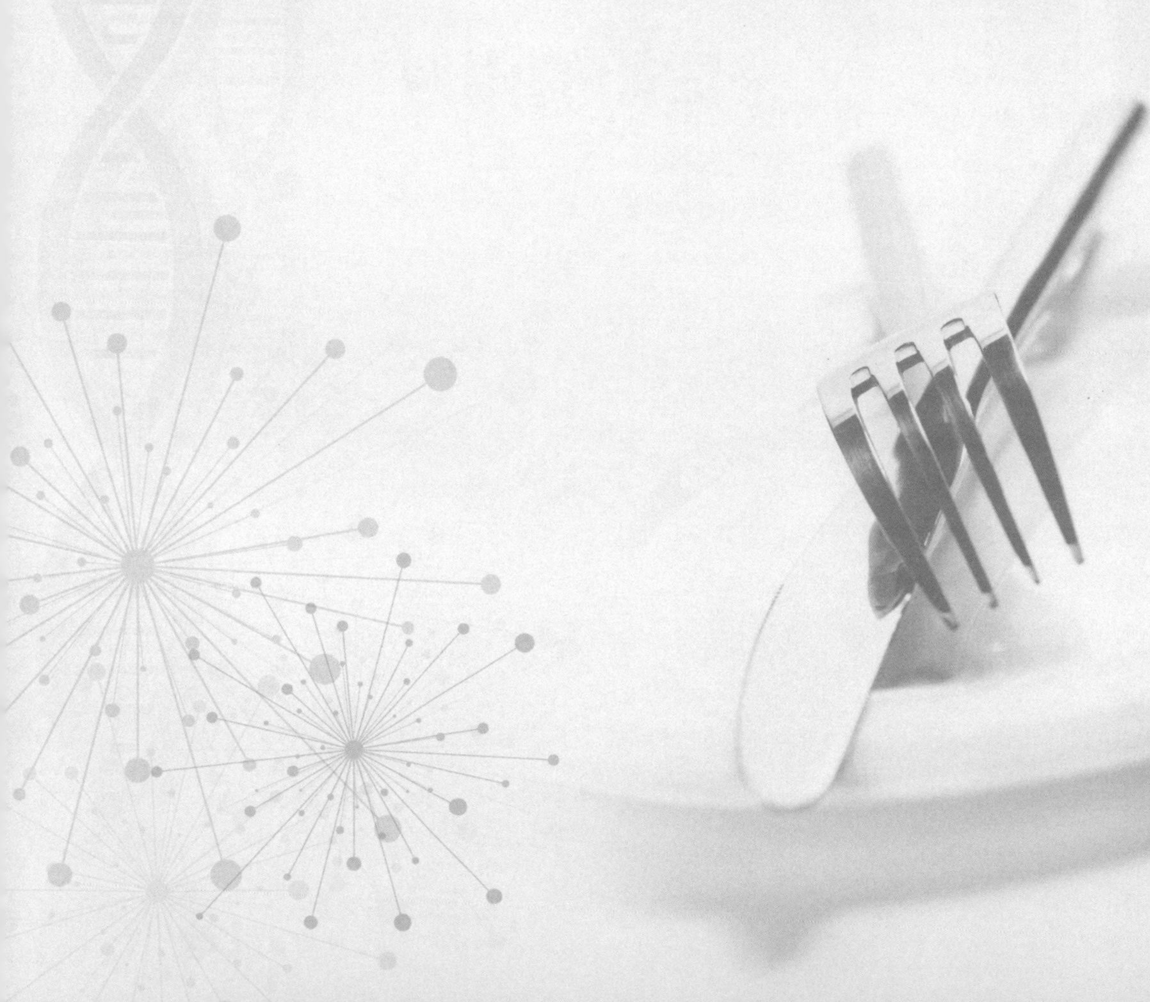

CHAPTER5

一開始的兩週

- 一開始的食物選擇，將會「摧毀」你一直以來傳達給生命基因的舊有訊息（冬天要來了）。取而代之的，是通知生命基因「冬天已經到來（WIN）」，這會活化並啟動身體所儲存脂肪的燃燒。
- 未能理解不同的時間點對於兩種截然不同技巧的需求，說明了為什麼立意良好的飲食法，最終依然無法奏效。
- 以高蛋白飲食開始計畫的原因有二：1. 動物性蛋白質在冬季或旱季植物陷入休眠期時，能為我們祖先的飲食貢獻更高比例的熱量。2. 食用蛋白質會發送「冬天已經到來」的訊號給生命基因，而接下來，便會活化啟動你的「燃燒脂肪」程式。
- 高蛋白飲食的秘密在於，比起脂肪和碳水化合物，你可以吃更多的蛋白質，並獲得「多餘的」熱量。
- 藉由蛋白質的「糖質新生」作用，身體釋放出肌肉和肝臟的肝醣及所含有的水分，於是就突然「奇蹟似地」瘦下來了。
- 請務必確保所食用的蔬菜有一部分是沙拉的形式。
- 堅果與種子可提供給大腦在無需消耗肌肉的前提下，感到開心的足夠蛋白質和葡萄糖。
- 硒、肉桂和鉻能幫助抗拒吃甜食的衝動，從而幫助降低胰島素阻抗。組合在一起使用時，它們能促使任何一種減重程式開始。
- 健康細菌需要以益菌生形式存在的肥料，其中最為有益的是果寡糖。

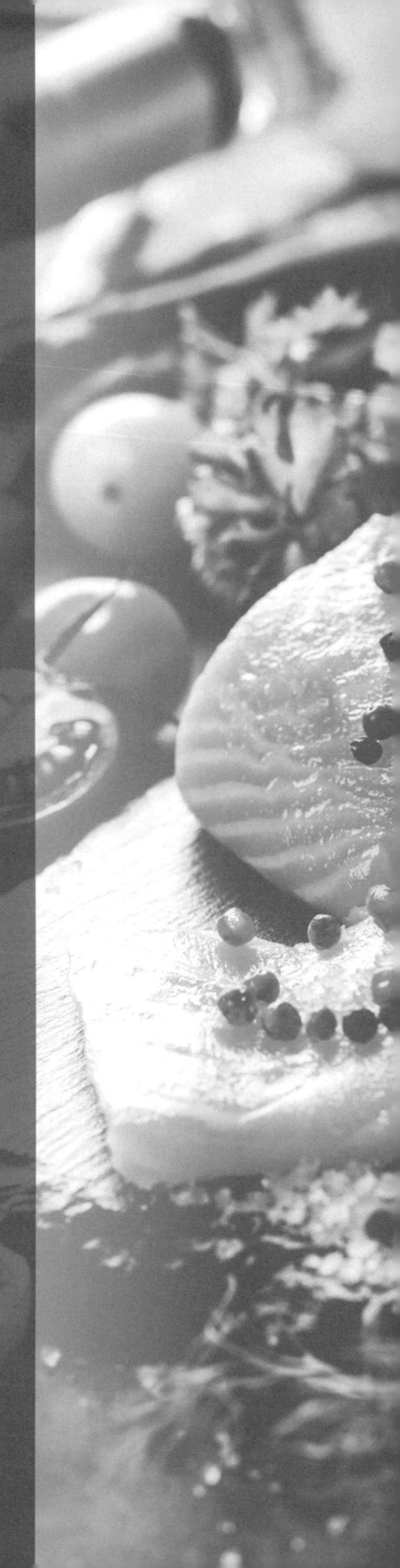

你現在已經了解三個階段的目標，也知道你急切地想要開始進入真正的主題。那麼，在一開始最關鍵的兩週當中，你可以吃些什麼？又有哪些是你應該避免食用的？

你將從蛋白質中獲得大部分的熱量（肉類、魚類、家禽、乳製品，還有上一章中被列在「友善食物」清單中的蛋白質來源）。你的三餐都將有一份大約手掌大小的蛋白質。如果你是一位素食者或嚴格素食主義者，也別擔心，同樣會有足夠的食物讓你食用。

你此時也不需太過擔心在這個階段要如何烹煮食物（或不要煮）的問題。可能的話，**將你要吃的蛋白質食物用橄欖油或菜籽油，用煎或烤的即可。水蒸、油煎或用炒鍋清炒，是烹調蔬菜更好的方式**。拜託，千萬不要把任何食物拿去油炸，或把任何蔬菜煮過頭。

你可能在其他飲食法上嘗過敗績，就跟我一樣，但這並不是因為你意志力薄弱，或者新陳代謝有問題或遲緩、甲狀腺功能低下、激素不平衡，或者不管什麼理由，而是因為飲食法一開始的拆解階段並未進化成為修復階段的緣故。或是相反的，你在第一階段嘗試了一種很有用的重建飲食法，但在沒有充分準備好的基礎下，無法在其上有任何建樹。

剛開始時，我將要求你對特定食物做出選擇，這將會「摧毀」你一直以來傳達給生命基因的舊有訊息。在此階段，你將使毀滅性、會觸發「為冬天儲存脂肪」基因程式的「冬天要來了」訊息失效。取而代之，是通知生命基因「冬天已經到來（WIN）」，這會活化並啟動身體所儲存脂肪的燃燒。

這取代的訊息會開始拆解的過程，並且讓你瘦下來。如同你很快將發現的，無論何時啟動 WIN 程式，你都將在與多餘體重的戰爭中獲得勝利。

我將我所制訂計畫的前六週稱為「拆解階段」，這是為了要讓你的身體恢復到最佳健康狀態的過程，與將一棟房子恢復到全盛時期的過程有許多相同之處。最初的兩週是最特別要加強的。

當我們改裝一棟老房子時，會敲掉不想要的牆壁、把鏽蝕的電線和水管移除、讓房子的立柱露出來，而且通常還需要改善地基的支撐。即使這些是房屋改建中最累人、危險性最高的工作，但疏忽這些基本功的話，最終的結果將是令人失望、流於表面，且是短暫無法耐久的。

任何一個匆匆忙忙地在沒有準備好的牆面上漆的人，只會在幾個月後重複看見似曾相識的牆面，恐怕用了吃過苦頭的方法，才會學到這個道理。確實，在不曾進行打磨、拋光和準備工作的牆面上隨意塗上一層漆，是比較簡單，但短期內節省下來的時間在長期看來，卻不會有好的結果。承認你曾做過這種蠢事是沒有關係的，我自己也曾好幾次這麼做，更甚者，我對自己這麼做過太多次了。

我可以很簡單地把第一階段叫做「修剪階段」。如同冬季時，你可以將果樹現有外觀多達 75% 所生長的葉子剪掉，以便維持果樹的強壯並產出果實。但就像時鐘發條一樣規律，當春天到來時，果樹便會萌發數以百計的新生幼芽，而到了夏天，這些新生枝條將會前所未有的健康強壯。

修剪枝條是必要的，但持續不斷的修剪，卻會產生不良後果，如同將一棟房子的所有承重牆柱都移走會導致房屋坍塌一樣。未能理解不同的時間點對於兩種截然不同技巧的需求，說明了為什麼立意良好的飲食法，最終依然無法奏效。

蛋白質的威力

為了要在最初兩週內說服你的生命基因「冬天已經到來」，你將重點食用蛋白質和蔬菜，你會發現，上一章所列的可接受食物清單，能為你提供可觀的大量選擇。除了你每餐將會食用手掌大小份量的蛋白質——對，手大的男人比手小的女性能吃的份量要來得多——之外，你將可以食用大量的綠葉蔬菜和兩份種子或堅果類的零食。你也可以選擇下列任一份蛋白質，來代替這些手掌大小的肉類、家禽、魚類和肉類：

- 一杯新鮮起司，如茅屋起司或瑞可達起司
- 一盎司（約二十八點三公克）熟成起司，如切達起司或瑞士起司
- 一杯原味無糖優格
- 一杯原味或有調味的無糖豆漿
- 一杯原味或有調味的杏仁奶
- 二到三顆蛋（最好是富含 omega-3 且是放養的），最多一天四顆蛋
- 半杯黑豆（不要跟黑龜豆弄混了）或毛豆（綠色大豆）
- 一包蒟蒻豆腐麵條

請翻到第 232 頁，查看為第一階段最初兩週所列的每日餐點計畫。在第三單元裡，你也將找到適合各個不同階段的菜單，還有可幫助烹飪及餐點準備的提示。

你將以高蛋白飲食開始計畫的原因有二。

第一，動物性蛋白質在冬季或旱季植物陷入休眠期時，能為我們祖先的飲食貢獻更高比例的熱量。或許那些動物比今日的要瘦弱，不過可別陷入關於石器時代動物是胖還是瘦的爭論當中，在拆解階段，這一點都不重要。

雖然如此，但請記得，有大理石紋的雪花肉只有在晚夏和秋天才可能獲得，人類那時可獵得的動物已經飽餐果實與穀物，並活化啟動了牠們自身的「為冬天儲存脂肪」程式。

第二，食用蛋白質會發送「冬天已經到來」的訊號給生命基因，而接下來，便會活化啟動你的「燃燒脂肪」程式。這也是為什麼我所建議食用的大部分肉類部位與家禽，相對來說脂肪含量都較低的原因。

蛋白質在拆解階段還有一個顯著的好處，這也是阿金飲食法、南灘飲食法，還有其他高蛋白飲食法，在最初能快速減重背後的秘密。與脂肪和碳水化合物相較，蛋白質是效率最差的能量來源，需要極大量的消化工作，並且還要將複雜的蛋白質分子分解為胺基酸。事實上，十九世紀必須靠著精瘦的兔子與老鼠為主食的北極探險家，實際上是被餓死的，這個現象被稱為「兔飢餓」或「蛋白質飢餓」。

為什麼蛋白質是這麼糟糕的熱量來源？

將蛋白質分解為有用燃料的過程，實際上會消耗 30% 的能量，主要是生成熱，但這些熱量無法為你所用。幸運的是，我們可以利用這個訣竅，在一開始的減重過程中得到更多回報。

熱的生成還有一項額外的好處：比起高碳水化合物或高脂肪飲食，會提早引起飽足感——即飽脹感。的確，當志願者分別採用高蛋白、高脂肪或高碳水化合物飲食時（每一種都同樣令人愉悅且美味），那些採行高蛋白質飲食計畫的人所吃進的熱量是最少的。

當你的飲食以蛋白質為中心時，你不只是吃進了較少的熱量，而且你還會得到更少「可用」熱量的雙倍福利。

我們來算算看。如果你每天食用的純蛋白質有 2000 卡，你只會得到 1400 卡可用能量。

再強調一次，**高蛋白飲食的秘密在於，比起脂肪和碳水化合物，你可以吃更多的蛋白質，並獲得「多餘的」熱量**。這也是我說的，如果你食用蛋白質或肉類，就形同作弊的原因。別聽信那些說熱量就是熱量的營養學家，因為在講到蛋白質的時候，這絕對不是真的！

快速減重的秘密

然而，在拆解階段食用蛋白質的另一項好處在於，蛋白質會經由稱為「糖質新生」（gluconeogenesis）的過程被分解為糖。

以下是其作用方式：你的大腦主要是使用葡萄糖，也就是以糖作為燃料（看吧，沒什麼好意外的，大腦對糖的偏好勝過所有其他選擇）。任何一位認真遵循真正的高脂肪／低碳水化合物飲食的人都知道，你的大腦會轉換成燃燒脂肪的方式，但它一點都不樂意這麼做。

這也是為什麼多數高脂肪／低碳水化合物飲食執行者，在初始階段大腦適應燃燒脂肪獲得能量時，會持續數日有頭痛感的原因。你在拆解過程剛開始的前幾天，可能也會有同樣的感覺。

但你不知道的是：因為你的大腦對這個情況絕不會感到樂意，它便不停地發送化學性的抑鬱訊號，要求得到葡萄糖。你身體最初的反應是，釋放你的肌肉和肝臟儲存所剩餘的糖，也就是肝醣（用光這些供應量有限的肝醣，就是引起馬拉松跑者在約三十二公里左右出現「幻覺」的原因）。這些組織中的每一個肝醣分子都是和一個水分子結合在一起，因此，當肝醣被釋放的時候，水分會沖進你的血液，並通過你的腎臟。

好啦！這下你知道為什麼在你開始執行大多數的飲食法時，會突然「奇蹟似地」瘦下來了。

信不信由你，但你會儲存這些水分是因為在遠古非洲時，冬季即為旱季；你被設計成在生命基因感知冬天來臨時，便會儲存脂肪和水分。基於這個原因，那種腫脹感和你的高血壓通常在你實施第一階段後便會消失。

託肝醣釋放的福，當你開始執行飲食革命計畫，你將會體驗減重一、二公斤的感受。這個現象的發生是如此可靠，讓我可以據此追蹤我的病人是否

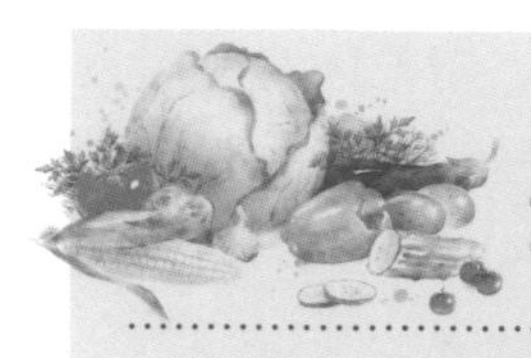

父女協力合作

我第一次見到梅莉莎是在醫院的等候室，當時我剛結束治療她八十八歲的祖母嚴重冠狀動脈疾病及主動脈瓣膜狹窄的手術。祖母的預後沒有問題，不過我不喜歡在梅莉莎身上看到的狀況。身為一位二十歲的大學生，梅莉莎身高一百五十七點五公分，而體重卻超過了一百三十公斤。她的父親羅伯特當時體重也接近一百三十六公斤。他們兩人一人捏著一杯大杯的低脂星冰樂。在我向他們保證他們的親人安然無恙時，我也同時告訴他們，在這一天，他們獲得了一份極棒的禮物，因為如果他們不改變飲食習慣的話，他們在未來就會面對可預期的相同狀況。我將我的名片給了他們。

幸好，這對父女聽進去了我的警告，而且一起開始了飲食革命計畫。他們兩位都盡責的每個月向我報到一次。八個月後，羅伯特減掉了三十二點七公斤，而且體重還在持續下降，比我希望的要快一點，不過他的確還有很長的路要走。他的高血壓和每日例行頭痛已經成了昨日黃花，同時也擺脫了他的糖尿病藥物及血壓藥。現在，他不再有勃起障礙，而且也展開了一段新的感情生活。

在最初輕鬆減重時期減去十三點六公斤後，梅莉莎迎來了她的第一個停滯期，正好與她在家過暑假的時段相符。在她父親的體重持續每個月下降三點六公斤時，梅莉莎的體重卻停滯不動。我向她保證，暑假是一年當中減重難度最大的時期，同時我建議她適應現在的新體重，並在暑假期間讓體重保持穩定。她確實這麼做了。

回到學校一個月後，梅莉莎在秋天回到我辦公室時，比放暑假前輕了約四公斤。這跟我向她保證會發生的情況分毫不差。

之後，梅莉莎交了一位新男友，而且還討論到畢業後一起規劃的未來。如果她繼續使用飲食革命計畫的教條，良好的健康也將包括在她所規劃的未來中。

正確遵循拆解階段。如果他們減少的體重如上所述，我就能知道他們正在軌道上；如果不符合，我就會知道有地方出差錯了。

在最初兩週中，病人的體重會快速下降，但他們顯示在電子式體脂監控磅秤上的體脂肪比例，實際上是升高的。但你如何能在體重下降的同時，坐視體脂肪上升？別擔心，這只是錯覺。當肝醣燃燒獲得能量，同時水分由你的組織中沖出時，你的體內電腦會理所當然的認定脂肪比例變大了。

請記得，你的大腦總是在尋覓葡萄糖。

將儲存在你的肌肉及肝臟中的肝醣開發利用完畢後，下一個大腦尋覓的地方是哪裡呢？不幸的是，大腦會發送訊號給你那些由蛋白質組成的肌肉，命令肌肉分解，並且藉由糖質新生作用來製造糖。事實上，針對阿金飲食法執行者的研究顯示，在開始的六週中，所減去的體重高達 50% 是肌肉。

天啊！在你已經學到所有關於肌肉質量的重要性，以及它所傳遞給生命基因電腦程式是否該讓你存活的訊息之後，肌肉分解成糖是你最不想要發生的情況。

再者，由於肌肉會燃燒熱量，如果你在減重的同時流失了肌肉，那麼也難怪在你停止進行飲食法後，體重會回彈得如此之快。

這是一個好主意的經典範例，利用高蛋白／高脂肪飲食計畫，來關閉自毀基因和脂肪儲存系統；但那樣的飲食在過度實踐的情形下，會傷害到我們想要維護的根基。在第二階段，也就是修復階段，你將學到如何在持續減掉脂肪的同時，保存、甚至建構你的肌肉質量。

建構發展肌肉還有一個額外的好處：這個行為會告知你的生命基因，你在野外扳倒了一隻劍齒虎（或者說是體重達一百三十多公斤的美式足球後衛）後，正拖著捕捉到的野牛或挖掘到的植物根莖（或者說，是在全食超市裡尋找草飼牛肉，和野牛莫札瑞拉起司卡不里沙拉）回到營宿之地。換句話話說，把你留下來是很有用的。

成為一個纖瘦的綠色飲食機器

我向你保證，在飲食革命計畫中，你能夠吃到足夠多的食物，而且永遠

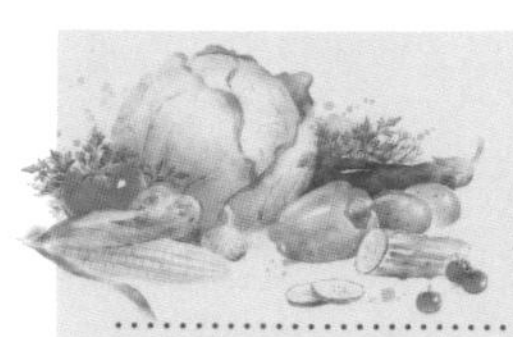

天然的選擇

我推薦自由放養的家禽和草飼牛肉，因為牠們的食物來源最為接近現代畜牧方法出現前，動物所能找到的食物，也就是主要依賴穀物為食。食草動物的 omega-3 與 omega-6 脂肪酸比例很可能是最為有益的，牠們的身體組織也是植物營養素的極佳來源。同樣地，食用野外捕獲的魚，比食用養殖魚類要來得好。

不會感到飢餓。在蛋白質提供大部分拆解階段所需熱量的同時，蔬菜將供應大部分的食物總量和微量營養物質。

你不需要計量所吃下的蔬菜，你可以隨心所欲地吃「友善蔬菜」（見第 88 頁）。或者我應該說，在你肚子容量許可的前提下，請盡情享用。如果你將蔬菜進行烹調，所得到的份量會令人產生錯覺的小。基本原則是，三到四杯生的葉菜，會等同於一杯煮熟的蔬菜。

請務必確保你所食用的蔬菜有一部分是沙拉的形式。我希望看見你用一整盤綠色葉菜（而且最好是晚餐用餐盤的大小，不是小巧玲瓏的沙拉碟）當作午餐配菜，然後晚餐再配上一整盤。你可以把要吃的那份蛋白質放在蔬菜上。如果你想的話，早餐也可以來點蔬菜。

如此，在一天結束時，你應該已經吃進相當於一整袋一百四十二公克裝的深綠色蔬菜。你也可以隨心所欲地食用其他「友善蔬菜」，不過除非你已經是大量蔬菜食用者，否則應慢慢增加你的蔬菜食用量，讓你的系統調整適應這種新進食方式，這會讓你感覺好過很多。

以下是另外兩項重要的說明：

- 你可以而且也應該用一把堅果和／或種子作為上午中段和下午中段的零食。為什麼選堅果？繼續閱讀你就會發現原因。如果你對堅果過敏，你或許可以用大豆仁作為替代品。

- 每天喝八到十杯水。

最後，你們應該會很高興知道，女性每天可以飲用一杯紅酒，男性則可以飲用兩杯。或者如果你更喜歡的話，女性可飲用一小杯（男性兩杯）無調味的烈酒。換句話說，龍舌蘭，可以；瑪格麗特，不行。

讓你的蔬菜種類多樣化

從多樣化的食物中獲取我們所需要的營養，是一種刻印在生命基因編碼中的保護機制本能。這或許能解釋，為什麼單一食物飲食，不論是葡萄柚飲食法、雞蛋飲食法、高麗菜飲食法，還是鵝肝飲食法（對，有這種飲食法），一開始都成效良好。

你與生俱來的本能會讓你食用的單一食物越來越少，假設那是你唯一可獲得的，這是為了保護你肝臟的解毒系統，避免其發生超過負荷的可能性。生命基因程式會「使得」你逐漸減少食用相同的食物，以保護生命基因所佔據的肉體，這情況如同我在第一章中要求你憋氣時，生命基因程式會促使你深吸一口氣一樣。

別把高蛋白質和高脂肪弄混了

在拆解階段的頭兩週，食用大量的蛋白質（不管是動物性或植物性），將會確保你的體重減輕。你不需要害怕這可能如何的「不健康」。記住，我們正在修剪樹枝，拆除房屋老舊、乏味的部分。

把蛋白質視為將讓你開始一種全新生活方式的枴杖和輔助輪，現在先使用它，之後再來煩惱停止的問題。

不過要了解，食用高蛋白質飲食與高脂肪的飲食不一樣。沒有證據顯示，高脂肪飲食法長期來說有效；更有甚者，錯誤的脂肪種類甚至可能讓你致命。

堅果口味的禮物

當你的大腦開始尋找肝醣，而你不希望它打劫你肌肉中的儲存時，你該怎麼辦？用堅果或種子的形式提供給大腦少量葡萄糖和蛋白質，這麼一來，它就不會去打擾你的肌肉。堅果或種子也能夠幫助你對付渴求，如此你就可以維持滿足感和積極性。

大約四分之一杯的生胡桃或其他堅果，或南瓜籽（一把的量），用來作為上午中段的零食，用另一把上述堅果或種子作為下午中段時，提供給大腦在無需消耗肌肉的前提下，感到開心的足夠蛋白質和葡萄糖。

你可以偶爾用堅果醬來代替（只要確認裡面沒有添加油脂），不過要記得，堅果醬是加工食品，而且在一個世紀前並不存在。

此外，完整的堅果和種子有並非完全益於消化的附加好處，這意味著，你只會吸收大約所有熱量的三分之二。我的病人們都被生堅果和種子消除飢餓感的非凡效果所震驚，而這會減弱主要的飢餓荷爾蒙類生長激素在餐前的升高。

除了花生以外，不要吃烘烤過或用鹽調味的堅果或種子（生花生可能含有黃麴毒素，由一種危險的黴菌所產生）。由於堅果中的 omega 脂肪酸會迅速氧化，加工廠會烘烤堅果以維持它們的「新鮮」，但這麼一來，便會破壞可能具有的抗氧化好處。如同所有曾與一碗鹹味腰果不期而遇的人能作證的一樣，鹽巴會讓你想一把接一把的欲罷不能。

不過作為起始，務必嘗試岡德里舉世聞名的綜合堅果（見第 251 頁）。當你的飲食計畫向前推進，你所食用、日漸增加的大量綠色食物，也將在一天當中緩慢地分解成葡萄糖。你將在接下來的數週中明白這個綠色飲食的訣竅所在。

抹殺對糖的渴求

在剛開始的兩週，三種微量營養物質——硒、肉桂和鉻，能幫助你抗拒

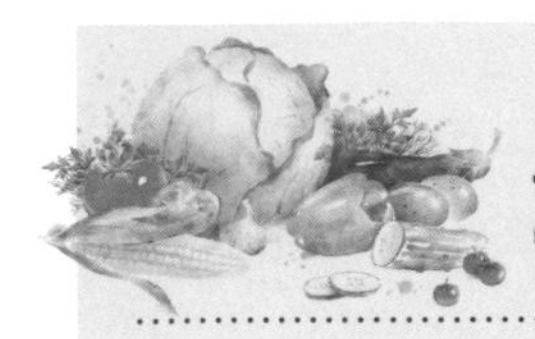

旅途勇士的生存工具

許多我的病人面對他們第一次的商務旅行或休假旅行時，都感到惴惴不安；他們要怎麼在旅途中找到飲食革命計畫中的食物？我的主要規則依舊有效：**無論在何處，以你所有盡力而為。**其中最大的挑戰，通常是飯店提供的早餐或在機場用餐。我的建議是，在離開家的時候，在行李中打包高蛋白低碳水化合物營養棒。拿杯咖啡或茶，或者來個蘋果或柳橙（在度過最初兩週後），同時享用你的營養棒。以下是一些其他的要點：

早餐：許多飯店的早餐吧都備有那些糟糕的炒蛋。別擔心！吃炒蛋，不過別碰薯餅和土司。或者點水煮蛋或是加蔬菜的歐姆蛋。用切片的番茄代替土司和馬鈴薯，確定飯店沒有提供免費贈送的柳橙汁，但如果他們有倒柳橙汁，就把它喝掉。

在機場：現在幾乎所有的機場都有某一類的連鎖餐廳，不管是星期五美式餐廳，還是紅辣椒美式餐廳，或者是當地的類似餐廳。點一份不加烤麵包塊的凱薩沙拉。如果別無選擇，點一份水牛城辣雞翅或雞柳條，還有一份沙拉。不要自欺欺人地認為這對你來說是完美的一餐，但這一餐確實不會觸發「為冬天儲存脂肪」這個基因程式。

中國菜、墨西哥菜，或其他速食小吃店：點任何你想吃的，不過別點米飯、豆子、麵包或玉米片。我甚至曾在漢堡店要求「量身特製」：相信我，漢堡店的後廚絕對有能夠用來包你的漢堡的整片生菜葉。

零食：我總是會打包一大堆岡德里舉世聞名的綜合堅果（食譜請見第 251 頁）：一些放在我的公事包裡，其餘的放在行李箱中。如果你忘記帶了，機場裡或馬路上幾乎所有的書報攤／零食店都有包裝好的堅果出售。選擇生杏仁，不要拿那些比較大包和便宜的花生或葵瓜籽；遠離腰果和那些「健康的」綜合果仁。糖果旁邊幾乎總是能找到 Advantage 能量棒或其他高蛋白低碳水化合物營養棒。

咖啡店：點一杯「雙份卡布奇諾」而不要點拿鐵或卡布奇諾，雙份卡布奇諾其實就是濃縮瑪奇朵——濃縮咖啡加上少量奶泡。你也能因此省錢；因為那比拿鐵或卡布奇諾的價格低，還對你比較好。

吃甜食的衝動，從而幫助你降低胰島素阻抗。組合在一起使用時，它們能促使任何一種減重程式開始，而且在所有我曾研究的病人中，已證明能大幅地降低葡萄糖濃度和胰島素指數。

硒

較高的硒濃度被認為與胰島素阻抗的減少有關。事實上，補充此一微量礦物質已經讓我本人和我的那些有胰島素阻抗病人的血糖濃度有所改善。

每日規定量：二百到四百微克

肉桂

在過去五年中，首先開始於印度，而如今擴及其他地區的堅實研究，已顯示磨成粉的肉桂樹皮，具有大幅降低糖尿病患及胰島素阻抗病患葡萄糖濃度的價值。這一香料會如同胰島素一樣作用在胰島素受器上，讓細胞能夠接受糖分。

每日規定量：從一天兩次，一次五百到一千毫克（四分之一到二分之一茶匙）開始

鉻

微量礦物質鉻會與胰島素受器發生交互作用，並改善胰島素的作用。此外，有研究顯示，飲食缺乏鉻的大鼠會早死，而飲食中添加鉻營養補充品的大鼠，存活時間則會超出正常的大鼠壽命。

每日規定量：四百到一千微克吡啶甲酸鉻或 GTF 鉻

有益的細菌

既然你現在開始修復身體，那麼最好也開始讓能夠維持身體正確功能的

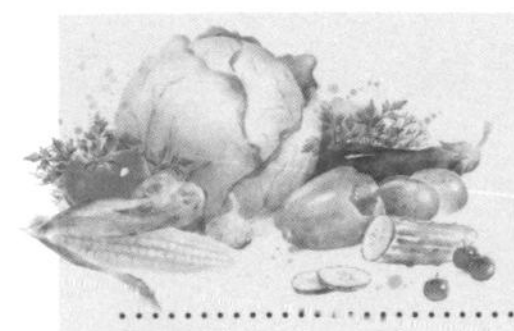

美好的香料

試著把肉桂粉與茅屋起司或優格混合，或用肉桂棒攪拌你的咖啡——只要將它泡在咖啡裡五分鐘。還有，不行用肉桂捲的形式來攝取你的肉桂，那可是不算數的！

一大功臣（這裡的「大」即字面上的意思）恢復健康——也就是結腸中重達好幾公斤的細菌。不，那並不是需要定期清理的化糞池，但如果你曾經服用過抗生素或飲食中包含了大量「白色」和「米色」食物（見第 94-95 頁），你就已經把結腸塞滿了會一天二十四小時不間斷地傳遞不正常化學訊號進入血液的細菌和真菌。這是真的！

要讓有益的細菌重新入住，你必須避免上述食物，並服用含有數種正常細菌，包括如嗜酸乳桿菌、鼠李糖乳桿菌、唾液乳酸桿菌及比菲德氏菌等包裹在像是麥芽糊精等促進生長的培養基中的益生菌。

每日規定量：在「欺騙殺手基因飲食計畫」執行的第一個月，服用含有至少四十億個細菌的膠囊，一天一次，之後無論是在旅途中或使用抗生素期間或使用抗生素後，皆可使用。

重要的是，這些健康細菌需要以益菌生形式存在的肥料。最為有益的是果寡糖，較廣為人知的名稱是 FOS。你需要協助，好記住它們的名字嗎？那就把它們想成是「史提夫的朋友」（Friends of Steve，FOS）吧；它們很快也會變成你的朋友！

最常見的幾種果寡糖，有由菊苣中得到的菊苣纖維，以及雪蓮果（一種產於安地斯山脈的根類蔬菜，是向日葵的表親）。通常被做成粉末或糖漿形式的雪蓮果，有著吃起來感覺甜，但不會像糖一樣被身體吸收的奇異特性。其他非果寡糖、但仍然很有用的簡單糖類，有右旋核糖、右旋甘露糖以及木糖醇。

富含果寡糖的「友善蔬菜」，包括大蒜、洋蔥、韭蔥、蘑菇、蘆筍以及朝鮮薊。果寡糖也能幫助你吸收更多的鎂和鈣、改善免疫系統，還有降低膽固醇。

每日規定量：每天兩次，一次五百到一千毫克。

在這一章中，我將焦點放在所有你可以食用的美味食物上，其中許多種還是不限量的。在接下來的章節中，你將開始了解，究竟哪些食物是在你削減體重時需要迴避的，並且開始著手恢復你的健康與活力的過程。

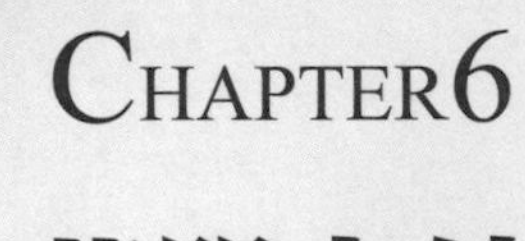

CHAPTER6

菜單之外還有些什麼？

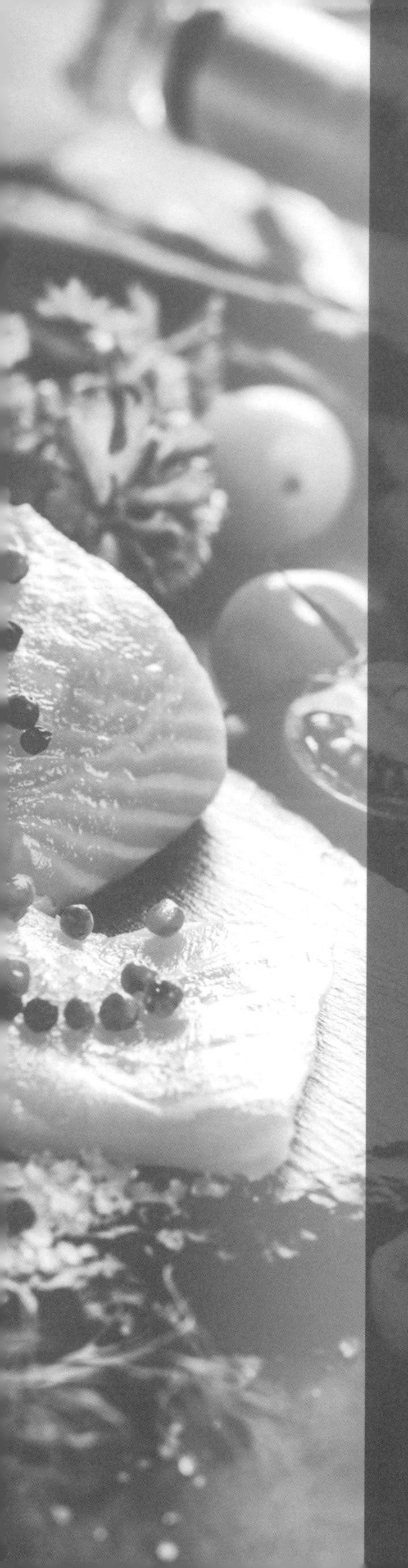

- 「米色」或「白色」的食物會讓生命基因相信「冬天快到」，是儲存脂肪的時候了。
- 如果一項產品的包裝上大肆吹噓像是「完全天然」、「零膽固醇」、「傳統製造」、「心臟健康」、「無糖」、「未添加糖」或類似的字眼，請改道而行。
- 如果你的主要目標是減重，那麼你必須在一開始至少兩週或更長的時間內，避免食用水果。
- 所有的哺乳類動物在過了嬰兒期後，都會自然轉變成無法接受乳汁，這是因為生命基因會自動關閉並停止製造乳糖酶（lactase），進而造成乳糖不耐症（lactose intolerant）。
- 當你年歲增長，若持續攝取類胰島素生長激素，將會使特定細胞持續受到刺激而生長，這些特定細胞有乳腺細胞、前列腺細胞、大腸細胞、皮膚細胞，以及你血管內壁及關節內襯的細胞。
- 所有的牛奶中都含有促進小牛生長的牛生長激素，不管母牛有沒有施打過該激素都一樣。
- 起司中似乎並不含有類胰島素生長激素，所以特定的新鮮起司，如瑞可達起司、農夫起司、茅屋起司和新鮮的莫札瑞拉起司，都是優質蛋白質來源。
- 胰島素作為一種生長激素，如果濃度升高，就會刺激癌細胞的生長、血管壁和關節內壁的增厚，還會加速老化的過程，更不用說會引導你的身體製造脂肪了。
- 快速的體重減輕通常是短期內激進地減少熱量或碳水化合物攝取量的結果，這種作法在生命基因程式得到控制權，並將事態導回正途前，只能持續六到八週。
- 每個人都有自己的臨界點，在到達那一點時，肝臟會開始將簡單的糖和澱粉轉化為脂肪。
- 如果你的體重沒有減輕，那就是該開始寫食物日誌，將你吃進嘴裡的所有東西都記錄下來的時候了。

在第一階段，你將和大多數含糖的及其他高碳水化合物的食物說再見，那些食物能提供熱量，但實際上卻幾乎不含微量營養物質。取而代之的是，你將食用大量以「友善蔬菜」的形式出現、富含營養素及纖維素之微量營養物質。

你在第一階段食用、以及要與其分道揚鑣的食物，將帶領你回歸到大約一世紀前所盛行的飲食型態，當時商業化研磨穀物和其他加工食品尚未開始改變人類的進食方式。

當你隨著飲食革命計畫的不同階段前進時，你將持續將飲食模式向著時光回溯的方向前進，直到能夠模擬早期祖先所食用的飲食模式。

為了避免你不確定哪些食物是禁止食用的，請複習第 93 頁的「不友好的食物」清單。其中包括了：

- 所有我已經分類為「米色」或「白色」的食物，包括義大利麵、米、馬鈴薯、牛奶、冰淇淋、餅乾、薯片、所有烘烤食品、早餐穀片還有糖果。
- 所有含有以任何形式存在之糖的食物。
- 所有的軟性飲料（包括健怡、低卡、低熱量及無糖飲料），還有調酒類飲料。
- 所有的果汁和蔬菜汁。
- 白酒和啤酒，這些都含有殘留的糖分。

別抱怨了！別跟我說你有多愛這些食物，我們也都愛它們。如同你在第一單元中學到的，我們（以及任何接觸它們的社會或動物）都是被設計成如此行事。這些食物會餵養你那些執行最具威力的遺傳程式，難怪要根除它們似乎挑戰性極高。不過，我們將再一次哄騙生命基因，進而享受這段旅程。在頭兩週時間內，你（其實是生命基因）將戒斷對這類食物的癮頭。請盡快習慣這件事，因為這些食物永遠不會再出現，除非在你的體重和健康狀況完全獲得控制後，才能以少量例外的形式出現。當那個時刻到來，如同那麼多俱樂部成員和我自己所發現的，你已經不再為這些食物所誘惑。

同樣地，在一開始的兩週內，也請一併排除下列食物：

- 所有的水果，包括莓果類。
- 我稱之為「棕色」的食物，如全穀類，還有豆類，如豆子和扁豆。
- 某些特定的、但其實是水果的「蔬菜」，如番茄、酪梨和茄子。

- 烹煮過的根類蔬菜，如甜菜根、胡蘿蔔和根芹菜。

為什麼要摒棄「白色」和「米色」食物？

如果你覺得「白色」和「米色」食物（還有那些「棕色」食物）看起來疑似與「低碳水化合物」有所重複，你想的一點都沒錯。

不過別擔心，我並不是要你計算、控制碳水化合物，或擔心它們的升糖負荷。也不需要你像大多數低碳水化合物飲食法所要求的，去限制綠葉蔬菜和其他蔬菜的攝取量。你需要記得的是，拆解階段的目的在於說服生命基因：冬天不是快到了（而是已經到了）。因此，生命基因無須傳遞出「儲存脂肪」的訊號。

然而，食用含糖和其他高碳水化合物的食物，會讓生命基因相信，你正好碰到了一棵結滿了飽含糖分果實的果樹，而就像你已經學到的，這絕對是你最不希望傳遞出去的訊息。**排除這些食物以及水果，會傳遞給生命基因「冬天已經到來」的訊號，告訴它們要燃燒脂肪，而非囤積。**

作為眼光銳利的觀察者，你將注意到，在「白色」、「米色」及「棕色」食物清單的規則中，有少數幾個例外，不過也就只有這樣了——那就是例外的食物。

在一開始的兩週內，計畫就是避開那些所有含糖或澱粉的食物，還有任何甜味的食物，或那些會在你的血液中迅速轉換為糖分的食物。某些這類的食物不見得名副其實是白色或米色的（比如巧克力餅乾棒），但它們的基本成分是白糖、麵粉，或兩者皆有。

大部分米色食物不過只是烘焙過的糖或麵粉，或者只是藉由加入像是全麥麵粉等成分，做出看起來「健康」的食品。別被騙了！一般說來，如果一項產品的包裝上大肆吹噓像是「完全天然」、「零膽固醇」、「傳統製造」、「心臟健康」、「無糖」、「未添加糖」或類似的字眼，請改道而行。很顯然，我無法一一列舉你可能碰到的每一種不能出現在飲食中的食品，所以，當有所懷疑時，就算了吧。

了解你必須完全迴避的食物，與它們對你是「好」或「不好」完全無關，這很重要。我新來的病人都愛告訴我，他們是如何只吃有機和／或全穀類麵包、貝果和義大利麵，但是他們的血壓怎麼還會升高？膽固醇又怎麼還是這麼高呢？我告訴你，不管你是在哪裡購買它們，或那些穀類是如何種植並磨成粉的，這些食物就是會活化啟動「為冬天儲存脂肪」的程式。

跟水果分手並放棄甜食！

現在，以下這一點是為了給你的「儲存脂肪」遺傳程式最後致命一擊，同時踢爆一項主要的迷思：**如果你的主要目標是減重，那麼你必須在一開始至少兩週或更長的時間內，避免食用水果。**

沒錯，所有的水果。我不管那些水果是不是富含微量營養元素和纖維，或被認為是有益健康。避免食用水果，能說服你的身體將「為冬天儲存脂肪」程式關閉，而這是現在我唯一關心的事。

幾乎每一位我所診治患有高血壓、高膽固醇，還有著鮪魚肚且具有「健康意識」的新病人都熱愛水果。要記得，重複不斷相同的行為，卻期望有不同的結果，這是荒唐的。這一回，你將採取不同的行動。

果汁是特別致命的，因為它們會活化啟動你的「為冬天儲存脂肪」程式。多年來，你不斷地被保證果汁是獲得那討厭的「每日五蔬果」的便利方法，但很遺憾的，你被騙了！去問問任何一位必須注射胰島素的糖尿病患，當他／她低血糖發作時該做些什麼。沒錯，就是喝柳橙汁。柳橙汁或任何同類型的果汁，都能如此快速的讓血糖飆升得如此之高，以致於我無法用更快的速度，在你的手臂綁上止血帶並找到靜脈，將濃度 50% 葡萄糖注射進去。

再次強調，如果你的血糖濃度快速上升，身體會假設發生了什麼事？沒錯，你正巧找到了終極果樹——冬天將要到來，是該儲存脂肪的時候了。下回你去動物園一遊時，請觀察看看籠舍的內部。有看見果汁機嗎？那製作果昔的攪拌機呢？大多數動物食用的是完整水果，而非果汁。

如果你已經習慣於甜蜜的滋味，尤其是由人工甘味劑製造出來的甜味，我不想用突然的改變驚嚇到你的系統。作為替代，我有一個降低這些甘味劑對你（就像它們同樣對我）所造成影響的秘訣。

來杯牛奶？還是不要了！

牛奶也是被排除的對象。可是，牛奶不是「對身體有益」嗎？不，在脫離嬰兒期之後，牛奶就沒有益處了。事實上，所有的哺乳類動物在過了嬰兒期後，都會自然轉變成無法接受乳汁，這是因為生命基因會自動關閉並停止製造乳糖酶——這是一種消化乳糖的酵素，同時也會使乳汁具有甜味，使嬰兒喜歡吸吮。

一旦沒有了乳糖酶，就沒有辦法消化乳汁，進而引起痙攣和腹瀉，也就是乳糖不耐症的典型症狀。所以，任何一個已成長的哺乳類動物，若是吸吮母親的乳汁時突然發生痙攣狀況，便會非常迅速地斷奶。

全世界人口中約有三分之一沒有乳糖不耐症，這是因為在大約三千年前，一名西伯利亞犛牛牧人的新生兒在關閉乳糖酶的基因上發生了突變。於是，這位仁兄能繼續在沒有任何不愉快副作用的情況下，由犛牛奶中獲得營養，讓他能為冬天囤積更多脂肪，因此他得以存活，而他那些乳糖不耐的兄弟們或許無法像他如此幸運。這位老兄的後代保留了這項優勢，如果你可以沒有任何負面影響地飲用牛奶，你實際上就是一名突變者，而你那些乳糖不耐的朋友們，攜帶的則是「正常」的基因。

牛奶還有另一項隱藏的不利因素。牛奶中含有一種被稱為「類胰島素生長激素」（insulin-like growth hormone，IGF）的荷爾蒙，是被設計用來刺激細胞生長的激素。所有的哺乳類動物都會分泌類胰島素生長激素到乳汁中，好讓後代能快速生長。這對嬰兒來說是件好事，但當你年歲增長，若持續攝取類胰島素生長激素，將會使特定細胞持續受到刺激而生長，這些特定細胞有乳腺細胞、前列腺細胞、大腸細胞、皮膚細胞，以及你血管內壁及關節內襯的細胞。

所以，成年期飲用牛奶，與乳癌、前列腺癌還有大腸癌發生率的增加有關連，有什麼好奇怪的？動脈粥樣硬化發生率的增加，是另一個相關問題：還記得那些長牙菌斑、吃母乳的嬰兒嗎？沒錯，是牛奶的問題。別被那些寫著「我們的牛隻未施打牛生長激素（BGH，這是類胰島素生長激素的另一名稱）」的標籤給誤導了。所有的牛奶中都含有促進小牛生長的牛生長激素，不管母牛有沒有施打過該激素都一樣。

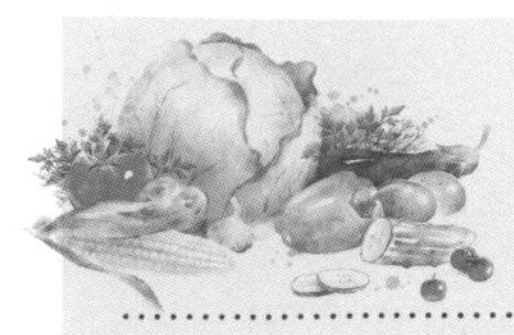

靜脈注射成癮的糖

法蘭是我的健康狂人病患之一。她是一位六十四歲的纖瘦女士，有規律的運動習慣，還有著足以證明這個習慣的肌肉。她是一位相信人類是被設計成以水果為主食的素食主義者，而且她一如既往的每天食用五到十份水果。

但是，她有兩大麻煩：一是非常高的膽固醇數值，另外還罹患一種生長緩慢的骨癌。

她的總膽固醇指數是277，其中低密度脂蛋白（不好的）膽固醇指數為191，而高密度脂蛋白（良性的）膽固醇指數則是59。我告訴她，她的高膽固醇並非遺傳而來；相反地，她充滿水果的飲食方式，活化啟動了「為冬天儲存脂肪」的程式。是，她劇烈的運動計畫讓她保持體型健美，但臺面下的問題依然存在。

法蘭不相信我。但我仍請她務必相信我，並將水果從她的飲食中剔除，為時只需兩週。她不肯同意，不過她確實向我保證，會大幅減少水果的攝取量。

兩個禮拜後，我們再次進行她的血檢。讓她震驚的是，她的三酸甘油脂指數降低了40點，來到76，而她的總體膽固醇指數降了56點，來到了221；她的低密度脂蛋白也降了50點，指數到了141，同時毫無疑問地，她的高密度脂蛋白，作為回收搬運用的膽固醇，上升了7點，指數成為66。這一切就發生在短短的兩週內。

和其他所有遵循飲食革命計畫的人一樣，當法蘭改變了送達給生命基因的訊息，告訴它們「冬天已經到來，燃燒脂肪吧」，她便體驗到膽固醇指數戲劇性的降低。過去，法蘭的癌症指數曾經上升，但當我在她開始執行飲食革命計畫六個月後為她看診時，她的指數卻是歷年來最低的。而我也曾經說過，所有攝取的糖分都餵養助長了她的癌症？看起來確實是這樣的。

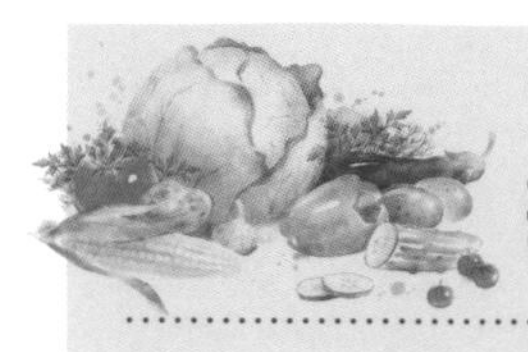

掐一下包裝袋

如果你對零熱量的甘味劑上癮——不管是人工的還是「更好的」藥草中的甜菊——和我們多數人一樣，那麼就用「掐一下包裝袋」這個技巧吧。

如果你習慣把整包甘味劑加進咖啡或冰茶中，掐住包裝袋的一角，這麼一來，這整包甘味劑就有八分之一或四分之一會留在包裝袋中。你想要的是讓口味能夠過得去，不過這絕對會比你想要的甜度來得低。

之後，在你的味蕾適應的同時，請持續減少甘味劑的用量。

類胰島素生長激素還有哪些其他作用？它對肝臟的作用和胰島素完全相同，而且會開啟「為冬天儲存脂肪」程式。另外，你知道嗎？脫脂牛奶所含的糖分，甚至比全脂牛奶更多，而那些糖分會促使更多的胰島素被釋放進入血液中，而這些胰島素（就如同你所知道的）會指示肝臟製造脂肪。

起司是乳製品中的例外，尤其是新鮮的起司。起司中似乎並不含有類胰島素生長激素，所以特定的新鮮起司，如瑞可達起司、農夫起司、茅屋起司和新鮮的莫札瑞拉起司（軟式的那種，不是起司條或削切在披薩上的那種），都是優質蛋白質來源，而這也是你會在「友善食物」中找到它們的原因。你可以在極度節制的條件下食用陳年熟成起司，這意思是說，一天不超過二十八點三五公克——那差不多是一片或一寸立方的小塊。

「米色」和「白色」食物隱藏的不利因素

請記得，你正使用一個經過驗證、已在不分年齡的對象身上成功運作的計畫。我可以告訴你，我曾經在短短六週內看見戲劇化的結果，這結果不只是發生在我的病人身上，也發生在我身邊親近的家人身上。

我的妻子潘妮（Penny），她是大部分我所做「健康」的事的靈感來源。對於我由肥胖轉變為活力充沛的變苗條這件事，她感到十分地欣喜，但她仍繼續以自己認為的「健康」方式進食，那與我的進食方式相似，但有少數關鍵的例外。

她享受食用像是麵包和穀物等「米色」食物；她也不服用大部分我每天為她擺放出來的營養補充品。儘管體重在正常範圍，她似乎總是有那麼頑固的四、五公斤沒辦法減掉。

更讓人擔心的是，潘妮的低密度脂蛋白膽固醇指數比我的高，而且在我有抵抗力的情況下，她卻染上了感冒。當時，出乎意料的，她決定試試飲食革命計畫，由於聽過我對任何願意聆聽的人不停灌輸這個計畫的緣故，所以這對她來說，幾乎都能倒背如流了。

僅僅六週，潘妮就減去了五點四公斤，全是脂肪！更棒的是，她現在的總膽固醇指數是 170，低密度脂蛋白指數暴跌到 70，而她的肝臟開始製造更多應有的、能幫忙將膽固醇由動脈清除的高密度脂蛋白（現在的指數是 77）。她的三酸甘油脂指數降低到 45。即使潘妮的空腹胰島素指數一直維持在應有的低水平，現在更是降低至不到 1，是能被測量到的最低濃度。

事實上，如果我只能選擇用一種血液檢驗，來決定長壽與否的機率，空腹胰島素指數是我會做出的選擇，因為胰島素是大部分慢性疾病的關鍵因子。胰島素作為一種生長激素，如果濃度升高，就會刺激癌細胞的生長、血管壁和關節內壁的增厚，還會加速所有的老化過程，更不用說會引導你的身體製造脂肪了。

我的忠告是：請你的醫師做一次空腹胰島素檢驗，就像我稍早所建議的；然後遵循我的計畫，好讓空腹胰島素指數盡可能地降低。

緩慢而穩定地贏得比賽

潘妮想要的只是減去那討厭的幾公斤，但如果你想要擺脫的是比那些還

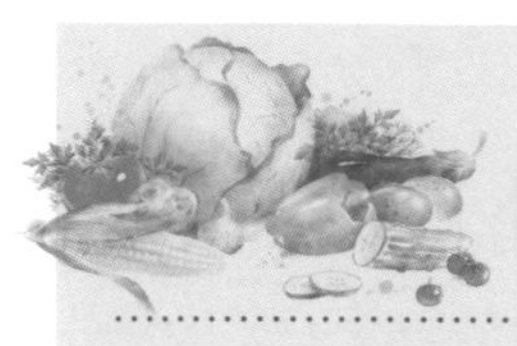

因果糖而死

在你拉開你最喜歡的汽水易開罐拉環前，請先看一遍成分表。

這罐飲料很可能是以高果糖玉米糖漿添加甜味的。與完整的水果不同，這罐飲料缺乏纖維，因此沒有任何能阻礙果糖在你胃裡被吸收的物質。因為你不會感到飽足，你就會繼續喝個不停——難怪人們會去購買近二公斤裝的飲料回家。你的肝臟將不停製造出三酸甘油脂堆積到你的肥胖細胞和動脈血管壁上。生命基因設定你追尋這樣的飲料，但它們將會害死你，而你會名副其實地喝掛了！

要多的體重呢？有一些我的病人在一開始的六週內，便減去了所需要減掉的體重，但另一些卻花費更長的時間停留在拆解階段。

我的人生哲學很簡單：**無論何時何地，傾盡你的所有盡力而為。**如果你盡最大的努力不讓「米色」和「白色」出現在視線範圍內，盡最大努力不去食用水果，並且減少「棕色」食物的食用，你終將會瘦下來。

除了計畫一開始的前兩週，慢慢地減輕體重一直是個好的想法。請記住，減肥只是飲食革命計畫的好處之一。我的病人有半數是瘦子，但他們仍然被殺手基因活化啟動後所帶來的健康問題所困擾。所有針對成功長期減重計畫的研究都顯示，**快速減重無庸置疑地極少能夠長期維持。快速的體重減輕通常是短期內激進地減少熱量或碳水化合物攝取量的結果，這種作法在生命基因程式得到控制權，並將事態導回正途前，只能持續六到八週。**

你將在稍後發現，生命基因程式之所以能做到這一點，是因為藉由活化啟動了飢餓荷爾蒙，以致讓人對食物表現出無法控制的衝動渴望。

這也難怪，過去當你執行減肥計畫時，會把食譜當成暢銷小說般讀得津津有味。和我曾經說過的一樣，為何大多數「健康時尚」的減肥法只能供六到八週之用的原因。

最後要說的是，快速的脂肪流失是極危險的。和其他動物一樣，人類體內的肥胖細胞中，也會沉積如鉛和汞等重金屬，還有其他像是戴奧辛、聚氯聯二苯（PCB）以及有機磷等毒素，因為這些有毒物質全都是脂溶性的。這也是為什麼女性會被勸告，孕期中最好避免食用油脂豐富的魚類——魚肉中所含有的重金屬及其他毒素，很可能會對發育中的胎兒造成傷害。

在脂肪快速流失的同時，這些重金屬會經由溶解的脂肪而被釋放出來，並進入血液中，不幸的是，我們無法很好地將這些化合物排到尿液中。我們的酵素解毒系統必須先讓這些毒素失去活性，但在脂肪快速流失期間，這個系統被淹沒了，而毒素的濃度上升到高點，並會有很長一段時間都維持在這個濃度升高的狀態。

這個狀態會持續多久？有個研究位於亞利桑納州沙漠中的二號生態圈，針對其中志願者的研究顯示，這些六個月內流失將近 37% 體重的志願者，在回歸正常生活前的一整年內，他們體內重金屬濃度，都顯示在具有毒害的濃度水準。

這會是個問題嗎？當然是。領導生態圈研究計畫的長壽科學研究學者羅伊．沃爾福德（Roy Walford）博士近期因為路 - 蓋里格氏症（lou gehrig's disease），也就是肌萎縮側索硬化症（ALS，即漸凍人症）而逝世。肌萎縮側索硬化症的病因之一便是重金屬中毒。我很擔心所有那些接受胃繞道手術、並在六個月內減重約六十八公斤的患者，我很希望他們能讓我了解，從現在起二十到三十年內他們的狀況。

那麼，所謂的快是多快？配合所收集到的生態圈居住者研究結果，沃爾福德博士和他的同事們計算出，每年減輕二十二點七公斤的減重速率，能容許重金屬安全地被排出體外。因此，我個人的計畫便是在第一年減重二十二點七公斤，基本上就是一週減零點四五公斤。我的規則是：你無法打敗一週減去零點四五公斤的原則！

但我要再次強調，請記住，每個人都是不同的。對某些人來說，每週減輕不到零點四五公斤才是健康的，但這個減重速率對其他人來說，可能可以再稍微多一點。

還有，你要了解減重無法像鐘錶發條一樣精準，我們的計算方式是取平均值，所以你可能這個週才減重不到半公斤，然後下個週就減了一公斤多，這完全取決於許多不同的因素啊！

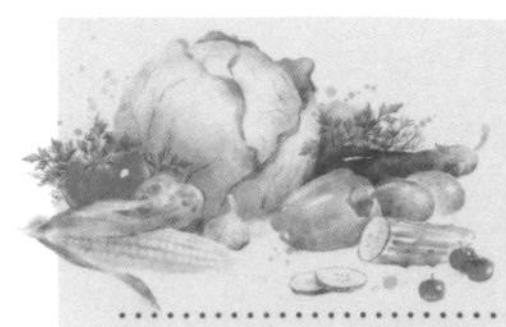

取消心血管手術

在一次與心臟科醫師約好的例行檢查中，這位名叫歐馬的飯店經理兼開發人，提到曾在右耳中聽到「呼呼」聲。醫師的聽診器偵測到他說的雜聲，那是血液流經一條變狹窄頸動脈時所發出的聲響，這條頸動脈是通往大腦的兩條主要動脈之一。

隨後的超音波掃描，證實了醫師心中猜測的最糟狀況：歐馬的右側頸動脈已經有 90% 阻塞。他將歐馬轉診給我，好讓我為歐馬進行頸動脈內膜切除術，清除使動脈狹窄的硬化斑塊。

在為歐馬檢查過後，我認同原先那位心臟科醫師的發現，並向歐馬保證我能為他進行手術。不過我也警告他，除非改變他的飲食和生活方式，否則同樣的問題會再次發生，或表現在其他頸動脈上。作為一名主廚，歐馬對我推薦的食物很感興趣，並同意開始實施飲食革命計畫。

同時，進一步的檢查顯示，有一處阻塞位於手術難以到達的地方，這導致我們必須尋找其他的解決方案，例如在當時仍屬於實驗性質的頸動脈支架放置。

經過大約兩個月之後，一個支架放置實驗計畫接受了歐馬的加入，但他只願意在有我陪同的情況下加入。在我們動身前，我為他進行了一次臨行前的最終檢查。在這個期間，歐馬的體重減輕了五點四公斤。更重要的是，他的三酸甘油脂和他的低密度脂蛋白指數都已降低，而高密度脂蛋白指數則雙倍成長。更有甚者，他血液中的發炎反應已經消失，而增高的胰島素濃度也有所下降。

我再次為歐馬的頸部聽診，結果大大出乎我的意料，我聽不到原有的雜聲了。我的病人與我的意見一致，他表示在一週前也注意到，之前出現在他耳朵裡的呼呼聲消失了。我們決定再等一個月，然後重新檢查。重做一次的掃描後顯示，只有 30% 的阻塞，這是完全安全的數值，而且這個情況維持了三年。

不幸的是，歐馬又開始吸菸了。在他半年期的複查中，我又再次聽見了呼呼聲，隨後進行的掃描也顯示，阻塞再度捲土重來了。歐馬戒了菸，而且付出雙倍的努力執行飲食革命計畫。

兩個月後，阻塞減少到 20%，儘管如此，歐馬還是選擇進行手術來減輕他的擔憂。然而，當我們切開他的頸動脈，那裡一點也沒有膽固醇斑塊存在的證據，反而只剩下一層薄薄的瘢痕組織，作為曾經有過阻塞的遺留痕跡。我們在瘢痕組織上放了一塊小小的補丁，然後將歐馬的頸動脈縫合起來。這個經驗比任何事都能向歐馬（還有我）證明，遵循飲食革命計畫將會是他受用終生的生活方式。

為你的飲食添加營養補充品

由信譽良好的供應商處取得的多種維生素和礦物質營養補充品，將能確保你能獲得至少最低限度的微量元素、維生素和礦物質。每日服用兩次，能夠為你的「房屋」重建打下一個良好基礎。下列四種營養補充品也會帶給你物超所值的效益：

維生素 E

這是強效的抗氧化劑，但市面上大部分產品都是合成的 dl- 生育醇，實際上可能不具抗氧化能力！

請確認你所購買的品牌有標示「綜合維生素 E」，或者如果你找不到這個標示，改尋找 d- 生育醇（不是 dl）。

你的魚油補充品中可能含有一些作為保鮮劑的維生素 E，但為了確保攝取量足夠，最好服用單獨的維生素 E 補充品。

與早期的研究相反，新興研究顯示，要讓維生素 E 有效發揮作用，可能需要高達一千六百到兩千國際單位的劑量。

每日規定劑量：四百到兩千國際單位

維生素 C

維生素 C 對身體許多系統的修復都不可少，也是修復血管和皮膚中斷裂的膠原蛋白最重要的輔助因子。如果你想擁有平滑的動脈，以及減低被曬傷的風險，那就必須確保你有多攝取維生素 C。

維生素 C 也會增強其他微量營養元素的作用。舉例來說，如果沒有了維生素 C，β - 胡蘿蔔素實際上會扮演危險的促氧化劑的角色，而非有益的抗氧化劑。

能自行合成維生素 C 的動物（不包括無法自行合成的人類在內）在遭受壓力和感染時，會製造出更多的維生素 C。所以，當你感受到壓力、在不同時區間旅行、經歷一場手術、正遭受病毒或細菌的感染，或只是跟你的伴侶發生爭執，請大幅地增加你的維生素攝取量到腸道耐受的最大值，這大約是每天六千到一萬微克。

每日規定劑量：每天兩次，一次五百到一千毫克

鎂

大部分人在成年後都會變得極度缺乏鎂，而鎂是對肌肉收縮和神經傳導不可或缺的礦物質。這種礦物質是如此必要，以致於所有實施心臟手術的病人，都必須在手術過後六小時內，接受一到二公克鎂的靜脈注射，好讓心律恢復正常，同時控制血壓。

許多心臟疾病專科醫師認為，飲食中缺乏鎂會造成或促使高血壓的問題。鎂不容易被吸收，而且會在小腸中和鈣競爭相同的受器。所以，當鎂和鈣同時出現在一種營養補充品中時，你實際上能獲得吸收的反而更少。努力讓你攝取的鎂劑量高到你所能耐受、不會導致腹瀉的最大劑量（但不要超過每天一千毫克）。畢竟輕瀉劑被命名為「鎂乳」，不是無的放矢的！

每日規定劑量：五百到一千毫克

葉酸和其他的維生素 B

綜合維生素 B 群包括維生素 B_1、維生素 B_2、菸鹼酸、維生素 B_6（鹽酸吡哆醇）、維生素 B_{12}（氰鈷胺）、生物素，以及泛酸。加上葉酸之後，這些維生素是第一批政府規定必須加進「營養濃縮白麵粉」中的添加物。

如果你正試著要減重，我再怎麼強調高劑量的葉酸和維生素 B 群對減少血液中高半胱胺酸這種胺基酸堆積的重要性，一點都不為過。高半胱胺酸已知與冠狀動脈疾病、中風及阿茲海默症的發生率增加有直接相關。這裡有一個重要的提醒：攝取超過三百到五百毫克的維生素 B_6（吡哆醇），會引起嚴重的神經性問題。

每日規定劑量：葉酸是八百到五千微克；維生素 B 群是五十到一百微克或毫克（以 B-50 或 B-100 的包裝販售，其中分別含有上述每一種維生素 B 五十或一百微克和／或毫克）

你的進展如何？

一旦你完成拆解階段一開始的兩週，你就能在食物的選擇上做出一些調整，我們會在下一章中討論該如何調整。你應該差不多減掉了至少一點三六公斤，而你們其中一部分人可能減去得更多（我所觀察到，兩週內減掉體重最多的是五點四公斤。最差的是反而增重了零點九公斤！好吧，食物日誌顯示，增重的這位完全沒有按照計畫行事）。

如果你的體重沒有減輕，那就是該開始寫食物日誌，將你吃進嘴裡的所有東西都記錄下來的時候了。

所有的！我那些開始做記錄的俱樂部成員不可避免的「發現」，他們在一開始的三或四天、沒有意識到的狀況下，吃下了一些「米色」及「白色」食物。

年輕女性通常進展會比男性緩慢許多，這是因為女性將體脂肪儲存在髖部和臀部，好讓她們能生育及餵養她們的孩子。因為如此，年輕女性在遺傳上便被設定為要保留這些脂肪，這與她們處於前更年期的朋友或更年期的母親不同，上述兩類女性在執行我的計畫時更接近男性的進度。男性也往往會在腹部囤積脂肪，而腹部脂肪代謝起來確實是容易許多。

事實上，大多數動物會藉由這些在腹部的脂肪細胞，因攝取食物而腫脹

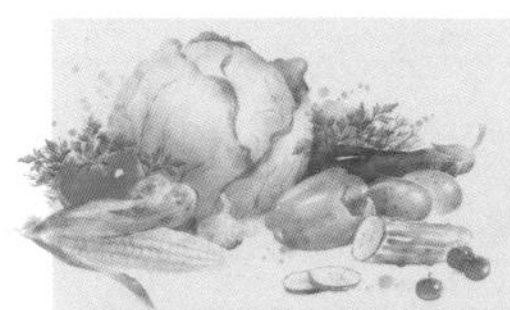

臨界點

我們每個人都有自己的臨界點，在到達那一點時，肝臟會開始將簡單的糖和澱粉轉化為脂肪。事實上，藉由連續兩次測量肝臟最先用糖轉化出的脂肪（也就是三酸甘油脂），來檢測肝臟對特定飲食法所做出的反應，我得以預測一個人在食用「米色」及「白色」食物後，誘發脂肪合成的特定時刻。

除此之外，每當受到「為冬天儲存脂肪」程式刺激時，肝臟就會製造儲存脂肪運輸用的蛋白，我相信，這是最適合用來形容低密度脂蛋白的說法。同樣的，你可以把高密度脂蛋白想成在身體和動脈中巡行的脂肪回收車，沿途撿起脂肪並帶回肝臟，好接受進一步的再處理。

根據我的研究顯示，當你活化啟動了「為冬天儲存脂肪」的程式，你的肝臟主要製造的會是低密度脂蛋白，同時還會縮減高密度脂蛋白的製造量。

就生命基因程式而言，如果你下達給肝臟的指令是為了冬天製造並儲存脂肪，那麼又何必送出回收車去回收脂肪呢？

從另一方面來說，當你活化啟動了「冬天已經到來」的程式，你的肝臟會假設冬天來了，該停止製造運輸脂肪的低密度脂蛋白、增加高密度脂蛋白的生產，以便將脂肪由儲存處移出。甚至那些體重在正常範圍，來找我診治高膽固醇的病人都震驚不已，因為他們發現，只要在他們的所謂「健康」飲食習慣中做出簡單的改變，就能大幅地降低他們的低密度脂蛋白，並提高高密度脂蛋白濃度。

起來時，而使這些動物感到不適，進而引起細胞激素釋放，發出讓動物停止進食訊號的方式，接著再利用腹部脂肪來調節正常的體重。所以，生病的動物會拒絕進食。

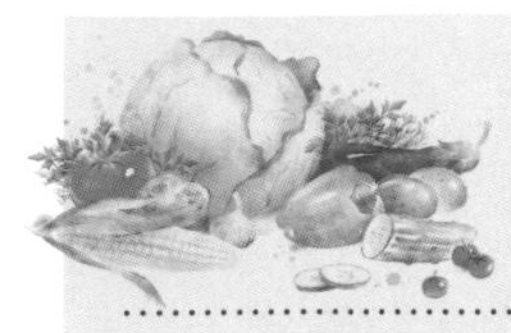

如果你不得不作弊

就像你曾聽我說過的，無論身在何處，當時機允許，以你所有盡力而為。在重大事項最緊急的時候，最好不要為了雞毛蒜皮的小事感到焦慮。如果偶爾偏離反倒能讓你繼續保持在計畫中，那就去做吧。不過，你將在第十二章中學到，如果你偏離軌道，隔天就必須要做出補償。

- 你嗜吃甜食嗎？如果突然戒糖對你來說是不可能的任務，那麼在你的飲料中加一小撮甜菊或一點人工甘味劑。
- 你極度渴望食用「米色」食物嗎？那就來包 La Tortilla Factory 或 Santa Fe Tortilla Factory 生產的墨西哥玉米片吧。
- 食用高蛋白低碳水化合物的營養棒當作甜點。
- 把半個貝果的內裡挖空，再用燻鮭魚和酸豆或一茶匙的堅果醬填補。
- 享用一小塊可可含量超過 70% 的黑巧克力。

不過，過幾天後，腹部脂肪逐漸消失，同時細胞激素也不再被釋放，這麼一來，動物便會重新開始進食。

準備好繼續了嗎？

在你擺脫這段相對限制性很大的兩週，並繼續進入食用特定水果及部分全穀類的階段前，請想想你該不該再多延續目前的飲食方式幾個禮拜？

以下是幫助你做決定的考慮因素：

- 你想減掉多少體重？一般說來，臨床上被診斷為肥胖症的人，也就是那些身體質量指數（BMI）為 30 或更高的人，我會建議直到他們的身體質量指數達到 29、能被歸類到過重的範疇之前，都繼續避免食用水果和穀類。想知道如何計算你的身體質量指數，請造訪 http://health99.hpa.gov.tw/OnlinkHealth/Onlink_BMI.aspx（衛生福利部國民健康署健康九九網站）。

- 你是否患有糖尿病或其他代謝症候群？對於患有這些疾病的病人，我會建議他們繼續原來的進程，直到他們的血糖和血液胰島素濃度恢復正常。有時候這在短短六週內就會發生。

CHAPTER 7
繼續拆解

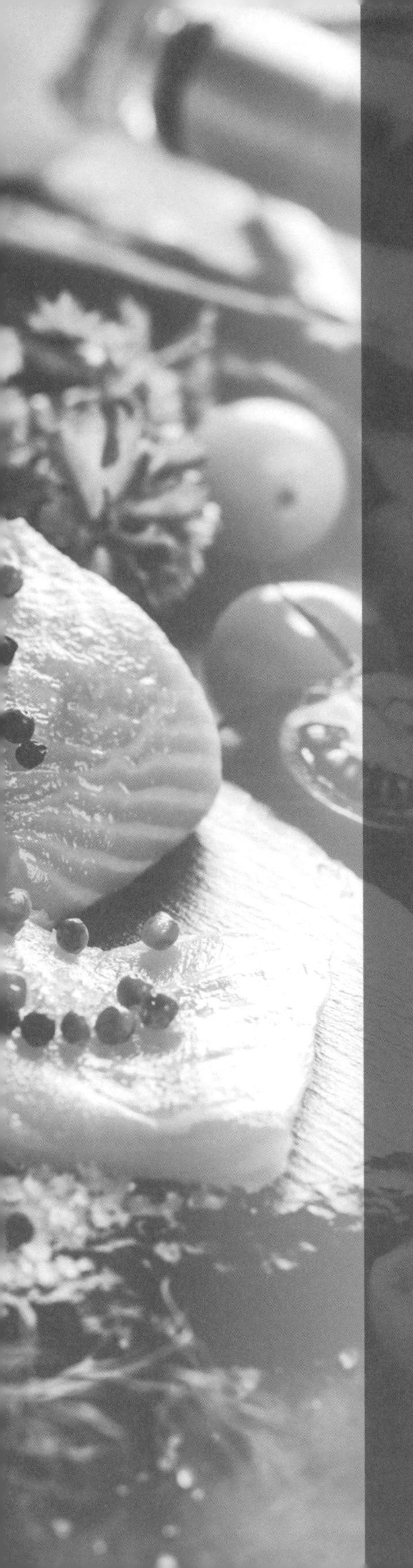

- 讓生命基因信服是你、而且只有你掌握了它們生存的關鍵，將會活化啟動所有能讓你恢復健康，並讓你保持茁壯的遺傳程式。
- 大多數用白色和米色食物作為熱量來源的文明，都已經發展出對付升糖效應的方法。舉例來說，日本人在一餐將要結束時，才將米飯盛在小碗中食用；而義大利人在等待上菜時，絕不會去碰放在桌上的麵包。
- 大部分你所學到關於健康飲食和行為的知識，多來自科學家們對風險因子的研究。而大多數的風險因子都屬於關聯性的觀察，並非成因。
- 關於膽固醇，其實有七種不同的低密度脂蛋白，其中三種具有危險性，而另外四種則是友好的。而高密度脂蛋白有五種，但只有其中一種能清掃你的動脈。
- 在拆解過程中，食物如果是白色的，請讓它待在視野之外，眼不見為淨；如果是米色的，請謹慎行事；如果是棕色的，請放慢速度。
- 和燕麥一樣，玉米在原始狀態下對我們都沒有害處，可是一旦加以處理，好讓玉米更易於消化，它就可能害死我們。
- 食用「綠色」與「棕色」油脂，有助於你腹部脂肪的退散！
- 魚油富含活性成分的 EPA 和 DHA，但必須注意尋找經過「分子蒸餾」製成的魚油膠囊或罐裝魚油，因為這表示濃縮在魚類脂肪中的重金屬都已經被去除了。

在拆解階段第三個週開始時，你可能因為減少的體重受到鼓舞，而生命基因也發生了改變，它們清楚地接收到以下訊息：附近並沒有結滿甜蜜果實的果樹可以大快朵頤，而且你大部分的熱量是來自於蛋白質，所以現在一定是深冬時節。同時，因為你從那些蔬菜中能攝取足夠多的蛋白質，還有碳水化合物，生命基因便安心地相信，你並沒有處於飢餓狀態。

你已經藉由隨心所欲地食用那些「友善食物」，並傳達出以上那些訊息。而所有的友善食物都不需要麻煩地去計算碳水化合物或熱量，或是份量（除了目測一盤或抓滿一把堅果之外）。所以，現在是時候做出一些調整（如果你想的話），同時放鬆地進入全新的飲食習慣中。

你尚且不用改變傳遞給生命基因的訊號，反而將慢慢地轉換到一種全新的飲食方式，如此生命基因將真正接收到「是誰在當家作主」的訊息。相信我，**讓生命基因信服是你、而且只有你掌握了它們生存的關鍵，將會活化啟動所有能讓你恢復健康，並讓你保持茁壯的遺傳程式。**

所以，在接下來的至少四週中，請持續食用第四章所列之「友善食物」，同時避免食用「米色」和「白色」食物，盡你最大的努力，繼續讓你的飲食進化。除此之外，你也可以做出以下的改變。

把黑色、藍色還有紅色的食物加回來

除非你依然處於肥胖狀態，否則你現在可以開始加入莓果（新鮮或冷凍的皆可，不過不能是果乾），還有其他黑色、藍色及紅色的水果，比如醋栗、櫻桃、紅葡萄（務必避開無籽的品種）及李子。

這些色彩繽紛的水果充滿了食物營養素，能幫助你開啟長壽基因，並關閉殺手基因。這些水果裡的抗氧化劑由於同時具有水溶性和脂溶性的特性而十分獨特，這意味著，它們能從血液遊走到大腦細胞中，對大腦的活性有戲劇性的影響。如果每天提供相當於一杯份量的藍莓給老化的大鼠吃，在一個月內，牠們就能和年輕的大鼠速度一樣快地在迷宮中找到方向。誰說老狗，喔不對，是老大鼠，不能學新把戲？我還會給我的狗吃藍莓！

食用越橘莓的熊會比無法取得那些莓果的熊長壽。想在你的生活中加入更多莓果嗎？在我執行計畫的第一年，我每晚都會來一碗岡德里的莓果冰淇淋（請見第 294 頁）。

你每天也可以食用最多兩份蘋果和柑橘類水果，以及在植物學分類中屬於水果的番茄跟酪梨，還有表列在第 97-98 頁中的其他「友善水果」。

繼續避開所有很可能來自熱帶的「殺手水果」（見第 95 頁），還有果汁（關於熱帶糖果炸彈，請見第 144 頁）。只要你的體重穩定地一週減少零點四五公斤，或者你已經達到最佳體重，就可以適量地享用水果了。但如果過量食用，會造成減重的停滯，甚至是體重回升。如果發生這種情形，只要減少食用份量，或是在再度嘗試前多等幾週。

「棕色」食物的回歸

你也可以每天加入最多半杯份量，由第 96 頁「棕色」食物清單中所選擇的煮熟全穀類或豆類。但你不一定要這麼做。你要了解，如果減重是你還有大部分人所設定的目標，那麼你夠聰明的話，就應該完全避開這些食物，直到你達成所設定的目標體重。穀類和豆類很可能會減慢或甚至暫時讓減重停滯。請記得，你的祖先沒有它們，也是好端端地過了數百萬年。

或者，如果你沒辦法接受不吃穀類和偶爾來點小扁豆，那就開心點享用它們吧！當然，是在適量的情況下。但你的體重減輕速度將會再慢一點。

這項小小放鬆並不能延伸到麵包，不管是不是全穀類的，或任何一種被列在「白色」和「米色」食物清單上的食物（見第 94-95 頁），那還是被嚴格禁止的。順帶一提，這會是少數幾次我將要求你測量食物的情況。做過幾次之後，你將能夠「目測」一份半杯份量的穀類或豆類。

調整蛋白質與蔬菜的比例

在你繼續執行第一階段的過程中，慢慢地縮減你攝取蛋白質的份量，同時將所食用的「友善蔬菜」份量同步增加，尤其是那些綠葉蔬菜。如此一來，你將減少熱量密集但微量營養物質缺乏食物的攝取量，並增加那些微量營養物質含量高但熱量低食物的攝取量。

舉例來說，如果你已經一天食用兩杯沙拉或烹煮過的蔬菜已增加到三杯，那麼就將量提高到四至五杯。如果你已經是個熱愛蔬菜的狂熱愛好人士，你可以吃更多些。

在你第一階段第六週結束時，你所食用的蛋白質份量，應該大約是你手掌的一半大小。

延續一開始兩週所遵守的其他原則，包括營養補充品、上午和下午中途的堅果零食，還有一天八到十杯的水。

為第三週到第六週量身訂作的週飲食計畫請見第 233 頁。

不只是升糖負荷的問題

如果你曾經研究過阿金飲食法、南灘飲食法，還有最強新陳代謝飲食法，或許你會被「透過控制升糖負荷將達成終極健康」的說法說服。曾經我也相信這個論點，但這沒那麼簡單。

大多數會談論「健康」義大利麵、全穀類麵包和米飯的飲食專家都正好忽略了，食用上述食物而沒有出現明顯疾病作用的族群，其實需要經常性地消耗大量能量這個事實。如果你每天必須在田裡勞作十四小時，米飯就是一流的食物來源，但如果你一天有十個小時都坐在辦公室內，那就完全不是這麼回事了。

同樣重要的是，大多數用白色和米色食物作為熱量來源的文明，都已經發展出對付他們的升糖效應的方法。舉例來說，日本人在一餐將要結束時，才將米飯盛在小碗中食用，如此米飯便會緩慢地在蛋白質和蔬菜已經開始進行消化程序後，才被釋放到腸道中。

藉由提供食用米飯和有嚼勁或稍微有點沒煮熟的義大利麵，義大利人確保這些食物無法被迅速消化。

另外，這些穀類食品只會作為小份的前菜供應。而且義大利人在等待上菜時，絕不會去碰放在桌上的麵包，他們只會用麵包來沾取碗裡剩下的橄欖油醬汁。他們從來不會像美國人一樣，養成吃下一大碗體積驚人的義大利麵，還有頻繁出現在餐桌上的棍子麵包的習慣。

事實上，大部分你所學到關於健康飲食和行為的知識，多來自科學家們對風險因子的研究。

你幾乎每天都能在電視上聽到以下這個訊息的各種不同的說法：「在一項新的研究中發現，肥胖症會使乳癌的風險增高四到五倍。」這是事實，但肥胖並不會「引起」乳癌。重點是，大多數的風險因子都屬於關聯性的觀察，而非成因。

我相信，這項不一致就是製造出我們對於飲食建議產生諸多誤解的根源。這裡有個羅伊．沃爾福德博士（領導生態圈二號實驗的科學家）最喜歡的例子：我們知道日本女性對乳癌的發生有著不可思議的抵抗力，同時她們飲用大量綠茶。

由此，許多人都會對飲用綠茶或綠茶中的活性成分（也就是兒茶素ECGC），與預防癌症做出聯想。但等一等，日本女性也全都是黑髮，所以我們同樣也可以輕易地做出：擁有黑髮能預防乳癌的聯想。

這些愚蠢的聯想已經讓我們對造成麻煩的真正根源感到非常困惑，然而我們卻全都毫無疑慮地在為良好健康努力奮鬥的同時，信任這些說法。

在仔細檢查上千份我那些體重分佈在所有範圍，而且體重及膽固醇或三酸甘油脂指數都沒有下降的病人，所記錄的食物日誌後，我發現，水果以及我稱為「白色」、「米色」及「棕色」的食物，正是阻礙前進動能的主要罪魁禍首，不管它們的升糖指數或升糖負荷是多少都一樣。

別再帶著那些寫著食物升糖指數和升糖負荷的愚蠢小卡片和書籍到處跑了，改成遵循我的簡單規律吧！

種類繁多的膽固醇

你或許對「好」膽固醇，也就是高密度脂蛋白（HDL），還有叫做低密度脂蛋白（LDL）的「壞」膽固醇很熟悉。但你或許不知道，其實有七種不同的低密度脂蛋白，其中三種可能具有危險性，而另外四種則是友好的。同樣的，高密度脂蛋白有五種，但只有其中一種能清掃你的動脈。想像一下，就像電玩遊戲中的小精靈四處遊走吞噬脂肪，這樣你就會了解這種超級高密度脂蛋白是如何起作用的。

先不論你已經學到的，關於生命基因在決定你是否會有高膽固醇風險這方面有多重要，以及反式脂肪會如何讓你的膽固醇上升，我的研究都已經證明，你所吃食物中的糖和澱粉，幾乎完全決定了你的膽固醇濃度和好壞膽固醇的比例。

最糟糕的膽固醇

這是生命基因如何利用我們達成它們目的的又一個例子。

我們之中大約有 25% 的人帶有編寫製造一種特別小卻致命的膽固醇基因，即脂蛋白 (a)，也就是 Lp(a)。很多醫師並沒有聽說過我所謂的「咄咄逼人的壞膽固醇」，而即使他或她曾聽過這種說法，你的醫師一直以來接受的觀念，都是史塔汀類藥物或飲食的改變，都不會對該種膽固醇產生任何效果，因此他們根本不會費事地幫你進行這種膽固醇檢驗。

如果你的祖先是來自歐洲北部或不列顛群島，那麼你有極高的機率帶有這個基因。歐洲北部嚴酷的天候條件，代表了飲食中通常都缺乏維生素 C，這讓整個族群容易罹患敗血症。維生素 C 對於那些在血管內壁（還有我們的皮膚）中常發現的受損膠原蛋白，具有不可或缺的輔助修復功能。

敗血症的受害者通常是死於牙齦或腸道出血，但之後 Lp(a) 介入了，為受損的血管「填土」，讓北歐祖先能從敗血症中倖存並繁衍，確保他們的生命基因能持續永生。

到目前為止看來不錯。但是，以作為填補用化合物來說，Lp(a) 太好用了，以致於會不斷堆積在任何受損的部位，這表示帶有 Lp(a) 基因的人，通常都會發展出嚴重的早發冠心症問題。

如果致命性如此之高，為什麼這個基因還能延續這麼久呢？你現在應該知道原因了。在維生素 C 缺乏的地區，帶有 Lp(a) 基因的人能夠修補他們破漏的血管，讓他們活的時間長到能夠繁衍。一旦那些人有了自身的替代品，他們的生命基因根本就不會在乎這些人是不是會死於心臟病發作。

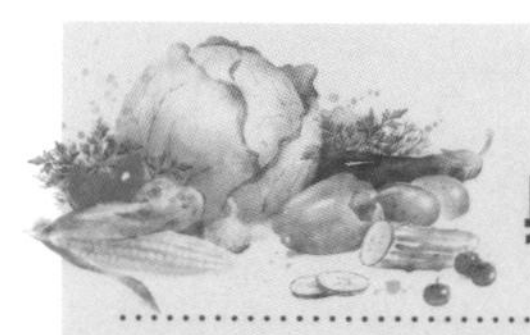

典型美式甜甜圈愛好者

我的朋友傑德，高中時代的典型美國先生、三項運動比賽的州代表，最近還被授與他所居住那一州最佳運動員之一的榮譽，他在成為一位成功的生意人之前，曾服役於美國海軍陸戰隊。六十多歲的傑德慢跑、每天打網球，可說是健康的典範。但他熱愛甜甜圈、健怡可樂、牛奶巧克力和用全穀類麵包做的三明治。

你可以想像，當他在網球俱樂部因一次嚴重的心臟病發作而倒下時，他有多意外。在植入氣球和支架將堵塞的冠狀動脈打開後，當地的心臟科醫師告訴他壞消息：另外五條血管也發生嚴重的阻塞。

傑德康復後，我為他進行了心臟搭橋手術，我一點都不喜歡所看到的狀況。斑塊覆蓋了所有的血管。手術結束後，我和同事讓傑德開始服用「保栓通」（Plavix）好讓他的血管保持通暢，而傑德的心臟科醫師為他開立史塔汀（statin）類藥物來降低他的低密度脂蛋白。我也為他解說了我的飲食革命計畫。

傑德做出了一些改變，比如說食用醫院營養師規劃的「心臟保健」低脂飲食。六週後，他再次感覺到胸痛。支架已經發生閉合，而其中一個移植物岌岌可危。我們放入另外兩個支架，但掃描檢查的結果顯示，他的心臟肌肉有三分之一血流供應不足。

出院之後，傑德回到我的辦公室。「我們再講一次。」他說。他當天便開始了飲食革命計畫。我也為他開立了營養補充品，來加強他的飲食計畫——分秒必爭，沒有時間可浪費了。

六個星期後，傑德的三酸甘油脂降到只有原來的三分之一。他的低密度脂蛋白膽固醇也是如此。更重要的是，他的高密度脂蛋白膽固醇，尤其是能實際清理動脈的那個特定分群指數，甚至出現成倍增長。三個月後，傑德就能狀態良好地一天花八小時，從猶它州鹿谷的滑雪斜坡道上奔馳而下。

自從傑德的那次心臟病發作，已經過去兩年。最近一次的掃描檢查，不但顯示心臟功能正常，而且血流也都能正常流通了。還有另一個巨大的不同：他現在可以在網球場上把對手累到筋疲力竭。

你問我的建議？用一項簡單的血液檢查測量你的 Lp(a) 濃度。但可能和你的醫師會告訴你的不同，我發表在《*Atherosclerosis*》期刊的研究已經證明，飲食革命計畫及兩種簡單的營養補充品，也就是輔酶 Q10 和又名維生素 B_3 的菸鹼酸，能讓多數人的 Lp(a) 濃度降到正常水準，也就是說，你可以關閉製造 Lp(a) 的基因了。

與三酸甘油脂的關聯

三酸甘油脂在每個人血液中的濃度，都與其所攝取的「白色」、「米色」和「棕色」食物還有水果絕對相關。更明確地說，會讓人陷入麻煩的水果，有熟香蕉、西瓜、哈密瓜、木瓜、芒果、無籽葡萄，還有成熟的梨。但如果適量食用那些「友善的水果」，長期下來，幾乎不會讓人陷入麻煩中。而重要的是，我還沒有發現任何一種不會讓三酸甘油脂上升的麵包。

如果你的三酸甘油脂下降，體重將會減輕，同時低密度脂蛋白也會減少。而不管你攝取任何的食物，這件事都會發生，因為你已經讓身體將所儲存的糖轉化為脂肪的這個機制失去活性了，所以你當然可以在持續食用「白色」、「米色」和「棕色」食物，還有水果的情況下減重，我已經這麼做好多次了。我的作法，就只是每樣東西少吃一點。體重管理公司就是採用這個方法，許多其他可能在一開始獲得成功的短期飲食計畫也是一樣。但那些減掉的體重不可避免的會再次恢復，這是因為上述四類食物，全都會活化啟動我們「為冬天儲存脂肪」的基因程式。

振作起來，有種萬無一失的方法可以讓你享用這些熱量密集的食物，又不會長胖：你必須去贏得它們，你將在第十一章中學到該如何進行。同時，**在拆解過程中，如果是白色的，請讓它待在視野之外，眼不見為淨；如果是米色的，請謹慎行事；如果是棕色的，請放慢速度。**

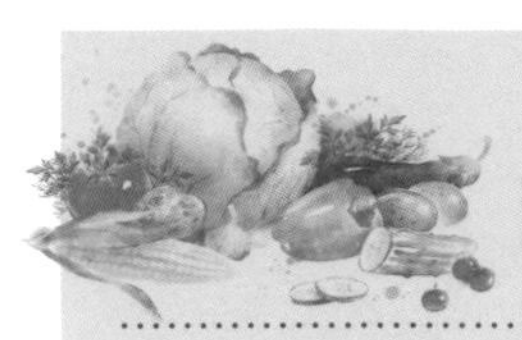

沒有罪惡感的義大利麵食

沒有義大利麵食就活不下去嗎？我已經嘗試過市面上每一種全穀類的、大豆的，還有仿的義大利麵食，不過我必須感謝飢餓女孩網站（www.hungry-girl.com），他們讓我注意到麵條工業的一項重要突破：蒟蒻麵條。

令人驚異的事情是，這種古老的食物已經在中國和日本被使用超過兩千年了。蒟蒻麵條是由一種山藥的根，被細緻地研磨成已知水溶性最佳的纖維，也就是蒟蒻葡甘露聚醣（glucomannan）所製成的。米糠中也含有一些水溶性纖維，讓它具備了有限的降低膽固醇效力。相較之下，蒟蒻葡甘露聚醣在水中卻能吸收百倍於本身重量的膽固醇！

當被製成麵條後，外形看來是半透明的，而且沒有味道，但加上少量的豆腐，就會讓它具有像煮過頭的義大利麵般的質地和外觀。你可以在喬氏超市、全食超市，還有部分超市的冷藏區找到含水包裝的義大利細麵和寬板麵形式的蒟蒻麵條。

請確認你買到的是豆腐蒟蒻麵條，而不是透明的蒟蒻麵條，否則你會對口感感到失望。接下來是最棒的部分：一整包的蒟蒻麵條只有 40 卡，全都是水溶性纖維，而水溶性纖維能降低你的膽固醇和血糖，並讓你能在食用較少量食物的情形下感到飽足。

破除全穀類的迷思

我在前面章節中，介紹人類飲食演化的表單裡，即提過全穀類（見第 49 頁）。現在你可以選擇適當的份量納進你的飲食當中，這是我更加深入解說這個問題的時機。

食用熱量密集的食物讓我們陷入如今境地。凡是採用阿金飲食法、蛋白質威力飲食法、無穀飲食法、糖食終結者飲食法，或南灘飲食法第一階段的人，都被灌輸了穀類食物的弊病。

美國心臟協會（The American Heart Association）給予燕麥心臟健康認證標章，但身為該協會沙漠分部董事會的主席，我可以肯定地告訴你，那個標章是買來的，而不是爭取到的。

以凶猛的戰士聞名的蘇格蘭人是燕麥的狂熱支持者，不過他們食用的是完整的燕麥，通常被稱為燕麥粒、蘇格蘭麥片，或愛爾蘭燕麥，這種形式的燕麥被消化的速度十分緩慢。

然而，用鋼製滾輪碾磨機打碎燕麥穀粒，會製造出所謂的老式燕麥片或傳統燕麥片——可能還有更糟糕的，就是即食燕麥片——然後，你就會得到一層和紙一樣薄的膜，而你猜，這種會立即被消化的膜會轉變成什麼？沒錯，就是糖。

還有更糟的，把燕麥磨成粉，並用這些燕麥粉做出一個令人愉快的小小的「O」，然後，砰！現成的糖。

現在我們來看看美國最大量的作物。如果你將玉米粒磨成可供烘焙用的玉米粉，這也是會迅速被消化分解成簡單的糖類，進而活化啟動「為冬天儲存脂肪」的程式。

現今，大部分的玉米都會被乾燥，並以高溫、高壓加以處理，這是用來製造玉米油和高果糖玉米糖漿的完全不自然步驟。

和燕麥一樣，玉米在原始狀態下（不論是生的或是乾燥的玉米粒）其實對我們都沒有害處，可是一旦加以處理，好讓玉米更易於消化，它就可能會害死我們。

我知道你現在充滿懷疑，我曾經也是。

你已經被反覆告知所有的穀類對你都是有好處的，對吧？這個不利於穀類的新思考方式，也與我接受的所有訓練，以及經年累月所接受的廣告洗腦背道而馳。那麼，我能從食用全穀類得到什麼？事實上，真正的全穀類可能對我們一部分的人來說是安全可食用的，但在以減重作為目標的情況下，食用全穀類會讓我們付出巨大的代價，這都要歸功於全穀類中所含有的高度密集熱量。

請記得，熱量的密度已經隨著我們飲食的演化而增加。要讓雞或牛快速

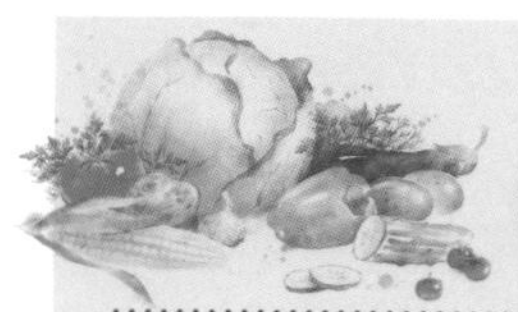

熱帶「糖」果炸彈

成熟的香蕉和綠香蕉及大蕉不同，含有一種能快速轉換成糖的澱粉。不幸的是，烹煮過的大蕉會變成含糖的。任何一種熱帶水果，包括芒果和木瓜，含糖量都比其他水果高很多，而且普遍吃起來都比較甜。但你還是可以享用香蕉和梨之類的水果，只是別吃熟透的。在香蕉的頂端仍然是綠色、梨仍然是爽脆的時候食用這些水果。用泰式調理方法將青木瓜擦絲，混入沙拉中享用。

無籽葡萄是一項相對近代的改良品種，以獲得果肉對果皮能達到最大的比例，這讓無籽葡萄比康考特葡萄和紅酒葡萄要甜很多。籽和皮是葡萄對健康有益的部分，所以請遠離無籽葡萄吧。

同樣的道理也適用於果乾，不管是杏桃、洋李乾、葡萄乾，甚至是蔓越莓乾都一樣。這些全都滿載著水果脫水乾燥前本身所含有的糖分和熱量。儘管是打著健康的名號銷售，一把果乾的熱量卻相當於三到八份的新鮮水果！

所以，去看看小包什錦乾果包裝上的熱量總數吧！

增肥嗎？餵牠們吃穀類就對了。有問題嗎？大部分一份半杯煮過的穀類，熱量大約有 150 到 250 卡。這在飢餓成為真實的威脅時，穀類就成了救星。

豆類也是同樣的情況，這個龐大的家族包括了斑豆、白腰豆、腰豆、鷹嘴豆、黑豆，還有花豆、脫殼豌豆、小扁豆，以及其餘數十種其他種類。所有的豆類熱量都十分密集，這些熱量有一半是來自糖分，所以請務必極度謹慎對待。

不要把豆類和荷蘭豆、敏豆還有四季豆搞混了，後者是未成熟的豆莢，在第一階段是可以食用的，同樣地，黑豆或毛豆（枝豆）雖然熱量含量十分可觀，但不會帶來糖分的威脅，請放心享用，但要注意食用份量。

有脂肪，然後還有不同的脂肪

到目前為止，因為你把前所未有的大量綠葉蔬菜和其他蔬菜加入飲食中，因而你將發現，油脂是將這些蔬菜轉變成美味食物的關鍵材料。儘管油脂帶有風味，並能增進食物的味道，和我計畫中所有東西的作用一樣，也有出於健康考量、令人難以抗拒地攝取脂肪的理由。

但是，讓你的飲食含有正確脂肪種類是很重要的，這解釋了對於油脂的選擇，為什麼可能成為救命之物的原因。如果你不知道近來所有對於魚油、omega-3 脂肪酸和橄欖油的大肆宣傳，那你八成居住在另一個星球了。我們已經把油脂從視為萬惡之源，演進到開始了解我們的身體是需要特定份量的必需脂肪酸，尤其是 omega-3。

當動物食用綠色植物時，牠們會吃進包含在葉片中的脂肪。這在魚類來說尤其重要，魚類會食用大量的藻類、海草或磷蝦，而這些幾乎可說是微觀尺寸的海洋生物，是鯨魚最喜愛的食物。沙丁魚、鯷魚還有其他小型魚類以海洋植物為食，這些魚類都富含 omega-3 脂肪酸，濃縮在牠們的脂肪中。當我們來一份沙丁魚三明治或加了鯷魚的凱薩沙拉時，omega-3 油脂也就跟著傳遞過來了。同樣地，當野生鮭魚這類大型魚吃藻類或磷蝦時，omega-3 也會在牠們的體內濃縮累積。在食物鏈的更前端，像是鮪魚或劍魚，吞食富含 omega-3 的小型魚類時，這些大魚體內也會有 omega-3 濃縮。作為終極掠食者，當我們食用這些大型魚類時，其實也攝取了牠們體內的 omega-3 油脂。

當你吃魚或服用魚油和鱈魚肝油時，你所攝取的是「長鏈」omega-3 油脂。我將所有這一類油脂稱為「綠色」油脂。就像這些魚類會將所攝取的綠色脂肪吸收納入自己的系統中，所有的動物（這包括你在內，我親愛的朋友）也會將食物中的脂肪納入自身的細胞和脂肪儲備中。會發生問題，是由於相較於過去來說，我們現今食用的許多動物，牠們的飲食已經發生了戲劇性的變化。

愛上那些「綠色」脂肪

「綠色」脂肪還有其他的來源，最明顯的就是橄欖，比如在製作特級初榨橄欖油時，將橄欖溫和壓榨後，會得到含有單元不飽和脂肪酸的「綠色」油脂。酪梨是另一個「綠色」油脂極好的來源。所以，別再害怕酪梨醬啦！只要用荷蘭豆或菊苣葉代替墨西哥玉米片來沾取食用就可以了。

馬齒莧是一種你八成會從自家花圃中拔除、扔進堆肥裡的雜草，但它所含有的 α- 次亞麻油酸（ALA）這種 omega-3 脂肪酸濃度卻是最高的——不要把 ALA 與 omega-6 亞麻油酸（LA）搞混了。然而，你難道不想看我們這些科學家搞混這兩者的笑話嗎？

核桃和亞麻籽以及由它們製成的油脂中，也含有大量的次亞麻油酸，其他還有由油菜籽製成的菜籽油、大麻籽（對，就是大麻煙原料的親戚）和由大麻籽製成的油脂，都含有大量次亞麻油酸。

我將這些用堅果和種子作為基本原料的脂肪，稱為「棕色」油脂，以便與「綠色」脂肪有所區分。

這些「棕色」和「綠色」油脂之所以讓人印象如此深刻，是因為曾有冠狀動脈疾病的患者被建議 30% 的飲食中採用富含特別多次亞麻油酸的菜籽油和橄欖油這兩種油脂，並與遵循美國心臟協會所建議低脂飲食的病患進行對照實驗，但這個實驗在三年後便宣告停止了。

停止的原因是什麼？因為實驗結果顯示，食用棕色和綠色脂肪的實驗組出現了如戲劇化般的好轉現象，以致於讓其他病患繼續採用美國心臟協會建議的飲食，被認為是不道德的。那麼，美國心臟協會改變了他們的飲食建議嗎？這絕不可能發生。

不過，即使是我極為尊重、最抵制脂肪的宣導者迪恩·歐寧胥博士，現在也都建議他的病人每天服用符合每日建議量的魚油。

穀類油脂與發炎反應之間的關聯

為什麼大多數「綠色」和「棕色」油脂有這麼大的益處，而「米色」的穀類原料油脂（玉米、大豆、棉花籽和紅花等）卻有這麼多壞處？

你現在已經知道「綠色」油脂中含有大量的必需 omega-3 脂肪酸，而「米色」油脂中所含的，多數卻都是 omega-6 脂肪酸。這兩種脂肪酸都是必需的，這表示雖然我們的身體無法自行製造這兩種脂肪酸，但它們對正常的細胞功能卻是不可或缺的。

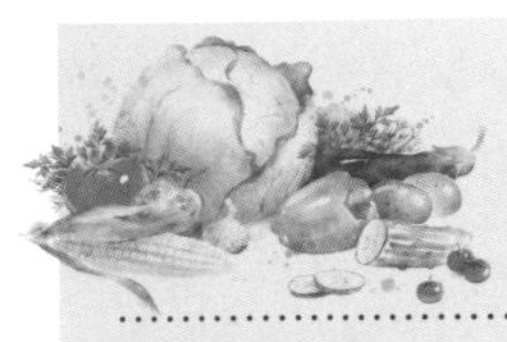

小心人造脂肪

不只是我們所食用的動物脂肪已經和五十年前截然不同，我們還學會製造出自然界中未知的脂肪，也就是所謂的「反式脂肪」（trans fat），反式脂肪在食物成分表中通常會標示為氫化或部分氫化油脂。每當生命基因與預料之外的脂肪，比如像是與缺乏微量營養物質的食物不期而遇時，它們會假設下一口吃進嘴裡的是真正有用的東西，而讓你繼續尋覓更多食物。只有在生命基因無法找到真正的脂肪時，才會使用這些偽脂肪作為細胞的建構成分，尤其是用來構築你的細胞膜。

想像你的整個身體用像是大力膠帶一樣的東西組合起來的樣子。同時思考這個問題：如果你食用的是被生命基因視為品質欠佳的脂肪，那你一定是處於食物鏈的低下階層，而這會傳達給生命基因的訊息，就是你不值得被費力保留下來。所以記住這一點：**如果你食用偽脂肪，你就會心臟病發！**

反式脂肪與低密度脂蛋白的增加有關，不過有關並不必然代表有因果關係。反式脂肪被使用在加工食品和速食中作為防腐之用，而加工食品和速食基本上都是穀類或以澱粉為主要成分的產品，如果你食用炸薯條、薯片、薄脆餅乾、麵包和其他同類型的食物，這些澱粉將會轉變成你血液中的糖分，並啟動活化「為冬天儲存脂肪」程式。

潛在的穀類成分是個問題，不過各種不同的脂肪也不斷受到責難，這是因為它們正好和罪魁禍首有所關連。避免食用上述那些食物，如此你將能夠在避開反式脂肪的同時，獲得看著低密度脂蛋白快速下降的額外好處。

一般說來，omega-3 脂肪酸會減輕發炎反應、血壓、水分和鈉的滯留以及疼痛，還能舒張血管。而 omega-6 脂肪酸的作用卻恰恰相反。

即使瘦子也無法免疫，如果你因為「有益心臟健康」的穀類和麵包等產品，而吃進過量的 omega-6 脂肪酸，同時又限制對「綠色」脂肪的攝取，那麼你在無意間製造出的最具發炎性物質，便沒有任何抗發炎物質能夠將之平衡抵銷。

這個後果顯現在那些前來我辦公室看診，主訴症狀是高血壓及關節疼痛到無法行走，或甚至捏緊手指的纖瘦年輕女性身上。因為食用「米色」脂肪，她們成了發炎集合體。

那麼，你要如何恢復平衡呢？其實比你想像的要簡單多了。在拆解階段，你已經對 omega-6 的主要來源（「米色」和「白色」食物）敬而遠之、眼不見為淨了。

讓我們的飲食演化成大約一世紀前人們的飲食方式，會讓 omega-3 和 omega-6 之間的比例恢復到正常平衡的一比一。

現在，你應該明白我對你攝取橄欖油不加限制，並不斷推銷綠色蔬菜、建議你食用草飼牛、放養的雞及野外捕撈魚類的原因了吧。

控制你的渴望

恢復 omega-3 與 omega-6 的平衡，有另一個對你的減重之路十分重要的好處。當你所攝取的 omega-3 及 omega-6 量相等時，你想吃甜的、富含糖分食物的強烈衝動會平息下來。

一點都沒錯！我的病人中，主動提供這項資訊的人數多得令人驚訝。在我的研究中，我發現對糖分的渴望源自於「綠色」和「米色」脂肪攝取不平衡，和隨之而來的疼痛，與發炎荷爾蒙過度製造，及疼痛舒緩、抗發炎荷爾蒙的製造不足。

再加上 omega-3 脂肪酸的抗抑鬱效果，用糖分自我療癒的衝動便會消失無蹤。

其結果就是：你產生渴望而吃的糖分變少。一旦你吃的糖分越少，「冬天已經到來」程式就會更加地被活化啟動，同時脂肪將開始從你的肚子和腰圍上消失。

這就是為什麼我總愛說的：**食用「綠色」或「棕色」油脂，你的腹部脂肪將會退散。**

莓果之外的超級抗氧化物

藍莓、蔓越莓，還有其他的莓果類是抗氧化物的強大來源，但你能更進一步嗎？

對我來說，服用蔓越莓萃取物、葡萄皮萃取物，還有葡萄籽萃取物作為營養補充品，是明智且平價的保險措施。

你想要更多抗氧化物防禦保障嗎？

碧蘿芷（Pycnogenol，由法國海濱松樹皮所萃取之多酚及 α 硫辛酸組成的混合物質）是超級抗氧化物，其他還有蘑菇萃取物，特別是赤芝、冬蟲夏草或舞茸這幾種。

這些全都能增強免疫系統的功能、提高自然殺手細胞（另一種能保護我們的白血球細胞）的濃度，還能改善體能。

原生於西藏並僅供皇室使用的冬蟲夏草，是中國奧運選手在重返奧運時所使用的機密天然體能增強劑。

更多關於這些營養補充品的資訊即使用劑量，請拜訪網站 www.drgundry.com。

控制高血壓的營養補充品

歐洲山楂莓、橄欖葉萃取物、鎂，還有錳，全都有幫助血管舒張（放鬆）的功效。

確實，許多研究都顯示，高血壓是體內鎂儲存量太低的一項很好指標。大部分因為心臟疾病住院的病患體內，鎂的濃度都很低。所有進行開心手術的病患都會給予鎂，以防止心跳不規則和有潛在致命危險的心律不整，同時也控制這些病人的血壓。

我讓所有高血壓的俱樂部成員開始規律地服用鎂錠，**每日劑量達到五百到一千毫克。**

至於其他化合物的劑量，請參考網址 www.drgundry.com。

魚油的好處

就算你每天食用油脂豐富的魚，你還是有可能明顯地缺乏「綠色」脂肪，而在此時，你仍然經常接觸穀類、穀飼動物的脂肪、牛奶、起司，以及用玉米、葵瓜籽、紅花及棉花籽製成油脂中所含的大量 omega-6。這就是補充魚油，不只在心臟健康，還對抑鬱、關節炎及減重各方面都會帶來巨大好處的原因。

然而要注意的是，魚油中的活性成分 EPA 和 DHA 的含量，在不同品牌中有極大的差異。注意尋找經過「分子蒸餾」製成的魚油膠囊或罐裝魚油，這表示濃縮在魚類脂肪中的重金屬（別忘了，你同時會吃進食物的食物）都已經被去除了。

而且別再皺著你的鼻子啦！現在的魚油，特別是卡爾森（Carlson）挪威魚油，絕對沒有「魚腥味」的味道。當我將魚油偷渡進我家的沙拉裡，不只騙過了我太太，她甚至還對沙拉醬如此之美味大為讚賞。在我看來，喬氏超市的品牌代表絕佳的價值。

找不到分子蒸餾的魚油產品嗎？別管這些枝微末節的小事了：魚油帶來的好處遠遠超過其中所含重金屬對你的健康所帶來的陰影。不喜歡打嗝帶來一股魚腥味嗎？現在很容易就能買到無味或腸衣錠膠囊。別再找藉口拒絕服用這項寶貴的補充品了。

有一點要注意：**由於魚油會稀釋血液，所以如果你即將進行一場重大手術，就不要服用魚油。**

如果你正在服用像是可邁丁（Coumadin）之類的血液稀釋劑，請與你的醫師討論魚油的問題。還有，除非你同時大量減少 omega-6 的來源，否則服用再多的魚油都無濟於事。

每日規定劑量：從一千毫克開始，慢慢增加到二千至六千毫克。

非魚類的替代方案

如果你因為對魚類過敏、道德問題或宗教信仰的緣故，而不能使用動物製品，亞麻籽油、紫蘇油（由一種與薄荷有親屬關係的草藥製成）或大麻

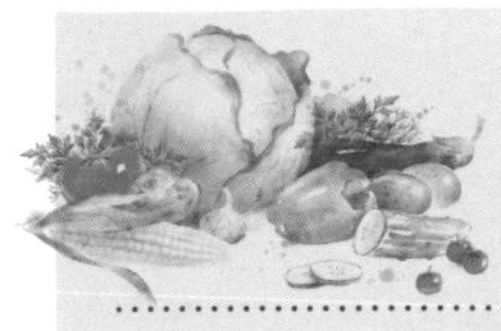

食用綠色和棕色油脂

你要怎麼把那些存在於綠色和棕色脂肪中的健康 omega-3 偷渡到你的飲食中？剛開始的時候，試試下列方法。

- 用特級初榨橄欖油作為沙拉醬的主要材料，將油灑在煮熟的青菜上。
- 將特級初榨橄欖油用於煎炒。也可以用便宜一點的特級橄欖油或冷壓橄欖油（不要和市場上那些只標示為橄欖油的產品搞混了，那些是你應該要盡力避免使用的），最後加上特級初榨橄欖油。
- 沙拉或煮熟的蔬菜可以灑上亞麻籽油或大麻籽油，但烹飪時不要使用它們，那會造成這兩種油品的氧化。
- 購買包裝在深色避光容器中的橄欖油、魚油、亞麻籽油和大麻籽油。大麻籽油和亞麻籽油非常不穩定，和大部分 omega-3 脂肪酸一樣，務必冷藏保存。所有這些油品都很容易酸敗，甚至日光照射都會引發酸敗的結果，如果有「魚腥味」，便是發生酸敗的現象。
- 將儲存在密封容器中的亞麻籽放在櫥櫃或冰箱裡，食用前再研磨一小把使用。如果將亞麻籽研磨後再儲存（即使是放在冰箱裡），它們還是會很快發生酸敗。將亞麻籽加在沙拉或原味優格裡；把亞麻籽加進粗磨的核桃、開心果及杏仁中混合，作成格蘭諾拉麥片（granola）。加入一些莓果、原味優格或無糖豆漿，還有一小撮甜菊，就成了一份能治癒而非謀殺你的格蘭諾拉麥片。
- 一茶匙的魚油能讓蛋白質奶昔更滑順、更多泡沫，還沒有魚腥味。
- 嘗試把芝麻、核桃、杏仁或大麻籽油灑在清炒蔬菜上。
- 用一點點生芝麻糊（磨碎的芝麻種子）當作法式蔬菜沙拉的沾醬。

籽油，都是都是可行的替代品，不過就我的觀點而言，它們都是效果較差的 omega-3 脂肪酸來源。

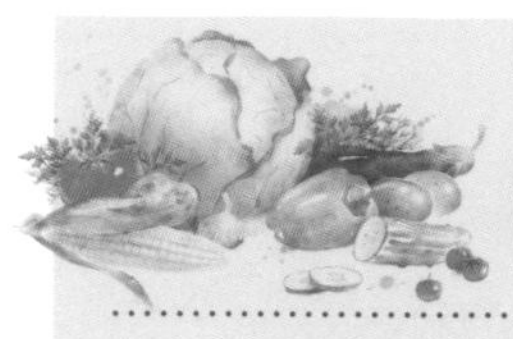

脂肪的真正滋味

以下是如何決定一種脂肪對你是否有益的古老建議。

如果你踩了食材本身一腳後，在地板上留下油膩的印記，那這項食材作為油脂來源便是安全的。

把這個方法用在一顆玉米粒或一顆黃豆上試試看。什麼都沒有，那些油脂必然是被「萃取」出來的，而萃取的過程會摧毀這些材料中大部分的營養素。

大麻籽油和紫蘇油中都含有次亞麻油酸（ALA），但那是屬於「短鏈」omega-3。最有幫助的兩種 omega-3 脂肪酸是 EPA 和 DHA，則屬於「長鏈」omega-3。我們的身體能夠將一堆短鏈 omega-3 聚集在一起，製造出長鏈 omega-3，但效率如何依然不得而知。再說一次，無論你在何處，以你所有盡力而為吧。

討厭吞服膠囊或藥錠嗎？把 ALA 吃進去吧！核桃是非常好的 ALA 來源，而且是岡德里舉世聞名綜合堅果（見第 251 頁）中的一個要角。所以，你可以吃一把生核桃作為每天早上和下午的零食。

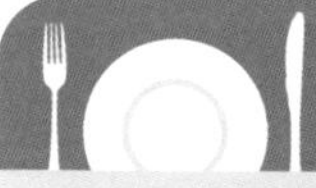

岡德里的革命飲食訊息

在我們開始討論停滯期和運動在減重過程中扮演的角色前，作為對第一階段的簡短複習課程，容我提醒你，在你父母出生以前，由大豆和玉米製成的油脂根本就不存在。

此外，原本的食物被改變得越多，你就應該吃得越少。最後就是，你讓食物的保存期限延長越久，它就會讓你的壽命越短。

現在，試著把下列岡氏主義記住：

- 如果是肉類，你可以作弊。
- 如果是綠色的，你會變瘦。
- 把水果掃地出門。
- 如果是米色的，請謹慎行事。
- 如果是棕色的，請放慢速度。
- 當有所疑慮時，就放棄使用吧。
- 快速減重，就等著和肌肉質量道別吧！
- 食用「綠色」或「棕色」油脂，你的腹部脂肪將會退散。
- 如果你食用偽脂肪，你就會心臟病發。

CHAPTER 8

適應

- 實施革命飲食計畫四週或十二週後，你將遭遇「停滯期」（體重連續兩週或兩週以上都沒有減輕的狀況）的到來！
- 在適應階段，你的新陳代謝並沒有慢下來，只是你體內少了許多脂肪細胞，來「吃掉」你所攝取的食物。
- 如果你在停滯期「努力推進」體重的減輕，生命基因會反擊。所以遭遇停滯期時，請先放鬆心情，好好觀察目前的各種狀況，去適應並習慣這個新的體重。
- 停滯期的特徵是刺激飢餓的荷爾蒙，也就是類生長激素的大量增加，這實際上會讓你幻想有多想要及需要食物，尤其是糖和澱粉。
- 夏季的時候，由於白日長度及日光照射時間的季節性變化，會讓人想吃得更多，這所有生物最原始的本能之一。
- 睡得越多，體重越輕。
- 睡眠時間長短不僅和體重的減輕有直接關聯，還與人類及其他所有測試過之動物壽命的增加有直接相關。
- 如果你的三酸甘油脂指數在上升，那麼「白色」和「米色」食物，或十二種骯髒食物中的其中之一，正偷偷溜回你的飲食中，你將再度開始囤積脂肪。
- 如果你幻想著食物，你的飢餓荷爾蒙類生長激素濃度會高到突破天際；請加進更多的綠色食物和omega-3，會讓它降下來。
- 心靈與身體的連結確有其事：用運動、瑜伽或太極，讓那些愉悅荷爾蒙活化吧！

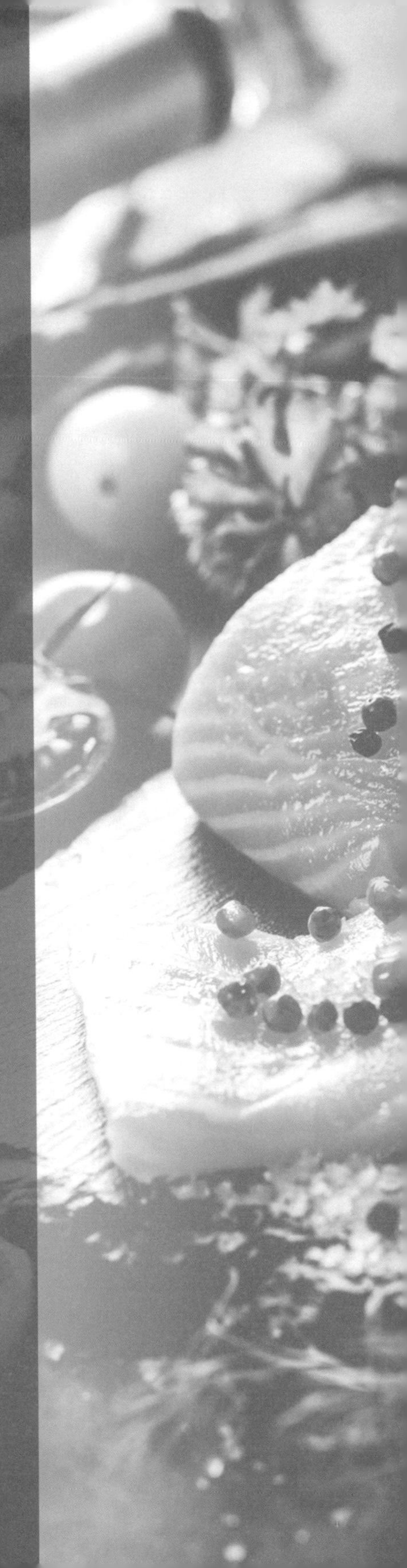

截至目前為止，你已經進入拆解階段好幾週了，我敢打賭，你一定很開心看到在你跳上體重計或照鏡子時，所顯現出來的成果。你一定對自己感到非常自豪吧？理應如此。

你堅持執行計畫，在削減所攝取蛋白質份量的同時，你也逐漸增加綠葉蔬菜和其他「友善蔬菜」在你飲食中的份量。而且這正在發生效用：一點一點地，那些多餘的體重將逐漸成為歷史。

這還不是全部。如果你曾關節疼痛，你會開始覺得好過多了，連同你身體的其他部位也是。如果你正承受頭痛和胃灼熱的問題，你可能會注意到頭痛的頻率降低了，而且／或疼痛程度沒那麼劇烈了，而胃灼熱的症狀則有所消退，或根本消失了。正在服用降血壓藥物的人，則可能會經歷偶發的頭暈，這是因為你的血壓正趨於正常，而你需要調整用藥的劑量。同樣地，如果你在服用治療糖尿病的藥物，或自行注射胰島素，發生暈眩情況就可能表示你的血糖濃度自然下降了。不論是哪一種情況，就降低藥物劑量的問題諮詢你的醫師，這些不舒服的感覺將在調整劑量後消失。

值得注意的是，生活中的一些惱人小問題似乎也減少了。甚至你的同事看起來都沒那麼煩人了——你的飲食似乎能影響他們的個性，這真是太神奇了！連你的孩子們都好像沒有像從前那樣讓你煩心了。你的鄰居和同事開始彼此關注，人生竟變得如此甜美……

我很不想戳破你的美夢泡泡，但我必須警告你那幾乎無法避免的問題。這個狀況曾經發生在我本人還有大部分我的志願者身上，而你也可能即將面對這個問題。這可能發生在四週或十二週後，但它就是會毫不掩飾地出現在你眼前：你即將遭遇停滯期的到來。

撞牆期？也許不是

你對減重速度突然慢下來或完全停滯，大概會有像以下的反應：「喔，這下可好！我以為飲食革命計畫和其他我嘗試過的減肥法不一樣，可是我已經照著岡德里醫師所交代應該遵守的方式吃東西了，結果什麼都沒發生。這和其他所有的減肥法都一樣！我想我乾脆放棄好了，因為這根本沒用！」

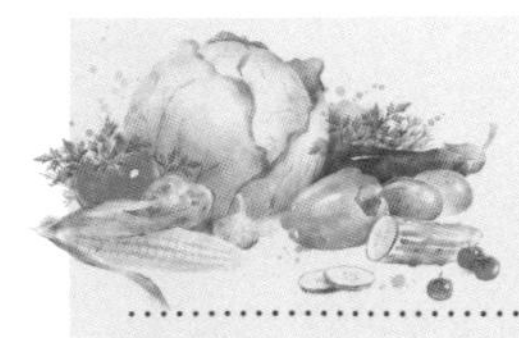

這是一種享受

西格蒙德·佛洛伊德（Sigmund Freud）是首先闡述我們天生就是會竭盡全力追尋歡愉和迴避痛苦此一慾望的哲學家之一。就像你已經知道的，這些衝動生來就根植在所有動物體內。當患者著手實施我的計畫，他們的注意力都集中在那些實質的成功標誌上，像是因為逐步減輕的體重而改善的膽固醇指數與血糖濃度。當然，我也是如此。

然而有趣的是，讓我和我的患者們（你也可能將是其中一員）印象深刻的第一件事，卻是隨著最初的體重減輕而來的喜悅，以及疼痛和痛苦的消失。你就是單純地感覺到「好多了」，而生命中的歡愉感受，也再次深刻明晰。

為什麼？與其傳遞痛苦訊號，試圖讓你在還來得及時停止自我毀滅時，生命基因為何現在傳遞的是愉悅的訊號？相信我，幾乎我所有的病人都發現了這個現象。這是在你遵循飲食革命計畫時，將體驗到的許多次靈光一閃「我知道了」瞬間的其中一次。

當你體會到這種重新復活的感受，就別太驚訝你突然有想重整書架、舉辦一場晚餐派對，或重新拿起放在門口櫃子裡發霉的網球拍這些衝動了。相反的，那些活動會刺激生命基因，釋放出更多的愉悅訊號。

但如果你人在我的辦公室，我第一時間的反應會跟你所想的完全相反：「這真的有用！」

所以讓我們假設，如果你是我計畫志願者的當中一員，而且我已經指示為你進行新一輪的血液檢查，這是我在計畫進行進入第六週後必然會做的事。當我把檢驗結果分享給你時，你一定會開心又驚訝地搖頭晃腦。因為根據我已經發表的研究結果顯示，幾乎可以確定你將會看到以下這些結果：

- 總體膽固醇指數下降 50 點左右

- 低密度脂蛋白追蹤結果下降
- 高密度脂蛋白追蹤結果上升
- 三酸甘油脂指數降低
- 胰島素指數降低
- 血糖濃度降低
- 體脂肪百分比下降

單就三酸甘油脂、血糖和胰島素指數的降低而言，就已經是你使「為冬天儲存脂肪」程式失去活性的證據。你正向生命基因發送整組全新的指令，而且它們有所回應。

你的殺手基因棋逢敵手了！

讓人重新振作的中場休息

那麼，讓我們假設你遇上了停滯期，我對停滯期的定義是，體重在連續兩週或兩週以上都沒有減輕的狀況。

所以，發生了什麼事？放輕鬆，你不過是來到了為數眾多調整時機中的第一個。我已經學會歡迎這些時機的到來，就像我歡迎瑜伽體位調整階段的出現一般。

你可知道，跑步選手在長途競賽時，每跑完一點六公里，如果加入一分鐘的行走休息時間，絕大部分人反而可以改善跑完全程的時間嗎？沒錯，這些選手藉由間歇性地放慢速度，反而能夠更快跑完全程。事實上，如果去調查任何一種訓練方法，你會發現，強制休息時間的引進，確實能夠改善表現。已有研究顯示，**肌肉增長的高峰期會發生在訓練週期的間隔中，當你讓鍛鍊後的肌肉休息數天的情況下。**

在飲食革命計畫中，你正學習一種新的養生方法、一種全新的生活和飲食方式。我會解釋你遇到停滯期的原因，但你應該從本章中得到的重要資訊是——適應。

我稍後會解釋這個瑜伽用語，這對你未來長期執行計畫要繼續獲得成功和樂趣是非常關鍵的。

你記不記得，幾乎所有一時流行的減肥法，講的都是在六到八週內減去多少體重。還有，你也該記得，幾乎我們所有人都能堅持遵照某種以控制為根本的養生法大約六週，直到生命基因程式猛然扔掉那份控制為止。如果你又開始食用「米色」和「白色」食物，還有那些你可能已經重新引進的小份量「棕色」食物及水果，那麼你就重新開始了「為冬天儲存脂肪」程式，然後突然間，你便與生命基因程式又背道而馳了。

這就是阿金飲食法和南灘飲食法建議你，在遇到停滯期時就回歸第一階段的原因，不過這也是大部分人長期被卡在高蛋白質飲食法，或更常見的放棄原因，就是他們太想念碳水化合物了。

但對於停滯期我有另一種看法，以及要提供給生命基因的不同訊息。

不再有肥胖的客戶！

以下是你目前減重進度慢下來的真正原因：你已經丟掉了一直以來，作為你所吃食物的大客戶的脂肪細胞。

你的新陳代謝還沒有慢下來（我們將會在長壽階段討論這個問題），但現在你體內就是少了許多脂肪細胞，來「吃掉」你所攝取的食物。聽起來滿奇怪的對吧？不過請考慮以下事實：以經過二十四小時來說，你體內每約零點四五公斤細胞會消耗 10 卡熱量。換句話說，光是為了好好餵養所有的細胞，一位體重約九十點七公斤的男性，一天就需要大約 2000 卡熱量；而一位約五十九公斤重的女性，則需要 1300 卡。

所以我們來複習一下，在我開始實施飲食革命計畫八週後，體重由一百零三點四公斤降到九十六點六公斤之後發生了什麼事？在剛開始的時候，我一天能攝取約 2290 卡熱量，並維持我的體重，但兩個月後，在不復胖的前提下，我只能處理約 2140 卡的熱量。

事實上，對我所吃下的食物來說，我已經丟掉了約六點八公斤「客戶」，這意思是說，和兩個月前比起來，我每天必須減少攝取 150 卡的熱量，否則我減重的速度就會變慢或停止。

可惡！ 150 卡的份量是兩個水煮蛋、兩茶匙橄欖油、三分之二條高蛋白低碳水化合物能量棒、一杯原味優格（看你高興怎麼計算）。那六點八公斤細胞就是不復存在，無法去代謝那些熱量了。

你的減重停滯期就是這麼單純：需要你攝取食物的客戶變少了。所以，與其將停滯期視為飲食法的失敗，不如將它想成你成功故事中的過渡章節。

現在還有個好消息，當你確實碰上不可避免的停滯期時，與其擔心該如何擺脫這段時期，我反而要你在接下來兩週去適應和讓體重保持穩定。繼續食用你的堅果零食，並加入更多的蔬菜，這將會為你提供更多的微量營養物質，幫助你控制任何對碳水化合物的渴望，還有作弊的衝動。同時，請繼續減少蛋白質的量。只要你的體重沒有增加，你可以繼續食用適量的水果及「棕色」食物，如果你已經將它們重新納入飲食中的話。

如果你開始覺得，我好像「想要」你的減重出現停滯，那你猜對了。事實上，停滯期是整個計畫真正的根本所在。

如果你的第一次停滯期發生在進入拆解階段的前四週，那麼請繼續你正在進行的。如果停滯期出現在第五或第六週，就停留在這個階段，直到體重重新開始減輕。

之所以採用這種策略，有兩個原因。第一個原因或許看來很明顯：我希望你學到保持在較輕的體重需要付出些什麼。你想想看，用你現在的飲食方式進食，對保持你現在的體重是恰好完美的。你不需要對你的食物選擇做出其他改變，你的體重就會穩定下來。

而這是大多數減肥者會在此時期犯下的第一個錯誤，由於體重停止下降，於是他們便假設減肥計畫不再有效，便捨棄了計畫，故態復萌。「喔好吧，我是個失敗者，這次減肥以失敗告終，給我來一把 M&M 巧克力吧！」

相信我，你已經學會如何進食，而且維持住較輕盈的體重。你成功了，你不是個失敗者！

向瑜伽大師取經

接受停滯期到來，而且繼續你一直以來作法的第二個理由並不是明顯可見，但這個理由可能更為重要。

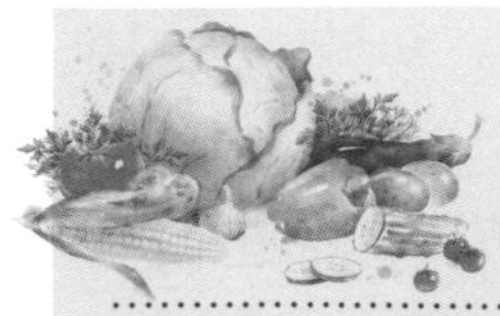

智取停滯期

我遇見凱薩琳時，她是一位在醫師辦公室工作的年輕媽媽。她不經意地提起有人告訴她，她屬於「糖尿病前期」，而且血壓偏高，這說法就好像在說，你「有一點懷孕」一樣。

她是一位身形豐滿的女性，有著典型、跟每個患有代謝症候群的人一樣的下垂腹部贅肉。凱薩琳開始進行飲食革命計畫，在減去約十三點六公斤後，她來到了停滯期。在停滯期期間，她幾乎每天都會來找我，訴說她對計畫停止作用的擔憂。我鼓勵她去適應這個狀況，不要勉強讓體重下降，並且讓自己適應現在的新體重一段時間。她照我的話做了。

大約一個月後，凱薩琳眉開眼笑地來跟我說：「體重又開始下降了，跟你說的一樣！」除了維持已經下降的體重外，她什麼都沒做。

經過一年期間的兩次停滯期後，現在凱薩琳的體重共減輕了約三十七點二公斤，而且糖尿病前期、高血壓，還有非常高的膽固醇指數都成了歷史。她想要再減掉約九公斤，我看不出有任何她無法成功的因素，而她的生命基因希望她好好活著。

我要你放鬆好好觀察，去適應這個新的體重。如同瑜伽教師會做出違反人體自然姿勢的各種彎折姿態。在瑜伽的練習當中，沒有所謂的完美體位，理論上，一種體位總會有辦法能做得更「深入」。當你開始練習瑜伽時，關節周圍的肌肉、肌腱和韌帶總會積極地抗拒你想做到某一種體位的嘗試。你陷入的困境，讓你不僅在那個體位中感到不舒服，還會在你試圖用蠻力打通特定關節時，所需要花費的努力和感受的疼痛，會強烈到讓你無法忍受。於是你放棄了，而你的確應該這麼做，因為你不會想弄傷自己。

你不會喜歡這種體驗，所以可能乾脆完全放棄那個體位的練習。然而，一位優秀的瑜伽老師會要求你在體位法中開始感到不舒服時停下來，並且在當下放鬆，而不是用蠻力讓姿勢更「深入」。接著，他或她會要求你將注意力放在呼吸上，忽略肌肉嘗試想做出的反應。

當你逐漸適應，並停止試圖去抗拒肌腱及韌帶感受到的張力時，驚喜的事發生了。因為你停止嘗試，實際上反倒更深入了這個體位。就好像尤達大師給天行者路克的勸誡：「做，或是不做，沒有試試看這回事。」這自然就是你一直以來貫徹飲食革命計畫時採用的不抵抗原則。

無論你在何處，你都已經盡力而為。

所以，適應並習慣你的新體重，還有，應該要為此而感謝的全新飲食方式。即使你還沒有遇到停滯期，將拆解階段的第五和第六週用來觀察和弄清楚這個計畫對你目前來說，哪些是簡單的，哪些又是困難的？哪些食物或情境是觸發因子？你要付出什麼代價，才能維持住這個新的體重？花點時間來停止「嘗試」，同時了解並吸取你做了些什麼而得到目前成果的經驗，開始探索接下來你該往哪個方向使力。

別忘了，要攀登全世界海拔最高、最讓人害怕的高山，從來不是在單一一次努力下完成的：在嘗試開始下一階段前，登山者必須在登山小屋休息並適應。年輕的心臟科醫師在對心臟動刀前，必須學會成為一位熟練的膽囊外科醫師。瑜伽大師在歷練過程中，也必經歷過許多適應階段，你也是。

認識你的飢餓荷爾蒙

已經有研究顯示，停滯期的特徵是刺激飢餓的荷爾蒙，也就是類生長激素（ghrelin）的大量增加，這實際上會讓你幻想有多想要及需要食物，尤其是糖和澱粉。

在飲食法進行到夏季月份時尤其如此，這時的類生長激素濃度基本線會達到最高峰，這是為了讓你吃得更多，並儲存脂肪以供冬季使用（紅毛猩猩在夏天攝取的熱量平均約一天 8000 卡，而在非夏季時，則僅有 3200 卡）。生命基因之所以會這麼做，是因為它們是被所有生物最原始的力量之一所驅使：也就是白日長度及日光照射時間的季節性變化。

事實上，我大部分的病人在夏天想要減重的困難度都比較高，這是因為

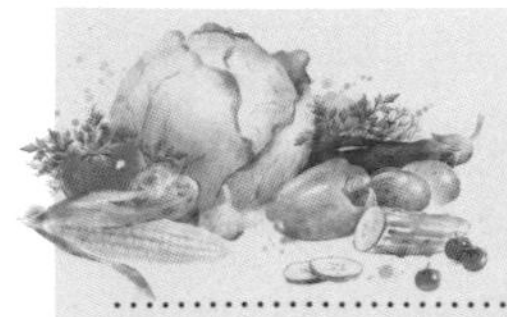

逃離手術刀

你需要另一個接受一週減零點四五公斤方法的理由嗎？試試這個：如果你慢慢地減重，你的皮膚就能跟上進度，如果你瘦下來的速度太快，幾乎可以確定，你會需要整形手術來擺脫那些多餘的鬆弛皮膚。

他們想試著逆流而上。與其如此，不如去適應現況，抓住河岸邊的樹枝，握著休息一會兒。在你這麼做的時候（你在每個停滯期都將做同樣的事），你就是在告訴生命基因：不，你並沒有快要餓死；只不過是冬天來臨，附近沒有太多食物罷了，所以，放輕鬆點。

儘管減重速度在夏季時，因為對白日長度所產生的荷爾蒙反應，通常會變得比較慢，但你仍然可以藉由限制所攝取水果的量，還有規劃更多的睡眠時間，來避開這個狀況，我會在下個段落進行解說。還有，因為你在夏天可能會做更多的運動，所以，你或許可以藉此燃燒掉更多的熱量。

睡得越多，體重越輕

在我們的減重休眠期，還有一個需要探索的領域，就是休息與睡眠。媒體不斷地用我們的睡眠時間越來越少（尤其是和一百年前比較）這件事來轟炸我們。和過去比起來，電燈的發明確實讓我們有了更多清醒的時間，這對於把更多工作塞進一天裡來說是件好事，但對健康來說，可就沒那麼好了。

陽光控制大多數植物和動物體內為數眾多的荷爾蒙及化學訊息分子，這一過程即被稱為「生理時鐘」（circadian rhythm）。當白晝開始變短，即表示秋天已來臨，而日光照射量也控制著為冬天儲存脂肪的遺傳衝動。

事實上，時鐘基因（沒錯，這就是它的實際名稱）存在於所有的動物身上，當然也包括人類。當動物在夏天接觸更多陽光時，牠們的睡眠時間會較短；冬天則截然相反。所有的動物都遵照這個模式，包括你我在內。

在我們的祖先掌握生火的技術之前，日落代表的就是就寢時間。即使是在學會生火後，由於缺乏燃料，人類祖先也並未燃燒照亮黑夜（或許我們有朝一日能再次學會其中的智慧）。

原來控制飢餓感和飽足感的激素，分別是類生長激素和瘦體素，它們對光照和睡眠的時間非常敏感。讓大學生進入睡眠實驗室，並讓他們睡足八小時，隔天早上他們的瘦體素濃度會很高，而類生長激素的濃度卻很低。隔天，他們則只睡了六小時便被叫醒，這一回類生長激素的濃度變高，而瘦體素濃度降低，就跟夏季晝長夜短會刺激我們為冬天儲存脂肪一樣。

不過，更精采的還在後面：當這些大學生被告知他們的睡眠時間只有六小時，但卻在八小時後才被叫醒的話，就算是多了兩小時的睡眠時間，他們的類生長激素濃度還是會增加，而瘦體素的濃度會降低。可見這些學生體內的電腦程式是根據只能提供六小時睡眠時間為前提來運行的，因此他們的程式發出與其對應的飢餓荷爾蒙訊號！這裡的教訓是：**睡得越多，你的飢餓荷爾蒙就會越不活躍，讓你更容易瘦下來。**

多睡一點還有另一個好處。很簡單，如果睡著了，你就不會吃得太多。我有許多病人很晚才吃晚餐，而且／或者會吃消夜，我自己以前就是這樣。但是，你的祖先從未這麼做過。

事實上，就像 T. S. 威立（T. S. Wiley）和班特・福姆比（Bent Formby）兩位作者在《關燈：睡眠、糖分和生存之道》書中所大膽提出的，特定族群罹患西方慢性疾病的開端，可以追溯到該族群電力使用普及化，因而搞亂生理時鐘的時代。我完全同意這個說法，就如同開國元勛班傑明・富蘭克林所說的：「早睡早起讓人健康、富裕又聰明。」

我已經藉由在夏季時刻意拉長睡眠時間，成功哄騙了我的生命基因，使其認為現在是冬天，而且在過去兩年的夏天，體重都有成功的減輕。這只是巧合嗎？我很懷疑。透過控制白晝的長度，冬眠中的地松鼠會無視當時的室溫，進入持續休眠的狀態。即使在溫暖的室內，只要地松鼠接觸日光照射的時間，是模擬冬日狀態加以縮減，牠們就會開心地進入冬眠狀態。你可以自己試試看。如果生命基因因為你睡眠時間變長，而認為冬天已經到來，它們就不會想要儲存脂肪；反之，它們會想要燃燒脂肪，好保證你的存活。所以同樣重要的是，在冬天時，盡你所能早早上床睡覺。

研究顯示，睡眠時間長短不僅和體重的減輕有直接關聯，還與人類及其他所有測試過之動物壽命的增加有直接相關。我們用地松鼠來舉例說明，牠們那些不冬眠的齧齒類親戚壽命大約是四年，但飽眠的松鼠簡簡單單就能活到二十二歲，壽命足足增加了五倍。你還需要更多早早上床睡覺的理由嗎？

類似的研究也顯示，你的睡眠時間越長，你和你的伴侶就會感受到越多的熱情。現在你八成可以猜到原因了，當白晝變短，你需要開始繁衍的過程，如此你才能恰好在九個月後，讓小傢伙到來、等著要吃晚餐時胖起來。要知道，出生率總是在大停電九個月後急速上升。

如果體重增加了，怎麼辦？

當你開始飲食革命計畫的拆解階段時，你的主要目的是透過隱喻上移除「固有觀點」，來關閉「為冬天儲存脂肪」的生命基因程式。

然而，當你擺脫老舊的細胞，以新細胞的形式作為最新材料，為重建身體打下基礎時，可不要被騙了，因為「儲存脂肪」的程式仍經常會在你的基因電腦上運行。這就是為什麼在第一階段，要迴避所有「米色」和「白色」食物，而且可以的話，要極度適量地攝取「棕色」食物。否則，你會重新啟動那個程式，然後體重開始增加。再度食用這些食物，就好像你正從房屋中抽換掉老舊的木板，而你的搭檔卻又把它們給敲了回去。

每三個月，當我將自己和病人們的血樣送去實驗室檢驗時，便用了個小小的心理戰術。

相信你已經知道，三酸甘油脂是決定傳遞給肝臟關於「為冬天儲存脂肪」此一程式刺激程度高低的關鍵。在減重、降低血壓，和控制或甚至得以完全擺脫糖尿病等各方面，得到極大進展後，許多病人都會放鬆下來，讚揚自己的努力，然後便放鬆警惕，多享用了一點點的「米色」、「棕色」和「白色」食物。而那些正是會讓血糖上升、激起胰島素反應，還有隨之引發肝臟製造三酸甘油脂，其結果便是轉變成出現在你臀部和腹部的脂肪。

從我抽取血樣到檢視結果，這中間需要大約三週的處理時間。我可以在去探望病人前，看到他們三酸甘油脂的指數結果，並將當次結果與之前測得的指數互相比較。如果指數是低的，我會猜猜看這位病患在上次就診後體重減輕了多少。相反的，如果三酸甘油脂指數增加，我會根據三酸甘油脂增高的程度，試著去預測這位患者體重增加了多少。

我必須告訴你一個壞消息，三週內，只要觀察三酸甘油脂指數變化的方向，我對病人體重變化的預測，會不可思議地準確。兩者間的關係很簡單：

- **三酸甘油脂上升＝體重增加**
- **三酸甘油脂降低＝體重減輕**

就跟之前我提過的一樣，你可以透過嚴格的份量控制，或嚴苛的脂肪攝取限制，同時仍食用「白色」及「米色」食物，卻還是讓體重有所減輕。我在採用歐寧胥飲食法時就是這麼做的，雖然這麼一來，我的三酸甘油脂指數暴增到四百！但過了六週後，我的生命基因自動導航系統開始接手控制，體重立刻回彈！為什麼？因為「為冬天儲存脂肪」的程式活化啟動了。生命基因贏了，我則吃了敗仗（也就是說，實際上我的體重又增加了）。

如果你的體重開始上升，我幾乎可以向你保證，甜味的食物，或會迅速轉化成糖分的食物正偷偷溜回你的飲食中。請仔細檢查你吃的東西，你一定會發現它們的蹤跡。無論在什麼時候，當我的俱樂部成員卡在停滯期或體重不減反增時，我就會讓那位成員記錄兩週的食物日誌，確實地把他或她放進嘴裡的每樣東西都寫下來。

作為罪魁禍首，有好幾種隱藏糖分或甜味的食物會堅持不懈的冒出來。請檢視「十二種骯髒食品」（請見下頁的列表），看看有沒有任何一種適用於你的情況。如果兩週後，你還是沒辦法讓停滯期有所動彈，而且沒有被十二種骯髒食品的任何一種所妨礙，那你就是吃太多蛋白質了，請將你的攝取份量減半，體重應該會再次開始下降。

控制飢餓感和渴望

你已經知道 omega-3 脂肪酸能關閉你對糖的渴望。那麼，其他的營養補

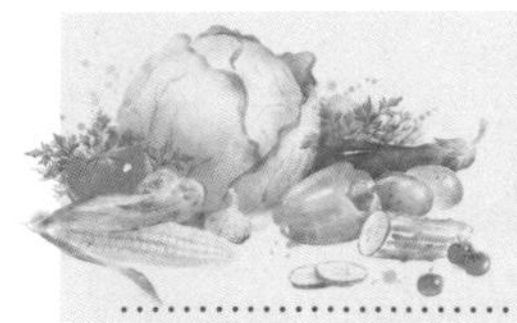

十二種骯髒食品

下列食物保證會讓你的減重進度停頓，同時還會指示生命基因程式，是時候該為冬天囤積脂肪了：

1. 「無糖」果醬、派餅和果汁。這是終極的欺騙，這些食物已經充滿了糖分，不再需要額外加糖了。
2. 加味水或運動飲料。這些食品幾乎總是充滿糖分還有／或者人工甘味劑。如果你發現食品中有蔗糖素、Splenda或阿斯巴甜等成分，趕快繞道而行吧。
3. 標示有「運動棒」、「能量棒」或「節食棒」等字樣的高蛋白質營養棒。這些要列入紅色警戒。不要將它們和高蛋白質低碳水化合物營養棒搞混了，上述所列出的幾乎全都是藏匿在以「對健康有益的」或具有高蛋白質的偽裝下、用穀物作為基礎原料的糖分炸彈。
4. 什錦穀麥。這些食物通常都伴隨著「全天然」的字樣，但別忘了，糖也是全天然的，氰化物也是。這兩樣都會害死你。
5. 罐裝蔬菜或果汁。這些食品能提供一份的水果或蔬菜，還伴隨著很多很多份的糖。
6. 任何含有糖或以糖的任何一個化名（蔗糖、天然糖、棗糖、有機糖或各式各樣的糖漿等等）隱藏其中的食物。要知道，沒有所謂「安全」的糖這回事。
7. 脫脂牛奶和豆漿拿鐵或星冰樂。這些食品含有比所謂「經過嚴格測試」版本產品更多的糖。
8. 稱頌「全穀類優點」的食物，像是早餐穀片、麵包和薄脆餅乾等等。這些也很可能都飽含糖分。
9. 標示為低脂、脫脂或零膽固醇的食物。這些全都是「高糖」或甜味的代名詞。

10. 健怡汽水。所有的研究都顯示，健怡汽水會讓你的胰島素濃度上升，並讓你儲存脂肪。
11. 滿是水果的早餐營養棒或調味優格。
12. 過多的堅果。你拿來當零食的「一把」堅果究竟是多大份量？請確定份量沒有超過四分之一杯。

充品有幫助嗎？如果瀏覽過營養補充品的商業廣告，你一定會這麼覺得，但其實只有少數研究毫無疑問地證明，植物化合物對抑制食慾的效用。

有幾個例外存在，而且我在數個不同的情況下，曾經嘗試並測量它們的效用過。以下所有的植物並未依特定順序排列，它們看起來全都對我有效。

聖約翰草（St. John's Wort）

聖約翰草是德國銷量最大的抗抑鬱劑，而且藉由提高腦部血清素的濃度，確實對輕微至中度的抑鬱症有效，和立普能（Lexapro）、百憂解（Prozac）等選擇性血清素回收抑制劑（SSRI）的作用很類似。

你還記得吧，糖會提升血清素濃度，讓我們暫時性地不那麼沮喪；相反的，減肥者會變得易怒且牢騷滿腹，是因為他們的血清素濃度下降所導致。當使用聖約翰草作為營養補充品時，一部分病人（還有我自己在內）都記錄了嗜糖慾望的降低；其他人則沒有注意到有這個效果。我已經發現的唯一一項副作用，是兩例輕微的皮膚起疹子，不過情況在停止服用此補充品後立刻解決。

劑量：一天三次，每次三百毫克

S- 腺苷甲硫氨酸

S- 腺苷甲硫氨酸（難怪要縮寫成 SAM-e）是一種由細胞製造的化合物，我們的飲食中含量並不豐富。SAM-e 被用來建構神經傳導物質多巴胺以及血清素，同時也被歸類為一種抗壓劑。

SAM-e 對關節和肝功能還有額外的好處，所以服用這項補充品，可說是物超所值，不過每一劑恐怕要花不少錢。

劑量：每日空腹服用二百毫克

藤黃果

也叫做「馬拉巴爾羅望子」，這種巴西植物似乎在沒有刺激性的情況下，也具有抑制食慾的特質。

你可能會發現，這種化合物與吡啶甲酸鉻結合在一起，會讓胰島素的作用增加。

劑量：每日兩次，一次五百到一千毫克，午餐及晚餐前服用

更多關於這些營養補充品的資訊，請造訪 www.drgundry.com。

和運動的關聯性

別指望運動在飲食法的最初幾週能加速體重的減輕。

肌肉質量的增加，實際上會干預瘦下來的過程，因為那表示要長肌肉，而肌肉比所取代的脂肪重多了（不過，你的衣服會更合身，在站上磅秤前，你可以先從牛仔褲的寬鬆度看出來）。

但如果你有運動的習慣，並不是說你就不該鍛鍊了。而且健身還有其他的好處，包括心理上的優點，能在你因為延長的停滯期，或只是需要將心思由食物轉移時特別有幫助。

運動會釋放腦內啡，這會帶來放鬆的效果。運動也能幫助你在身體適應新的進食方式時，同時也從心理上適應。

瑜伽是一種絕佳的減壓方式，太極也是。儘管不會讓你長肌肉，冥想也是另一種經過驗證的紓壓方法。

別忘了，生命基因一直在尋找愉悅的經驗和化合物；輕度到中度的運動，不僅可讓你的大腦充滿這些化合物，其實還十分的有趣。

另一方面，劇烈運動很少是愉快的，還會傳達出相反的訊息：你正在掙扎求生，而且你不是個值得保留的生物。

我會在下一章討論你會遇到的十字路口：也就是在任何一種減重計畫中，你不願意放棄一天中的某些熱量，卻又想體重繼續減輕的時刻。在這個重要關頭，你有兩個選擇：你必須用有氧運動燃燒更多熱量，或是透過高強度並有間隔的鍛鍊長肌肉（這是我的選擇），好讓我在不會增加體重的情況下攝取更多熱量。

要繼續下去嗎？

或許你已經減掉了所有需要減去的體重，或者你還在繼續一週減去平均半公斤的體重。如果是這種情形，那真是太棒了！你已經成功地活化啟動了「冬天已經到來」程式，而且為了獲得能量而燃燒脂肪。

還需要再瘦下來一點嗎？現在你可以自由地向前邁進修復階段，只是不是每個人在六週後，都會覺得需要離開拆解階段。如果你對拆解階段的食物選擇適應良好，而且想要再持續久一點，完全隨你高興。

如果你屬於少數有體重問題，但還沒出現健康問題的那一類人，你是否要繼續前進到第二階段（也就是修復階段）的抉擇，將由你自己，也只能是你自己來做出決定。然而，如果你同時也有健康問題，我會建議你先去諮詢醫師，並重新檢驗你的血脂肪及胰島素濃度。精確地說，就是：

- 你的胰島素阻抗是否已經或幾乎消失？如果還沒有，請維持在拆解階段直到你減去至少九公斤。
- 你的低密度脂蛋白指數有沒有增加？如果有，你就是屬於對高蛋白質、較高動物脂肪飲食會產生反應的小眾人口之一。那麼，該是繼續前進到修復階段，開始重建的時候了。

我有一位病人是名五十三歲的男性紳士，他在拆解階段停留了九個月，並減去了約三十二點七公斤。你可以在第 106 頁查閱他的成功故事。沒錯，他得減去很多重量，而且我認為他有一點點操之過急了。到現在，他依然持續每週消除大約半公斤的體重，並開心地食用蛋白質及「友善食物」。

他停用了之前所有的糖尿病和膽固醇藥物，一點改變他現在作法的意思都沒有。這沒什麼關係，他英年早逝的風險因子現在已經非常微小。不過，為了對他長期的健康有所作用，我們開始逐漸讓他進入一份實際上和象徵意義上，都可以接受的飲食計畫。我也希望你做同樣的事——建構以全新身體為形式所呈現的「新房舍」。

現在該放下大錘子，開始進行精細的木工了。如果你還需要減去幾公斤也別擔心，儘管可能速度會更慢，但在改變方向進入修復階段後，你的體重會繼續減輕。

第二階段

修復

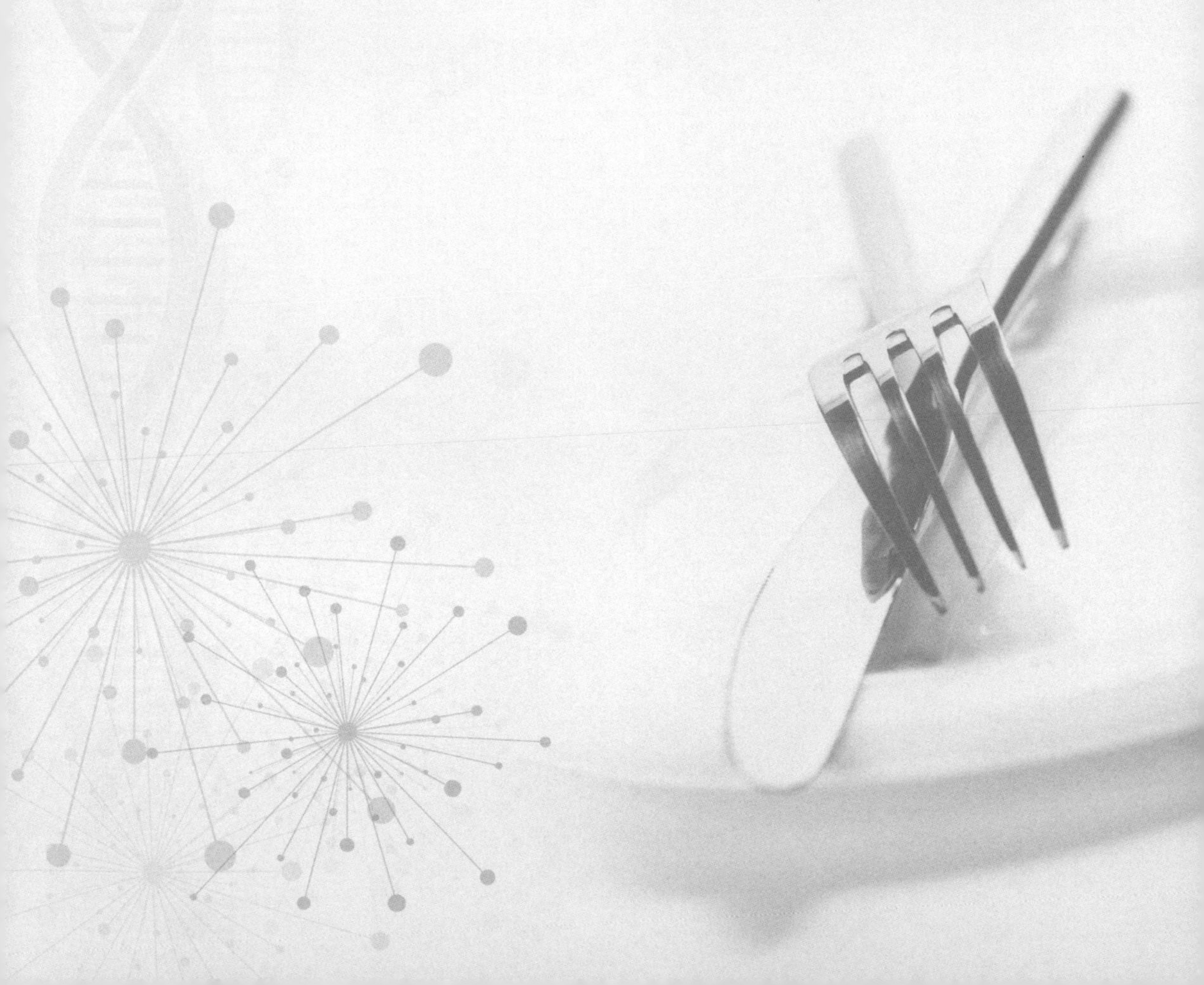

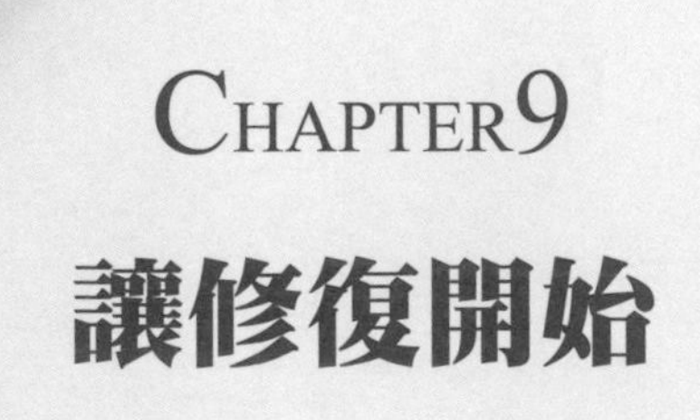

CHAPTER9
讓修復開始

- 100 卡綠花椰菜中所含有的蛋白質，比 100 卡菲力牛排中的蛋白質還要多。
- 大部分熱量密集的食物，都有大量的熱量濃縮集中包在很小的體積裡。
- 我們確實知道的事實：以綠色植物為食的動物不會變胖、不會罹患心臟疾病或得糖尿病。
- 在演化的整個歷程中，人類所食用食物的份量差不多都是相同的。而我們的腰圍會穩定增加，不是因為我們吃得更多，而是因為同樣體積的食物現在所含有的熱量更為密集。
- 食物通過下消化道的速度越快，腸道細胞就會傳送越多的抗飢餓荷爾蒙給大腦，告訴你該停止進食了。
- 如果你能堅持一天食用一袋深綠色葉菜（生菜、菠菜或其他綠色蔬菜），你的人生會戲劇化地往好的方向轉變。
- 你吃的蔬菜越多，健康狀況就越好。
- 健康百歲人瑞的體溫都一致落在攝氏三十五度到三十五點五度的範圍內，這表示越快讓新陳代謝在較低的體溫下長期「運行」越好。
- 在至少六週時間的修復階段期間，你將逐步推進，朝著讓大部分所攝取的蛋白質都來自於蔬菜、堅果及蛋的方向前進。

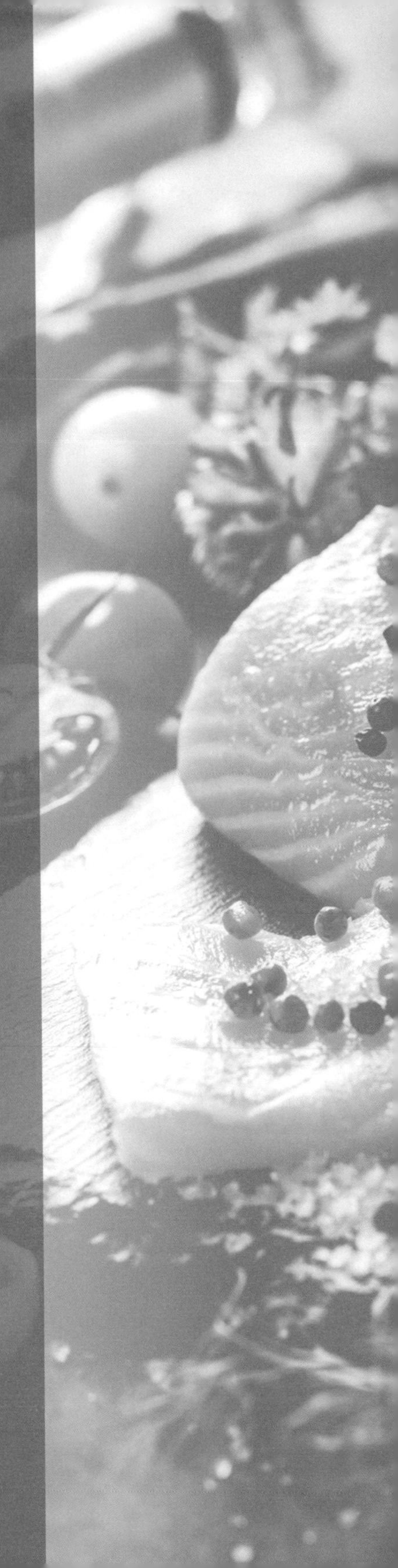

千萬不要有不認真對待修復階段的想法，如果你輕忽了，你將無法實現長期改變飲食習慣，還有在體重控制上持續獲得的成功，或是得到改善健康與增進壽命長度的好處。

別忘了，要讓養成的新習慣能成為長期持續的習性，至少需要三個月的時間。所以，在拆解階段花費六週，然後又再度回歸你原有的飲食習慣，將是徒勞的行為。

在飲食革命計畫的第一階段，你所遵循的飲食方式，會盡可能的接近大約一個世紀前人們的飲食習慣，也就是在現代農牧方法，將牛隻和其他動物的飲食由草飼改變成穀物，還有油脂和精磨穀物在引進製造以穀物為基礎原料的新製程之前。

在接下來的六週或更長的時間內，你會將進食模式演變到模仿祖先在大約一萬年前，農業發展刺激人口成長還有動物馴養之前的進食模式。

為了做到這一點，請回憶一下，農業發展讓我們的先祖得以透過穀物、肉類和起司等食物的形式，種植和儲存熱量密集的食物。儘管農業刺激了人口密度的增長，並導致人口的地理擴散，但並沒有顯示人類繁衍興旺的具體證據。而且其實很明顯地，那正是我們多數採用標榜著「對健康有益」全穀類飲食，還有去皮雞胸肉的人所面臨的情況。在研究過數種食物對我的志願病患還有我自己的影響後，我相信，近代祖先飲食中缺失的主要成分，就是綠葉菜類。

喔不，別是那些兔子吃的東西啊！

在你想放棄並打算闔上本書之前，容我提醒你，我們 98% 到 99% 的基因，與大猩猩和黑猩猩的基因有著共通性。一頭約一百八十一點四公斤重的銀背大猩猩，每天要攝取約七點三公斤的綠色葉片，但牠的全身只有 3% 是由脂肪組成。牠的身體組成完全就是純粹的肌肉質量，全都是由葉片中的蛋白質所產生的。

一點都沒錯，100 卡綠花椰菜中所含有的蛋白質，比 100 卡菲力牛排中的蛋白質還要多。我幾乎可以想見你正不可置信地拚命搖頭。不過你想想：100 卡菲力牛排就是大約二點五四乘七點六二公分見方這樣薄薄一片，而整朵花椰菜的頭也不過只有 100 卡！

這其中便存在著修復階段的關鍵。我相信，**由熱量密集食物到熱量稀疏食物的轉換，不僅會帶來長期控制體重的效果，還能維持長期健康的狀態。**

一般平均袋裝的洗選羅蔓生菜含有約 35 卡，熱量在蛋白質和碳水化合物間平均分配。沒錯，綠葉蔬菜中有足夠的蛋白質；如果你不相信我說的，那就再看一眼那些大猩猩身上的肌肉吧。說到肌肉（別忘了，我是在奧馬哈長大的），你要如何讓動物快速增肥？放牧在草原上啃草可辦不到，你反而要將動物的活動限制在圍欄中，並用玉米搭配大豆餵食，如此一來，牠們才會立即長胖，就跟我們一樣！

限制活動、用大部分是穀類製品為基礎的飲食餵養我們，於是我們就變胖了。再一次，生命基因只不過是對你傳遞給它們的訊息做出回應罷了。

回到生菜的話題。相較之下，一般的蘋果含有 100 卡，多數熱量是以果糖的形式存在。你可能要吃三包羅蔓生菜，才會獲得和吃一顆蘋果相同數目的熱量。而生命基因總是引導你食用花費最少能量，卻能提供最多熱量的食物。即使你想過放棄那幾袋生菜，會錯失多少微量營養物質，單純只是食用生菜的複雜程度，與啃一顆蘋果的簡單輕鬆相比，就會讓你趨向於選擇蘋果。難怪我們的手臂被設計成能吊掛在樹枝上，好搆到水果！

別忘了，只有大型猿類（你也是其中一員）才具有肩關節的構造，這讓我們能夠採摘其他靈長類搆不到的水果。不過，讓我們先搞清楚一件事。

熱量稀疏不代表就是「低熱量」

「低熱量」這個名詞，是用來哄騙你吃下用人工甘味劑調成甜味的研磨穀物產品，而這些產品卻會比高熱量食物還要有效率地活化啟動「為冬天儲存脂肪」程式。

造成低熱量食物和熱量稀疏食物混淆的原因，歸根究柢，在於食物的營養密度。一般說來，大部分熱量密集的食物，都有大量的熱量濃縮集中包在很小的體積裡。

舉例來說，一立方英吋體積的起司含有高達 250 卡的熱量，幾乎全都是由脂肪而來，只有少量是來自蛋白質（我其實很想知道，有誰能在吃了一英吋立方的起司後會停下來？）。這樣的食物中，並沒有包含大量植物性微量營養物質（除非你喝的鮮奶是由草飼方式餵養的牛隻所取得，但即使是這樣，一英吋立方中的含量還是不多）。因此，起司是一種熱量密集、微量營養物質匱乏的食物。

從另一方面來說，如果考慮到羅蔓生菜中半數的碳水化合物是以水溶性纖維素的形式存在，這表示它們不會被消化並作為熱量被吸收，因此可以將它們排除在真正的熱量計算之外。你必須食用五到八包的羅蔓生菜，才能獲得和一小塊起司相等的熱量。

我的老天啊！那可是一大堆葉子！不過，這五包蔬菜中可是包含了份量驚人的植物營養素，其中許多種植物營養素帶來的好處都還未被徹底了解。

但我們確實知道以下事實：**以綠色植物為食的動物不會變胖、不會罹患心臟疾病或得糖尿病**。採用生鮮食物飲食方式的人通常都很難變胖。為什麼？因為微量營養物質和大量的植物纖維，會活化下消化道中的細胞所分泌的終極飽足荷爾蒙。沒錯，這些植物化合物會活化終極的「我不餓」荷爾蒙開關。這個開關能阻止一名青少年在自助式吃到飽餐廳橫衝直撞地狂吃。

在拆解階段，你學到了如果攝取越多以綠色植物為食的動物所製成的動物性製品，你就會越健康。在每個例子中，動物都只不過是綠色植物與你的中間人。想要在修復階段改善健康，那就是排除中間人的時候了。再次強調：如果你吃得到綠色健康，你將能享瘦健康。

這要怎麼辦到？首先，讓我們考慮體積問題。在演化的整個歷程中，人類所食用食物的份量差不多都是相同的。而我們的腰圍會穩定增加，不是因為我們吃得更多，而是因為同樣體積的食物現在所含有的熱量更為密集。

花點時間想想這件事，或甚至可以嘗試以下實驗：準備包裝大小一樣的一袋洋芋片和一袋羅蔓生菜，且兩者的重量差不多一樣。將所有的生菜吃掉後，確認你現在的飽腹程度。同一天稍晚的時候，把洋芋片吃掉，然後感覺一下是不是有同樣程度的飽腹感。

你會發現，這兩者都同樣能讓你吃飽，但在吃洋芋片時，你吃下了將近 1000 卡的熱量，其中大部分都是反式脂肪，而在此同時，生菜的熱量僅僅只有 35 卡，而且還滿是蛋白質及微量營養物質。

你大概正在想，在沒有沙拉醬的情況下，你很難從那袋羅蔓生菜中獲得滿足感。好吧，加幾茶匙橄欖油醋醬，你還是只多獲得了 200 卡，不過這一回，你加的油脂當中也富含微量營養物質。不管你怎麼合計，生菜都是充滿營養的買賣，同時也是微量營養元素的發電廠。

如果你不會將次等建材用在自己家中，那為何要將次等材料提供給讓你得以棲身的肉體呢？

再次重申，與相同體積的熱量密集食物相比，將你的飲食加入逐漸增多的葉片和綠色食物，會降低你的熱量攝取量。難怪，如果你能吃下更多綠色食物，你就能塞進那條作為殺手鐧的牛仔褲裡。

用綠色蔬菜抑制飢餓感

我想提醒你，關於綠葉蔬菜中所含有之微量營養物質的第二項好處。

生命基因接觸植物中的化學物質已有數百萬年的歷史，而我們有如此多的基因需要依賴這些植物化學物質，來維持正常的功能和活性。

舉例來說，大部分美國人體內含量低到有危險性的微量礦物質硒，與控制肝臟內某一特定基因，有非常緊密的關連，而肝臟不僅協助解毒，同時也是調節或抑制癌症細胞生長的器官。

在綠葉蔬菜中也能找到的維生素C，對重建血管和皮膚中受損的膠原蛋白不可或缺。

陽光會造成皺紋的產生，而這就屬於膠原蛋白的損傷之一（把維生素C加進你的面霜中，那些皺紋就會消失不見，或至少會減少）。

維生素C對於包括像是 β-胡蘿蔔素等其他維生素的再補充也是不可或缺的，在沒有維生素C的協助下，β-胡蘿蔔素會變成促氧化劑（促氧化劑是反派角色，抗氧化劑則是正義之師）。

由於這些植物化合物已然成為細胞功能中如此根本的一部分，那麼，這些物質在食物中的存在與否，被當成飽足感的開關，就不是問題了！若系統獲得足夠的植物化合物，你和生命基因就會停止對這些物質的追尋。

如果你食用缺乏這些植物化合物的食物，那麼你就會不停地進食，想想下一口食物中一定會含有從前總是存在的營養物質，以及葉片和綠色食物中含量極高的微量營養物質所能提供的雙倍好處：那不僅能為你的身體提供最好的建材，來開始重建的工作，同時還能藉由供應足量生命基因所追尋的必需植物化學物質，從而減輕你的飢餓感。

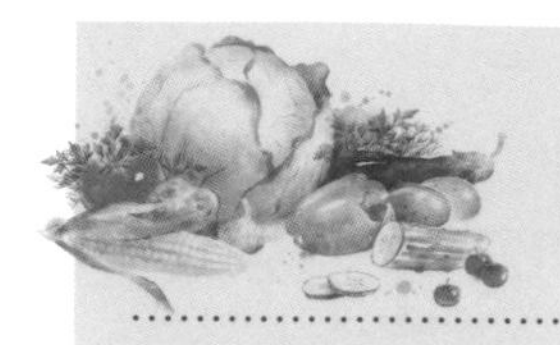

「白色」及「米色」食物的受害者

在來找我看診之前，八十七歲的以賽亞已經進行過了兩次冠狀動脈繞道手術了。每一次手術，都有七枚支架放進他動脈發生阻塞的各個不同位置。但光是從他的床走到洗手間，就會讓他產生嚴重的胸痛。這一點也不奇怪，他的心臟掃描結果顯示，以賽亞的心臟至少有半數肌肉沒有充足的血流通過。以賽亞被告知，再多的支架和繞道手術都不會再有任何作用。當我檢視他的血液檢查結果和飲食習慣問卷時，我立刻找到了罪魁禍首。以賽亞靠食用「白色」和「米色」食物維持生命。儘管他很瘦，他的腸道卻有著典型胰島素阻抗患者所具有的特徵。

以賽亞立刻開始了飲食革命計畫，並在三個月內減去了約五點四公斤，血液檢查的數據也有所改善。然而，他的妻子對於以賽亞的減重計畫是最惱火的。「聽著，他不斷地消瘦，」她說，「你會殺了他的！」當我向她解釋過這個計畫的原則後，她同意我們繼續進行。

六個月後，以賽亞走路時不再感到疼痛。在他的年度心臟檢查中，新的掃描結果顯示，心臟所有區域的肌肉血流都恢復了正常。以賽亞的妻子在下一次複診時陪著他一起來，並再一次跟我搭話。不過這一次，她摟住我的脖子，並請我原諒她九個月前曾質疑我的事。「謝謝你把我的丈夫還給了我。」她說。

我喜愛心臟外科手術，但將自癒的工具交到病人手中，卻超越了幾乎所有我能用手術刀和外科針線做到的事。

認識你的抗飢餓荷爾蒙

綠色蔬菜富含纖維素，但與你從高麩皮早餐穀片中獲得的纖維種類不同。綠色蔬菜的纖維能增加食物在腸道中移動的速度。你已經知道纖維的好處在於它能預防便秘，但你八成不知道，食物通過下消化道的速度越快，腸道細胞就會向上傳送越多的抗飢餓荷爾蒙給大腦，告訴你該停止進食了。

我猜你一定以為胃繞道（胃間隔）手術之所以奏效，是因為那會讓一個人的胃縮小，對吧？錯了！胃繞道手術之所以有效，是因為藉著手術，可以讓食物到達下消化道的速度加快，從而在腸道中建立一條會刺激高濃度抗飢餓荷爾蒙生成的捷徑。

即使在胃繞道手術過後的一到兩天內，大多數病人面對食物時，會徹底失去像之前一樣無法滿足的慾望。單純只是用來縮減胃袋體積的束胃帶，對這些荷爾蒙並沒有影響，這就解釋了為什麼這個方法的減重效率較差，還有許多由於自身持續進食慾望的驅使，導致使用束胃帶的病患發生胃穿孔或持續嘔吐的原因。

你要如何將這項知識學以致用呢？我的研究已經顯示，如果你能堅持一天食用一袋深綠色葉菜（生菜、菠菜或其他綠色蔬菜），你的人生會戲劇化地往好的方向轉變。首先，藉由攝取這些重要的植物化學物質，你將傳達給生命基因該如何合理表現的訊息。其次，食用營養豐富且大量的食物，接下來將會啟動活化抗飢餓荷爾蒙，這全都在不需攝取大量熱量的情況下發生。

這種對於熱量相對低（而且不費勁）的攝取方式，傳遞了一項強而有力的訊息給生命基因的自動導航系統。內容是說，因為你並沒有狼吞虎嚥超過應得份量的食物，因此你對未來世代並不是威脅。

相信我，生命基因自動導航系統時時都在監控著你。

減少密集熱量的攝取

第二項降低總體熱量負荷的關鍵，是緩慢但確實地遠離飲食中的密集熱量來源，主要有三大類：

- 肉類和其他動物性蛋白質。
- 起司。
- 穀類和豆類。

儘管動物性蛋白質（包括起司在內）是我們在拆解階段最好的朋友，但這些食物還是應該要小心食用。

我已經在執業和其他研究中發現了重大的證據，顯示長期來說，我們攝取的肉類和動物性蛋白質越少，減重就會變得越容易，同時我們也越能夠減少總體攝取的熱量。

講到穀類和豆類，需要採取特別小心的態度，食用這些食物時必須極度適量。這代表**一天不得食用超過半杯份煮過的穀類或豆類。**

不，我並沒有要你將這些食物完全排除，而且我向你保證，你永遠都不需要去計算熱量。別忘了，即使是我們的靈長類親戚，似乎都需要至少 6% 以動物為基礎所構成之蛋白質，才能茁壯健康。

你當然可以照著素食主義或甚至純素主義者的方式過活，而且或許你有迴避動物性製品的令人信服理由。然而，身為一位在擁護素食主義的醫學院任教的教授，在我職業生涯這十五年間，我幾乎沒有遇到過健康茁壯、狀況良好的長期素食主義或純素主義者。

這有很大一部分的原因在於，大多數素食者的飲食習慣讓他們多依賴義式麵食和穀類，或許稱呼他們為「食穀主義者」會更為恰當。我曾在印度南部進行心臟手術，那是傳教工作的一部分，那個區域的素食者在二十多歲時就會罹患糖尿病和心臟疾病。我重複一次，這些人都是素食主義者！對，他們不吃肉，但他們卻會食用精製研磨的豆類、穀類製品，而且很少接觸新鮮蔬菜。

我認為，這其中的關鍵其實是語意學上的問題，與其從素食主義或純素主義的角度進行思考，讓我介紹你認識一個新名詞「蔬菜愛好者」：指的就是「喜愛吃蔬菜的人。

裸食主義者與義大利麵食和穀類主義者不同，裸食主義者的成員包括了英國歌手史汀（Sting）、美國演員伍迪．哈理遜（Woody Harrelson），還有超模卡洛．艾德（Carol Alt）。

裸食主義者當中有很大一部分是純素食者，裸食主義者不會食用煮熟的穀類或豆子，而且通常因為一項你將在第三階段中學到的、令人驚奇的原因，而處於有活力的健康狀態。

稍後我們會有更深入的討論，不過現在，讓我們記住：**你吃的蔬菜越多，健康狀況就越好。**

活久一點還是短命一點

需要動物來源的蛋白質會影響你將來壽命的證據嗎？基督復臨安息日會（Landmark studies of Seventh-Day Adventists）的成員，一週食用肉類的次數少於一或兩次，而且每週食用超過五把的堅果，而針對基督復臨安息日會的重要里程碑研究顯示，這些成員分別比年齡相當、採行「健康生活方式」的加州女性和男性，多出六到九年的壽命。

可是，我們全體的壽命不是都增加了嗎？別被統計資料愚弄了。研究顯示，儘管壽命有所延長，我們卻同時經歷健康品質的衰退惡化。存活並不等同於茁壯健康，探訪離你最近的養老院，你就能找到確切的證明。

有沒有任何證據能夠證明，食用較少的肉類，可以增加存活機率和抵抗殺手基因的活化啟動？的確是有的。在一項前所未有、能夠將個人的飲食因子獨立出來的最大型研究中，發現**攝取動物性蛋白質的總量，與壽命的縮減及象徵殺手基因被啟動活化之慢性疾病日漸廣泛增加，有直接的關聯。**

所以，親愛的身體修復者們，從前在拆解階段作為救難人員不可或缺一員的動物性蛋白質，在我們未採取不同行動的情況下，將轉而與我們對抗。

降溫是件很酷的事

為什麼食用大量的動物性蛋白質，長期下來被證明是有害的？這是因為，在分解肉類（不論是哪一種）而來之蛋白質、好讓身體可以利用的過程中，都會產生熱。

你現在一定在想，糟糕了，這位醫師一定又跑到棕櫚泉去做太多日光浴，曬傻了。我敢打賭，你的想法一定是，藉著提升新陳代謝率來增加熱能是件好事，對吧？畢竟，每個人不是都相信，讓新陳代謝超負荷運轉，對你來說不是件好事嗎？你本該讓那些燃燒脂肪的細胞加速運轉，刺激你的甲狀腺，好製造更多的甲狀腺激素，讓那些脂肪燃燒激素加速運作，同時在健身房好好訓練，痛快的流一身汗！不是嗎？

很不幸的，以上所列全都錯誤！

對生命基因自動導航系統來說，上述一切代表的是，你燃燒燃料的效率低落得可怕，而且訓練的程度已超過你所應該承受的。高新陳代謝率就像擁有一輛能用一加侖汽油跑十英里的汽車，這樣的人不值得被保留下來，所以，讓我們啟動殺手基因吧！

健康百歲人瑞的體溫都一致落在華氏九十五度到九十六度（攝氏三十五度到三十五點五度）的範圍內，我那位九十六歲的患者蜜雪兒就是如此，而非被認為是「正常」體溫的華氏九十八點六度（攝氏三十七度）。

讓我們把這件事講清楚：**利用燃燒蛋白質產生的熱，作為丟棄那些在拆解階段中危險又多餘的體重手段，但是你越快讓新陳代謝在較低的體溫下長期「運行」越好。**

即使這些茁壯健康年長公民的甲狀腺激素血清濃度被記錄在甲狀腺功能低下的等級，這表示他們等同於動物版本的高效、低污染「引擎」。換句話說，這些年長者之所以能達到目前的狀態，是經由緩慢、但確實地降低他們的新陳代謝率做到的。

如此的能量使用效率，正是生命基因自動導航系統在年歲漸增後，發出減少肌肉質量訊號，好讓你少吃一點時所希望看到的。你的新陳代謝率越低，所需要攝取的食物就越少。由於這表示你對族群的其他成員並不是威脅，你便能多留下一陣子。

還記得那些因為低新陳代謝率而比非冬眠品種長壽五倍的地松鼠吧？對這個觀念還有任何疑問嗎？在能源危機發生、石油短缺迫在眉睫時，哪一種車會被停在車庫積灰，是豐田的 Prius 油電混合車，還是悍馬？悍馬再見，Prius 你好。

你想讓你的自動導航系統繼續駕駛你嗎？如果答案是肯定的，那就注意聽好了。

油炸你的心和腦

那麼，少吃肉和減少熱的產生有什麼關係？

你還記得有多麼欣喜於在拆解階段，能夠「無拘無束地」食用所有那些蛋白質類的熱量嗎？現在摸摸你的狗或貓，感受一下牠們比你溫暖了多少。事實上，「三犬之夜」說的就是犬類在寒冷的夜晚，讓你的床溫暖起來的能力（澳洲土著習俗，往往寒夜入睡時他們會抱著狗入睡，三犬指的是氣候非常寒冷，需抱著三隻狗入睡）。你還記得掠食者總是在睡覺的原因嗎？是為了讓因為分解動物性蛋白質而高得不正常的新陳代謝率降下來。所以，如果你吃肉，你就會產生熱。

以下是另一個產熱會帶來害處的原因：糖化終產物（AGEs）是糖由於熱的作用而與蛋白質結合的產物（稍後我們會進行更多討論）。你可以這樣想：如果你想來一份真的十分酥脆的牛排，你會打開爐火，而加熱溫度越高，肉就會越酥脆。不幸的是，你的體溫越高，你的腦部和心臟中就會形成越多的糖化終產物。你甚至可以用肉眼看見它們！

那些在你變老後，彷彿一夜之間出現在你皮膚上的討厭棕色肝斑，被稱為 AGE 斑，可不是隨便說說的。你的身體正因你產生太多熱而對你發出警告了。與其造訪皮膚科醫師的診間，不如拐個彎到農夫市場去一趟。減少你吃的肉，就能減少你產的熱。

這個策略無關乎食用動物的道德性，是否身為食物鏈最頂端的掠食者，或為了養殖牛隻而在亞馬遜河流域大肆人為毀掉熱帶雨林。確切地說，這是關乎在你的飲食中，找出適合你的動物性蛋白質和綠色植物間的平衡。或許在你的飲食革命計畫中，你會轉變成近乎純粹的蔬菜愛好者，也或許你會決定，每週選一天作為無肉日，可以讓你舒適接受。選擇權在你手中。

削減脂肪

我有許多病人花了好幾個月時間，在無數種高蛋白／高脂肪飲食法中做選擇，而大多數人，包括我在內，一開始就獲得了非常好的結果；但是在特定的時刻，情況就突然就發生翻轉了。

這裡，我要告訴你關於在拆解階段救難員的另一個壞消息。高脂肪、高蛋白的飲食計畫，最終會讓飢餓感失控。你還記不記得在體重減輕後，為了激勵你進食，飢餓荷爾蒙濃度是怎麼飆到突破天際的？對高脂肪飲食者來說，壞消息是只有由 15% 脂肪（不是 5%，也不是 30%），而其餘部分都是蛋白質、碳水化合物所組成的飲食，才能完全抑制類生長激素濃度上升。

這項發現與目前為止唯一有紀錄的成功長期減肥族群（那些保持體重持續減輕超過三年的人）身上所觀察到的現象一致。這個族群中的人，包括我在內，不管一開始的減重策略為何，都轉變為採行相對低脂的飲食。

全都匯總起來

那麼，該是慢慢地讓你的習慣再次演進的時候了：減少食物的熱量密度，並增加熱量稀疏食物的體積，好讓這些食物快速通過你的系統、關閉飢餓感開關，並減緩你的新陳代謝。這代表要逐漸減少食用的肉類、家禽、魚類，還有起司，以及更少的穀類和豆類。

想要以簡單輕鬆的方法來記住這件事嗎？大多數煮熟的動物性蛋白質、穀類和豆類都是棕色的。所以，如果你想留下久一點，棕色食物少吃點。

在此同時，你將找出在每餐中加進更多蔬菜（尤其是綠色葉菜）的方法。更明確的說，你的目標將是食用：

- 更大份量、種類更多的蔬菜。
- 一天兩次更大份量的沙拉。
- 份量明顯減少的所有種類動物性蛋白質。

舉例來說，如果你已經習慣食用一份你手掌一半大小的肉，那麼就把目標放在將份量縮減為目前的三分之一。重點是，你現在食用的食物，基本上與你在第一階段中食用的一樣，但在第二階段，有些食物你將增加食用量，而另一些將減少。

讓我們花點時間來談談真正的重頭戲。我們的文化讓我們相信，每天必須要食用數份以動物為基本原料的蛋白質，以避免發生營養不良。然而，姑且不論大多數因心臟病而讓我進行手術的病人，都曾經確實執行上述作法的事實，這些病人的血檢卻明確顯示，他們處於嚴重的蛋白質營養不良。這到底發生了什麼事？

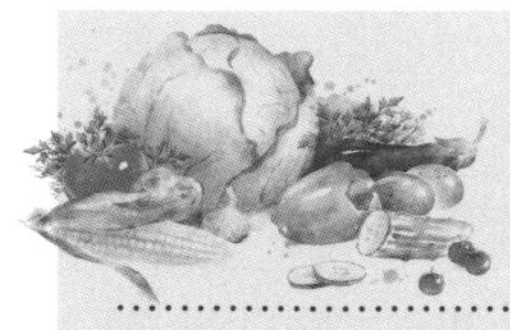

改造小訣竅

當你融入修復階段後，試試用以下的方法，來改造在拆解階段享用的餐點：

- 將凱薩沙拉中雞肉的份量減半，當然，烤麵包塊也不能放。過幾個星期後，在凱薩沙拉最上面放切片的酪梨取代雞肉。
- 沒有必要每餐都食用一種動物性來源（或其替代品）蛋白質。
- 與其用起司塊的形式上菜，不如將起司用蔬菜刨絲器削成薄片，放在取代脆餅乾的蘋果薄片或菊苣菜上，然後再加上半個核桃後上菜。
- 將一小份側腹牛排或豬里脊肉，搭配份量豐富的蒸蘆筍，或用大蒜及洋蔥一起清炒的綠葉蔬菜食用。
- 更好的作法是，將肉類搭配羅蔓生菜沙拉食用，或將肉丸用生菜葉包起來食用。如果你一定要有包在食物外面的皮，那就用高纖維、低碳水化合物的墨西哥薄餅，然後慢慢轉換成生菜葉。把這當作使你演化成更健康、更纖瘦人類過程的一部分。
- 製作歐姆蛋的時候，加一些切碎的菠菜、芝麻菜或其他綠色葉菜，還有新鮮香草，如羅勒、鼠尾草和迷迭香。或者將你的水煮蛋或煎蛋搭配煎炒的菠菜、白菜、牛皮菜，或任何煮熟的隔夜剩菜。
- 如果你無法想像不加起司的歐姆蛋，那就減少起司的使用量，再慢慢地將起司排除，直到你能接受無起司歐姆蛋。用其他「友善蔬菜」和調味料來取代起司。我用切片酪梨取代起司，而且完全不想念它。

令人遺憾的，我這個來自奧馬哈的小子得到的結論是，對獲得足夠蛋白質的癡迷，是世界上最大的迷團之一。你昨晚晚餐吃的牛排會不會是來自一頭被餵食漢堡的牛？當然不可能！歌手史汀看起來像是沒吃飽且營養不良嗎？絕對沒有。大部分動物能藉由食用葉菜，來獲得全部所需要或想要的蛋白質，人類也應當如此。更重要的是，如果你不攝取祖先曾食用的植物性建築基石（以食用大量植物還有綠葉的動物等形式出現），你吃再多的蛋白質，仍然還是會嚴重營養不良。

在飲食革命計畫這個你應該遵循最少六週時間的階段期間，你將逐步推進，朝著讓大部分所攝取的蛋白質都來自於蔬菜、堅果及蛋的方向前進。別忘了 100 卡綠花椰菜裡的蛋白質，比 100 卡菲力牛排裡的還要多。

隨著你食用的蔬菜越多，你的身體會隨之適應蔬菜中所包含的豐富微量營養物質及植物化學物質。持續用堅果和種子作為零食，一天食用兩次，避開「白色」和「米色」食物。全穀類和豆類的食用應該要極度適量（煮熟的，不超過半杯）或乾脆不要食用。

餘興節目

你有沒有想過「配菜」到底是什麼意思？那是用來襯托美國人如此喜愛的大塊肉類或魚類等主菜明星、扮演配角的蔬菜和穀類。現在轉念想一想。我要你開始將蔬菜視為主菜，而動物性蛋白質則是配菜。你用來搭配蛋白質的綠色蔬菜越多，你就會自然地食用越少這些蛋白質來源。簡單地說，你會覺得過飽。

那麼，典型的一日吃食會是如何？早餐你可以享用躺在蒸菠菜上的炒蛋，並搭配一把藍莓；中餐可以選擇一份上面放了一些沙丁魚或火雞肉片的大份主廚沙拉；晚餐則是豬里脊肉片搭配蘆筍和沙拉配菜；再加上你的兩次堅果零食。適合修復階段使用的詳盡餐點規劃，請見第 234-235 頁。

你現在已經成了改變飲食的高手，該是把健身加進飲食革命計畫，好燃燒更多額外熱量的時候了。一份合理的運動計畫將進一步推動你達成讓人印象深刻的進展，並且讓你即便在臀部尺寸縮減時，也能維持在正途上。

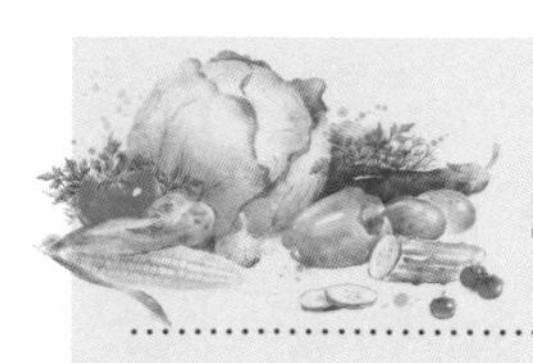

非肉類的蛋白質來源

堅果、種子、蔬菜，甚至水果，如同以下部分食物列表所顯示的，全都含有蛋白質。

水果（自然狀態的）		
每一份的蛋白質公克數		
每份的量		蛋白質（公克）
酪梨	中型的一顆	4 公克
香蕉	一根	4 公克
黑莓	一杯	2 公克
白蘭瓜	一杯	2 公克
黑醋栗	一杯	2 公克
桑葚	一杯	2 公克
肉類替代品		
每一份的蛋白質公克數		
博卡漢堡排	70.87 公克	13 公克
Lightlife 無肉「牛絞肉」	56.70 公克	8 公克
天貝	113.40 公克	12-20 公克
喬式超市無肉肉丸	85.05 公克	10 公克
全食超市素食漢堡排		13 公克
Yves 素食培根	85.05 公克	17 公克
Yves 素食漢堡排		16 公克
堅果（包括其實是豆類的花生和大豆）		
每一份的蛋白質公克數		
杏仁		7 公克
腰果		4 公克
夏威夷火山豆		2 公克
花生		8 公克
松子		4 公克
大豆		10 公克
核桃		5 公克

種子		
每四分之一杯的蛋白質公克數		
亞麻籽		5 公克
南瓜籽		7 公克
芝麻		8 公克
葵瓜籽		8 公克

蔬菜（除了羅蔓生菜之外，其餘都是指煮熟的）		
朝鮮薊	中型的一顆	4 公克
蘆筍	五支	2 公克
四季豆	一杯	2 公克
綠花椰菜	一杯	4 公克
球芽甘藍	一杯	4 公克
捲心菜	一杯	2 公克
花椰菜	一杯	2 公克
瑞士甜菜	一杯	3 公克
綠葉甘藍	一杯	4 公克
玉米	一杯	5 公克
大頭菜	一杯	3 公克
洋蔥	一杯	1 公克
甜椒	一杯	2 公克
羅蔓生菜	一杯	2 公克
菠菜	一杯	1 公克
夏南瓜	一杯	2 公克
地瓜	一杯	3 公克
番茄	一杯	1 公克

為方便比較，一個 113.4 公克的漢堡中含有 28 公克蛋白質；一份 113.4 公克的雞胸肉有 30 公克；一份 170 公克的鮪魚罐頭有 40 公克；一個蛋有 6 公克。但是，這些蛋白質來源中的脂肪含量遠高於蔬菜，導致明顯更高的熱量計算結果。

以上資料引用自洛伊．華爾福德醫師（Roy Walford, M.D.）所著《超越一百二十歲的飲食法：如何倍增你的壽命》，以及 2007 年 8 月 29 日由 www.ars.usda.gov/nutrientdata 網站存取的資料。

CHAPTER 10

加快進行速度

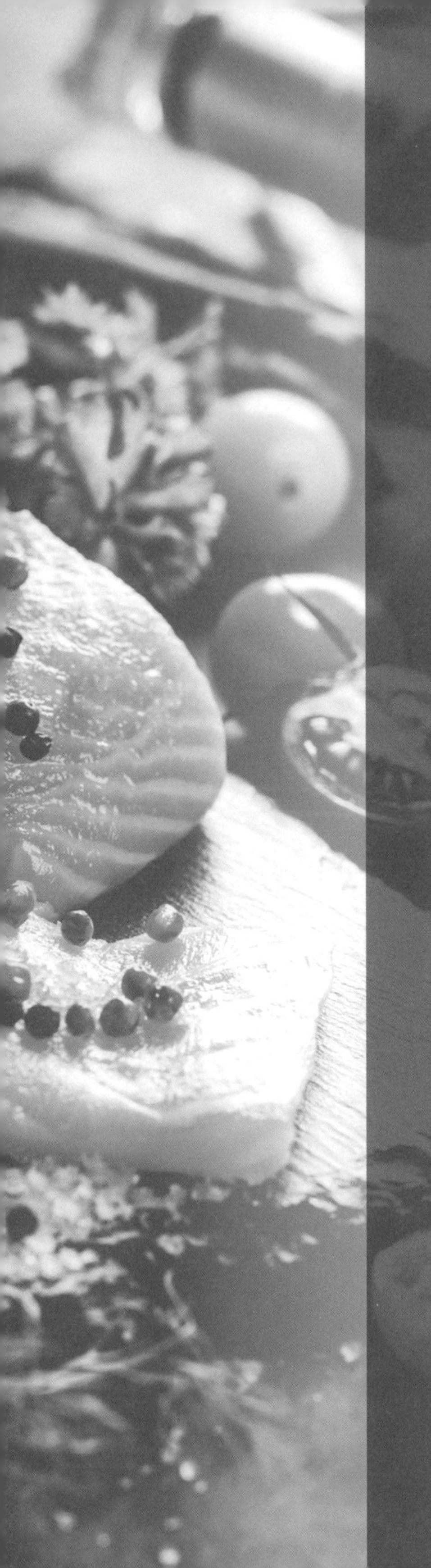

- 你從事的體力勞動的種類，對於告訴電腦程式你做得有多好，也是至關重要的，因為那最終會決定生命基因是否認為你應該被多留下一陣子。
- 適應一種活動或運動方式一陣子，好讓你能將此變成一種習慣，這是很重要的。
- 如果你要長跑或長距離步行，就慢慢來；如果你要短跑或短距離行走，就快一點。
- 如果你舉得起重物，你就能減輕體重。
- 用餐後散步十到二十分鐘，你體重減輕的速度會比在餐前走相同的距離還要來得快。
- 在步入老年時，若擁有越多肌肉質量，就表示你一定還能將食物抱回營地，或者和一隻劍齒虎打鬥，因此你對部族和整體的生命基因庫是有價值的。

我敢打賭，你一定很意外，在你已經到達飲食革命計畫第二階段時，還沒有被我督促去加入健身房或每天跑三點二公里。

我刻意不這麼做的原因，在於有研究證實，運動在減重的初始階段影響很小。以我自身和我妻子的經驗，以及我執業時遇到的數百位非運動型自願者，都明確地說服我這項事實。從另一方面來說，所有關於成功的長期減肥研究都顯示，某種類型的運動計畫，對維持已經減輕的體重是必須的。

探究這件事的原因，會帶我們回溯你減重過程第一次和任何一次接踵而來的停滯期發生起因：你已經失去了「吃掉」你所攝取熱量的細胞。拿我做例子吧，在體重約七十公斤時，我一天只能攝取 1550 卡熱量。哇！這可真是難以下嚥的苦藥。如果我想吃下更多食物時，怎麼辦？

攝取能量、消耗能量

你已經學到吃得更多的其中一個方式，就是慢慢地減少熱量密集食物的攝取量，並增加主要以綠葉蔬菜形式存在之熱量稀疏食物的攝取量。但是，你可以減少到多低的程度？在第三階段時你會知道答案。不過現在，如果你想攝取更多熱量，你必須和祖先一樣（透過體力勞動）去努力賺取，否則那些熱量就會變成脂肪儲存起來。

你從事的體力勞動的種類，對於告訴電腦程式你做得有多好，也是至關重要的，因為那最終會決定生命基因是否認為你應該被多留下一陣子。在你的飲食革命計畫這個階段，你將仿效某些祖先為了得到食物所從事的工作。你會有幾個選擇，不過別擔心，其中並不包括用一根木棒吸引一頭乳齒象，或要你跑得比瞪羚還要快。

養成習慣

適應一種活動或運動方式一陣子，好讓你能將此變成一種習慣，這是很重要的。舉例來說，好幾個月前，我決定不能在做完伏地挺身、還有接下來在刷牙時的深蹲之前吃早餐——現在我可以做到四十回合了。不做伏地挺身就沒有早餐可吃，簡單，但有效。

要讓一個習慣根深柢固大約需要六週時間，而且果然，實踐這個新的計畫數週後，當我一邊刷牙一邊看著鏡子裡的自己時，我發現有什麼地方發生了嚴重的錯誤：我沒有同時做深蹲運動。

講到在手術室裡的工作，我的老師之一，任職於密西根大學胸腔外科的馬克・歐靈哲（Mark Orringer）醫師很喜歡這麼說：「我們每天都用同樣的方法做事情；每天，完全一樣。」相信馬克和我的忠告：用同樣的方式每天做一樣的事，就會變成習慣，就像你每天早上其他的例行公事一樣。

我太太和我對甜點也採取同樣的行動。我們得在晚餐後散步大約二十分鐘（你馬上就會發現為何時間長度至關重要），來「賺取」我們的甜點，不散步就沒甜點。為了賺到熱量，你必須先燃燒熱量。

來散步吧

在第一單元中，你學到了動物會因為兩個原因遷徙：找尋食物，或避免成為其他人的食物。對猿猴類來說，從一個進食地點搬遷到另一個，代表牠們得用指節走路。唉呀，好痛！我們人類的祖先是直立行走的，這種方式用掉的能量比較少，但很明顯，他們是用行走而非奔跑的方式移動到下一個狩獵地。奔跑消耗太多珍貴的燃料了！

當然，在他們需要捕捉一頭受傷的動物或逃離掠食者時會奔跑，但如果你曾經和狗賽跑，你就會知道，我們的祖先不可能跑贏一隻四條腿的動物（即使是我家那隻三公斤多的約克夏，都能在二十五分鐘內跑五公里）！

但不知怎麼的，我們有了應該規律地在跑步機、飛輪和踏步機上跑個幾公里，或做有氧體操，來燃燒那些熱量的念頭，一切都是以為了心臟健康之名。然而，生活在南非的長壽布許曼（Bushmen）人一定會對這個想法笑掉大牙，因為他們知道，只有失敗的動物才需要做出如此努力，而你很清楚那些失敗者發生了什麼事！

短跑，別長跑

從另一方面來說，短而快速的速度爆發，在祖先需要捕捉受傷動物、或在被野豬頂撞受傷前，預計跳到最近的一棵樹上時，被證實是必要的。除了以上狀況，穩扎穩打才會贏得勝利，而我的建議是：**如果你要長跑或長距離步行，就慢慢來；如果你要短跑或短距離行走，就快一點。**

這其中還有比原先設想還要多的好處。我還記得，我曾陪伴我的太太潘妮參加一九九六年波士頓馬拉松賽，這是她第一百次取得馬拉松的資格，並跑完了全程。

我在我們位於劍橋的下榻旅館大廳環顧四周，心裡想著，附近的哈佛醫學院應該舉辦一個癌症倖存者大會。因為所有這些菁英馬拉松跑者看起來，跟我在地方醫院治療的癌症病人沒什麼分別：蒼白、瘦弱無力的肌肉，還普遍有著一臉病容。我從那時開始了解，跑馬拉松是一項代謝分解的運動，這意思是說，跑者的肌肉質量會有非常戲劇化的流失。

當我在羅馬林達的同事們針對馬拉松跑者進行研究時，他們發現，這些跑者的免疫系統是失效的。相反地，看看那些一百公尺或二百公尺衝刺的短跑選手，他們的肌肉緊繃，恰好與長距離跑者相反。如果你做短跑衝刺，肌肉質量會增加。

舉重

我們的祖先顯然還熱衷於另一種形式的運動：不管是獵物、樹葉、莓果或塊莖，男性和女性都要採集這些食物，並帶回中央營地。時至今日，我們將這種行為稱為「力量訓練」（strength training），在古早時代以前，如果沒有這項活動，你和你的部族就沒東西可吃。用另一種方式來表達，便是：**如果你舉得起重物，你就能減輕體重。**

另外，看在老天的份上，可別想著多次重複舉重量輕巧的東西。這是哪來的無厘頭想法？你的祖先舉起的可是沉重的物品！下回你去超市買東西

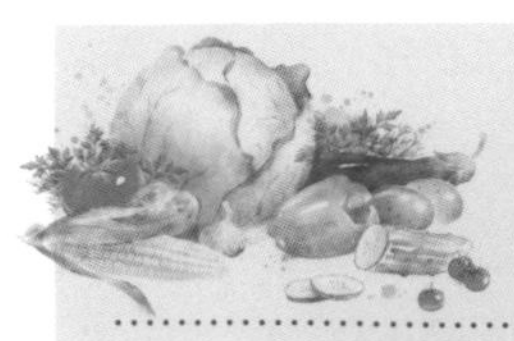

上氣不接下氣而無法玩耍

比弗莉是一位內科醫師，她帶著三十八歲的先生來看診的原因，是由於他總是在陪兩個女兒玩耍時喘不上氣來。奇普在三十來歲的這些年一直變胖，而且已經在接受針對高膽固醇、高血壓和胃食道逆流的治療了。至於比弗莉，雖然看起來挺健康的，但她患有需要進行子宮切除手術的子宮肌瘤。

儘管已經在服藥控制，如預期中一樣，奇普的血檢顯示出殺手基因已被啟動活化的所有證據：高胰島素濃度、糖尿病的前兆、高三酸甘油脂及高膽固醇濃度，還有出現發炎反應的跡象。

比弗莉的擔憂是有道理的：槍已上膛，就等扣上扳機準備發射了！比弗莉的檢驗報告比奇普的好多了，但她的脂蛋白 -a（Lp（a）），可能是危險性最大的「膽固醇」型態，指數非常高。儘管身為一位內科醫師，比弗莉在此之前卻從未檢驗過 Lp（a）的濃度。

這對夫妻開始一起實施飲食革命計畫，而我幾乎得立刻讓奇普擺脫他對高血壓藥物的依賴。

在實施飲食革命計畫六週後，奇普減掉了六點八公斤，他的三酸甘油脂指數從超過 300mg/dl 驟降到 78mg/dl，低密度脂蛋白指數降了 100點，同時他的高密度脂蛋白指數有所上升，胰島素和空腹血糖指數也有明顯的下降。當我問他進展如何時，他給了我一個相當典型的回覆：「感覺好極了，從來沒這麼好過！」

在第六週，比弗莉的體重下降了約四點五公斤，而她的 Lp（a）指數已經降到只剩一半。

在進行飲食革命計畫八個月後，奇普現在停止服用所有的藥物，而且體重輕了約二十點四公斤。他的三酸甘油脂指數現在是 40，而高密度脂蛋白指數比低密度脂蛋白指數高。比弗莉則減了約十二點二公斤。一位同事最近在大廳裡攔住我，問我最近有沒有看過她。「她看來真是誘人極了！我真想知道她做了什麼？」我只是點頭表示贊同。

至於奇普，他最近帶著孩子們去當地標高二千四百三十八點四公尺的山上健行，還把她們累得筋疲力盡。

時，別推購物車，拿幾個手提購物籃替代。你不只會在每次需要從貨架上拿東西時，將購物籃放下後再舉起，而且在購物行程結束時，你還得把收集來的貨物運回營地（其實是放到車上），就跟祖先們所做的一樣。而生命基因會因此高興的。

別光是說說，要付諸行動

這一切在實際上對你來說，代表了什麼意義？我們的祖先會舉起、拉扯事物，與什麼東西角力，或衝刺追逐著什麼；他們也會徒步行走很長的距離。而你如果複製越多這些行為，生命基因就越會將你的行為判定成符合成功的動物。

在你步入老年時，若擁有越多肌肉質量，就表示你一定還能將食物抱回營地，或者和一隻劍齒虎打鬥，因此你對部族和整體的生命基因庫是有價值的。相反地，如果你表現得與一隻掙扎求生的動物越像，總是在跑步、做爵士健美操，還食用微量營養物質匱乏的食物，那你就等於更加強調地在告訴你的電腦程式，你不值得被保留下來。

還有更多後續，記得前面所提，所有動物都會有的原始迫切衝動嗎？即花費最少的能量，找到最多的食物。天曉得生命基因究竟會如何看待你在跑步機上的鍛鍊或反覆上下一層階梯？它們會告訴你趕快停止！不然你以為為什麼所有那些昂貴的健身設備會放在角落積灰閒置，從沒有健身會員去使用？生命基因一點都不蠢，是它們讓你停止的。只要你做出的行為符合一隻基因值得保留的動物，生命基因便會保護你，但規律地讓自己處於持續性的疼痛，就像劇烈運動後所造成的結果，那就完全是另一回事了。

根據三項生存基本原則，生命基因會將疼痛視為應避免的情況，所以會試圖讓你停止引起疼痛的活動。如果你持續忽視這些警告，第二層殺手基因便會活化啟動，來擺脫你和生命基因。

從另一方面說來，舉重過後來一大份高品質、富含微量營養物質的熱量，又是另一回事了。在我每日例行的伏地挺身和深蹲後，接著食用少量早餐的作法，是模仿我們早期祖先的行為（參見 201 頁「無痛訓練」中的內容）。我已將早晨的例行活動，演化成在不需要太多額外努力的情況下，能模仿並刺激我的古老基因電腦程式。

沒辦法做四十下伏地挺身嗎？一年前我也做不到，但當時十五下伏地挺身困難的程度，和現在的四十下沒有兩樣，而耗費與銘刻在當時與現在運作方式皆相同之生命基因程式上的努力，也是一樣的。

與胰島素的關聯

增加肌肉質量與減少體脂肪還有一項好處：降低胰島素濃度。

胰島素將食物「販賣」給肌肉細胞，但當你的肌肉質量隨著年齡增長而減少時，胰島素能兜售成交的顧客群便越來越少。結果就是，胰島素必須更努力工作，而你的胰臟便傾倒出更多胰島素，好把食物「硬塞」進被脂肪堵塞住的細胞中。

啊！真是工程浩大啊！難怪你總是覺得疲倦。但是，當你開始重建肌肉質量，便等於開始建構胰島素的顧客基礎。當你活動那些肌肉時，那些肌肉細胞便開始叫囂著要求更多的食物。

潘妮的經歷是這個機制如何運行的最佳例證。潘妮的胰島素指數一直很好地保持在 3 或 4 的低標準（通常是小於 10）。不過，當她終於採行我的飲食計畫，並用散步及每週的負重訓練課程和瑜伽課替代，以減少她的跑步計畫後，她在八週內就減掉了約五點四公斤，全部都是體脂肪，而且她的胰島素濃度快速下降到不到 1。

胰島素濃度的降低，讓「為冬天儲存脂肪」程式不會被活化啟動，但更重要的是，這也消除了胰島素去刺激不需被刺激的細胞生長的可能性。

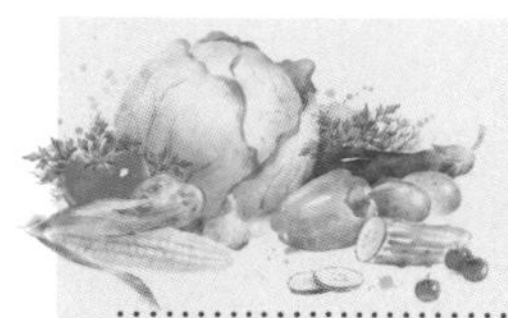

時間就是一切

如果你在用餐後散步十到二十分鐘，你體重減輕的速度會比在餐前走相同的距離還要來得快。為什麼？因為餐後散步會讓你的監控系統感知你正往下一個營地或狩獵場移動。監控系統不會知道接下來你會走一公里還是二十公里。由於這個不確定性，把你剛吃下肚的食物轉換成脂肪，就一點也不合理，因為你可能在長途跋涉的過程會需要那些全部的熱量。

從另一方面來說，在餐前散步會傳達出完全相反的訊息：你已經帶著採集的收穫到達營地，而且你不會要再去別的地方了，而這傳遞給生命基因的訊息是，該是儲存脂肪以備將來之用的時候了。

一部電腦是怎麼打敗一位棋藝大師的？因為電腦熟知大師下每一步棋之前和之後的行為，並依樣畫葫蘆地落子。

我們認可電腦表現出這種能力，但卻很難想像這樣精密的反應發生在體內的分子層次，而生命基因在數百萬年前，就已經是被設計好如此行動的程式了。

強化肌肉的營養補充品

你對類固醇能增加肌肉質量這件事，可能一直以來都採取鴕鳥心態，假裝不知情。棒球、自行車和田徑等運動的菁英選手，全都被隱晦的暗指曾使用過類固醇。

但撇開媒體的大肆炒作和公眾的強烈抗議，有一項重要的事實一直被忽略了：你也可以用包括以下兩種在內的營養補充品，來刺激肌肉的生長及其強度。

輔酶 Q10

簡寫為 CoQ10 的輔酶 Q10 對肌肉強度和耐力是至關重要的。現代醫療的一項不正常趨勢，就是為了降低膽固醇而廣泛開立史塔汀類藥物。史塔汀類藥物的作用方式，是藉由限制肝臟中一種叫做 HMG-CoA 還原酵素的作用，來達到降膽固醇的目的，而此一還原酵素同時也負責製造輔酶 Q10。

在我們急著把膽固醇濃度降下來的時候，與其說是去找尋造成膽固醇濃度升高的起因，反而是製造出一群肌肉細胞中的輔酶 Q10 被消耗到低得危險的程度。

這種酵素封鎖造成的結果，可能會花一年的時間發展醞釀，所以如果你有肌肉疼痛、肌肉無力或發生鬱血性心衰竭的問題，就該考慮每天服用輔酶 Q10 營養補充品。

輔酶 Q10 也是除了菸鹼酸之外，唯一能降低低密度脂蛋白 Lp(a) 的營養素之一。

每日標準劑量：所有正在服用史塔汀類藥物的人，最少要服用五十毫克；但如果是為了降低 Lp(a) 濃度，至少要一百五十毫克到二百五十毫克才會有效。

乙醯左旋肉鹼或左旋肉鹼

這些補充品作用在肌肉纖維的階層，尤其是製造能量的粒腺體，可以將能量運送到個別肌肉細胞的內部和周邊。

我針對患有鬱血性心衰竭和／或心肌症病人的研究都顯示出，心臟肌肉及其他肌肉功能在每日的營養補充後，出現了戲劇化的改善。有兩位病人改善的程度非常大，以致都被移出了等待心臟移植名單之外。

我所有的心臟外科手術病患，現在都在術後接受這項營養補充品的使用，這種補充品也能經由處方藥的形式取得，處方時所使用的名稱為卡尼丁（Carnitor）。

每日標準劑量：每天兩次一百五十毫克到二百五十毫克的乙醯左旋肉鹼或二百五十毫克到五百毫克的左旋肉鹼。

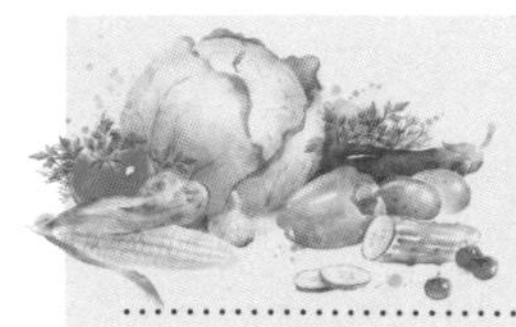

無痛訓練

以下是一項能讓你能在自家隱私保護下，生活得像原始時代男人或女人的十分鐘訓練。

除了伏地挺身和深蹲（基本上就是深度曲膝）之外，你也可以試試以下的動作：

- 舉水罐：找兩個約三點八公升容量的水罐（先把水喝掉），在水罐中將水裝到可以應付的重量。找一張沒有扶手的椅子坐好，兩腳固定在地上，試著把兩個水罐順著椅子側面，或由你的正前方從地上舉起。第一步先舉到與眼睛同高，然後舉至超過頭部。水要加到足夠只能做三到四次的量。
- 抬腿：平躺在地板上，用一條捲起來的毛巾墊在背部下緣。先將一條腿抬高，然後將另一條腿也抬起到離地約三十公分處，在那個位置停留到無法繼續堅持為止。如果這對你來說強度太大，先試試一次只抬一條腿。重複到你無法再將腿抬起（那不會太多次的）。
- 仰臥起坐：躺在地板上，完成盡可能多次的曲膝仰臥起坐。在逐漸變得更有力後，增加次數。
- 二頭肌慢彎舉：手臂放在身側，舉起一個水罐並扭轉前臂直到呈九十度，同時手掌朝向你的肩膀。將手臂放下回到初始位置，換另一隻手臂重複上述動作。繼續換邊進行訓練，持續到無法再舉起手臂為止。如果要超過五或六次才有無法舉起手臂的情況，把水罐中的水加多一點，增加水罐的重量。

在大約十分鐘的時間內，你就會讓生命基因知道，你正努力工作餵養它們。所以在這項訓練完畢後，你可以吃點東西！

更多關於延長壽命運動資訊，我建議閱讀亞當·齊克曼（Adam Zickerman）所寫的《十的威力》這本書，還有費德立克·韓（Fredrick Hahn）所寫的《慢速燃燒健身革命》一書。

在你已經在第二階段花了至少六週後（假設你已經接近自己的目標體重，而且膽固醇和其他指標都顯示，你正持續有所進展），該是考慮向前推進到第三階段的時候了。在接下來的兩章中，我們將檢視如何不只是延長你的壽命，還有更重要的——延長你的「健康壽命」。

第三階段

長壽

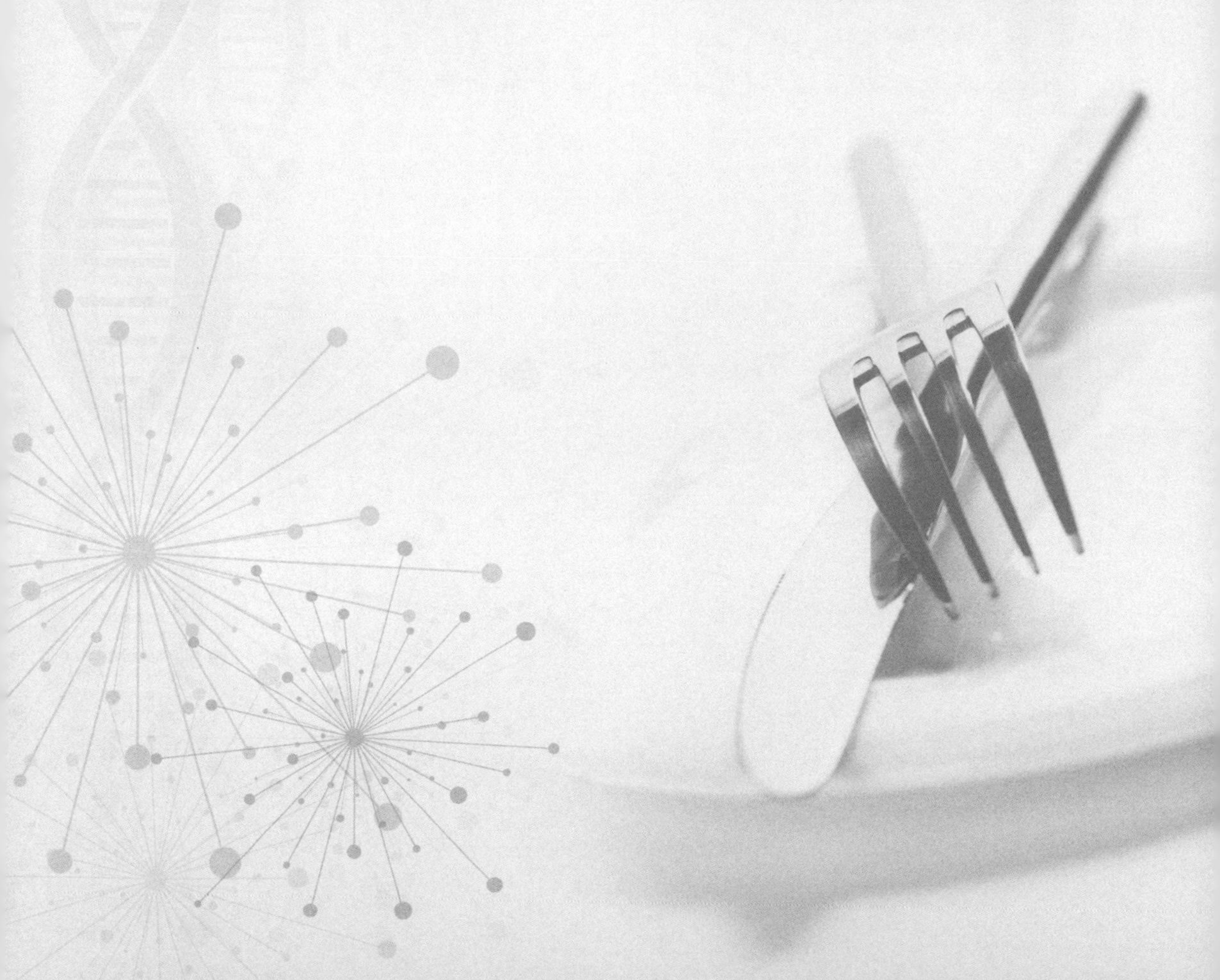

CHAPTER 11

茁壯成長得長長久久

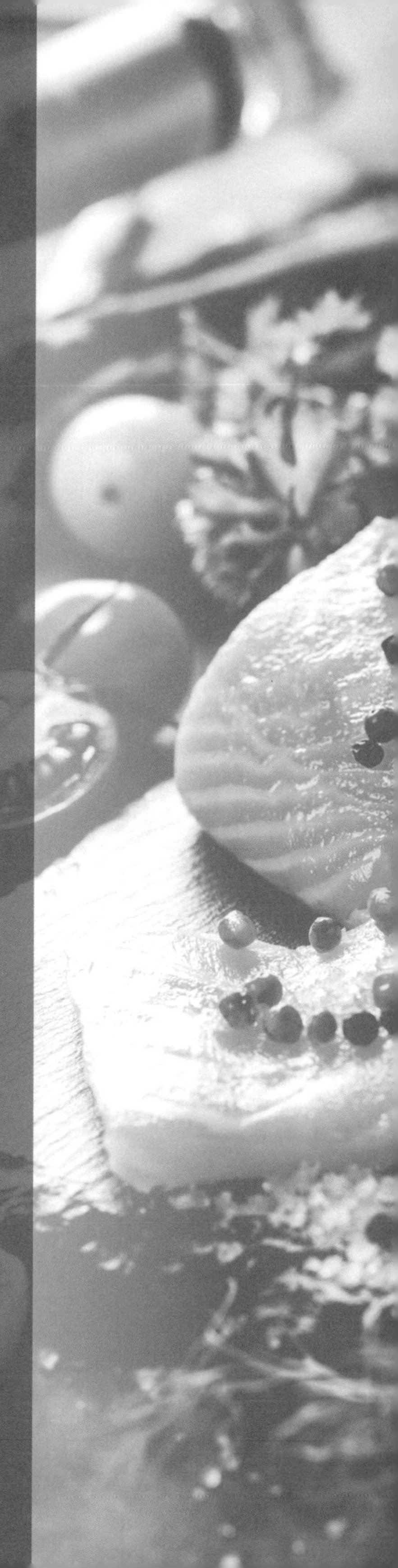

- 對我們的祖先來說，攝取肉類和其他動物性蛋白質並不是每天的例行公事；取而代之的是，他們依賴植物性蛋白質，而且大多時候都是生食。
- 生物暴露在低劑量的毒素和其他壓力源時，會產生對其有利的反應。就如尼采說的：「那些未將我們殺死的，將使我們更為強壯。」
- 在適當劑量下，這些有潛在致命危險的因素，實際上能提升存活率。
- 適度的運動是一項已知會導致壽命增加的毒物興奮效應壓力源，但過量的運動，卻會引起壽命的縮短。
- 活到百歲或更長壽的人總是在年過三十、當肌肉質量下降時逐步減重，直到他們的體重差不多等同十三歲，崩壞青春期出現前的水準。
- 毒物興奮效應解釋了為什麼採行以蔬菜為主要飲食方式的人，傾向於身高較矮、初潮時間較晚，還有活得比較久。
- 慢慢地將生食加入你的飲食中，能避免你經歷任何像是頭痛、出疹子、腹瀉和關節疼痛等許多人誤以為是「排毒反應」的毒物反應。

在過去十二週或更長的時間裡，你已經由飲食革命計畫的第一階段，也就是模仿差不多一世紀前人們的飲食，過渡到第二階段，即根據早期祖先之狩獵－採集生活方式為基礎的階段。因此，你已經讓自己的體重趨於正常（或正循著穩定的路線，向這個目標前進），增進自我的健康，並在對生活方式做出永久性改變的道路上，一路順遂前行。

第三階段則將於歷史長流中，回溯到更早的時期，來啟發靈感。

我將長壽階段視為革命計畫自然而然會發生的結果。但我非常清楚，這對所有人並非一體適用。到目前為止，你已經食用了煮熟的和生鮮的食物，後者主要是沙拉的形式。在第三階段，你將以食用生鮮的食物為主，就和我們最早的祖先一樣。

對我們的祖先來說，攝取肉類和其他動物性蛋白質並不是每天的例行公事；取而代之的是，他們依賴植物性蛋白質，而且大多時候都是生食。

食用生食能保留食物中更多的微量營養物質，儘管還是有例外存在——最明顯的例子就是番茄中的茄紅素，它的生物利用度在煮熟的番茄中較高。

另一項食用生食的好處是，生食所佔的體積比起相對應的熟食來說，是非常龐大的。一袋菠菜煎炒後會縮水成只有幾勺的份量。生食那龐大的體積會讓你感受到令人滿意的飽足，所以，你自然而然地會吃下較少的熱量。

我發現，如果把吃生食的想法概念，想像成從一個巨大的沙拉吧中選擇吃食，會更有吸引力。生的菠菜可能沒什麼吸引力，但配上松子、聖女小番茄和藍紋起司碎屑的菠菜沙拉，可就完全是另一回事了。

講到堅果，在這個階段中，繼續食用每日兩次的堅果與種子零食，但要將份量減少成四分之一杯到八分之一杯（二湯匙），以減少熱量。要學習如何目測堅果的量，先如同往常一樣抓一把，然後把一半的堅果放回袋子裡，剩下的就可以放進肚子裡了。

為什麼要轉換進入另一個階段呢？你可能覺得你已經贏得了所追逐的勝利獎賞。當然，你已經著手進行的改變，將影響你的生活品質，還可能影響你的壽命。不過我認為，你現在有個機會，伴隨著令人興奮、細緻入微的最先進長壽科學，將進入紅利獎賞回合。所以，我們這麼辦吧：我將告訴你我是如何進一步演進我的飲食，然後你可以決定是否其中有部分或全部對你來說是有吸引力的。就像我一直以來所說過的，無論你在何處，都盡力而為。我的目標不是要對你發號施令，而是提供更多的資訊和選項。

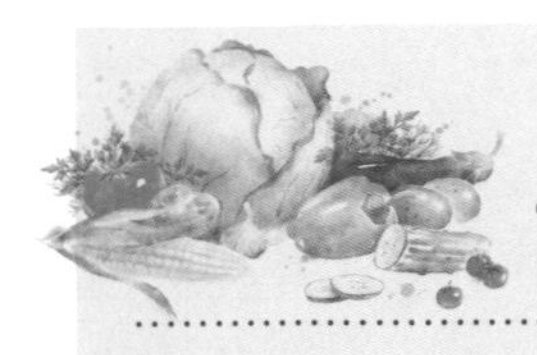

一點也不膚淺

你的皮膚能作為監測體內所發生一切的晴雨錶。當你在飲食革命計畫有所進展時，幾乎必然會注意到皮膚狀況所發生的不同。一位我的動脈繞道手術病患，一直到我說服他實行飲食革命計畫前，他同時還患有糖尿病及高血壓，目前為止，他已經執行飲食革命計畫兩年了。最近他剛參加過第五十五週年高中同學會，並且向我回報說，他的女同學們都不停地觸摸他的臉，還問他用的是哪一種皮膚保養品。她們告訴他，說他的皮膚看起來跟青少年時代沒什麼兩樣，反之，其他男士的皮膚則看起來好像快死去一般。

當下他才明白他的身體已然發生了演進，而且殺手基因已經被關閉，同時他那些蒼老、陳舊的細胞已經被淘汰拋棄。如今他的生命基因將他視為最有價值的資產加以保護和維護保養。

這是個七十三歲的孩子！

在我們以具體作法將你的飲食帶進下一個階段，好讓生命基因知道你值得在強壯健康的庇佑下，活得長長久久之前，相信你已經足夠了解我，對於我都會要先解釋支持論點的科學原理，一定一點也不覺得奇怪。對你來說，先了解「為何」，好讓你能專心致志在隨之而來的「如何」是十分重要的。

更明確地說，你需要了解毒物興奮效應（hormesis）在活化啟動你的長壽程式中所扮演的角色。**毒物興奮效應是指生物暴露在低劑量的毒素和其他壓力源時，會產生的有利反應，而這些毒素及壓力源在高劑量時，則會產生完全相反的效應。**我必須冒著聽起來像壞掉的唱片一樣，不斷跳針的危險說，毒物興奮效應最好的定義就是尼采的觀察結論：**「沒有置你於死地的，都將讓你更堅強。」**或者就像我喜歡講的，對你「有害」的東西，實際上對你是「有益」的。

在沙漠中求生存

所有動植物都擁有細緻的感官，能在即將到來的艱困時期前，對生命基因發出警告，好讓它們能採取行動以自保。你的長壽程式關鍵，就是在發生匱乏威脅時，發生作用的自我保護反應。

為了替我即將表述的觀念做好準備，讓我先跟你聊聊生活在我家窗外聖加西圖山（SanJacinto Mountains）上的沙漠植物。

所有生物都需要水才能生存及繁衍，但棕櫚泉和西南沙漠地區的雨水並不多。所以此生活區域的植物發展出了一種應付每年春天突然而不可靠的少量降水策略。沙漠植物全年大部分時間都在休眠，藉此靜候時機，基本上，就是讓自己處於假死狀態，在這個狀態下，它們的能量需求降低，但對於蟲害及其他寄生蟲侵擾的抵抗力變得難以置信地強大。

在第一滴雨降下時，這些植物開始了一連串加速的程序，來萌發葉片，以便製造能量，同時開出能夠授粉結籽的花朵，之後再度回歸休眠狀態。

多虧了這些植物的基因，趁機利用了條件好的時機，迅速地製造出大量的遺傳副本，這些植物在不過幾週內，便完成了相當於一整年的成長和繁衍。演化出能達到此種非凡繁衍功績的沙漠植物，便能在這個荒涼的環境中生存下來。這些植物基因的行為與所有其他物種的基因並無二致，只不過在受到水的刺激時，以一種極為誇張的方式表現出來。而這個現象的必然結果就發生在乾季期間，沙漠植物便只能坐等乾季結束。棕櫚泉在去年的春雨未能降臨時，這些植物藉由保持休眠自保，等待更好的時節到來。

一點點壓力就會影響深遠

毒物興奮效應事實上會改善對感染、腫瘤和死亡的抵抗力。舉例來說，在看來不可思議卻完全可以被重複的實驗中，終其一生都暴露於低劑量輻射下的實驗小鼠，其存活的壽命，比未暴露在輻射下的手足，增長了平均30%。沒錯，實際上低劑量輻射並未殺死或讓實驗小鼠虛弱，反而讓牠們活

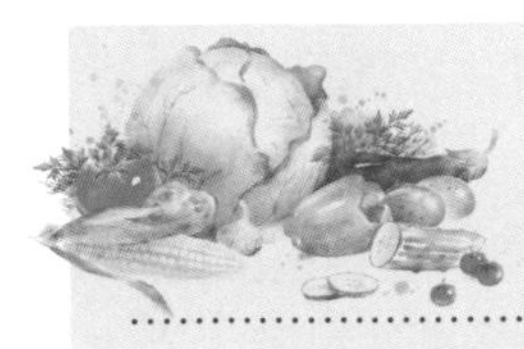

遺傳性高膽固醇是個不解之謎

即使四十多歲的史都和莎莉是「健康」飲食者和規律運動人士，莎莉一週五天練習瑜伽和爵士健美操，史都則會去長途健行，但他們身材依然是胖乎乎的。他們兩位都有高膽固醇，但因為飲食「健康」，同時經常運動，他們的固定醫師向他們保證，他們的高膽固醇是遺傳造成的。

所以，醫師告訴他們，他們兩人都需要服用降膽固醇的藥物。史都和莎莉來找我看診，希望藉由改變飲食，或許可以成為幫助改善這個問題的替代方案。

在他們執行第一階段最初兩週過後，莎莉就非常洋洋自得！她減去了約四公斤，而史都則緊追在後，減掉了約三點六公斤。這是非常好的開始。

開始進行計畫三個月後，不出所料，他們所有的膽固醇問題都成了歷史。他們兩人的體重都少了約九公斤，不過，更重要的是，他們已經知道自己並非遺傳到邪惡的膽固醇基因，他們只不過是需要告訴他們的膽固醇基因「乖一點」！

得更久。其他涉及環境壓力源的實驗，像是炎熱、寒冷、營養短缺、紫外線，還有毒素，全都獲得了令人吃驚的同一個結論：**在適當劑量下，這些有潛在致命危險的因素，實際上能提升存活率。**就像沙漠植物一樣，由環境挑戰中倖存下來的動物，都自然選擇在時節變好時進行繁衍。

進行心臟手術時，我會藉由短暫截停通往心臟的血流時機，利用毒物興奮效應（血流停止對時間造成的壓力），警示病人心臟細胞的基因即將有麻煩到來，從而活化啟動一系列引起心臟肌肉細胞遵守休止並自我保護的機制，等待更好時節到來（以重新流動循環之血流型態出現）的複雜事件。

還有更好的，同一區域中未做出應有貢獻的其他細胞，會被白血球細胞吞噬或被下達自殺的指令，也就是被稱為「細胞凋亡」（apoptosis）的程序。最終結果就是，強壯的細胞得以留存，而虛弱的細胞則被清除，提高了心臟手術當中及術後的存活率。

所有針對人類毒物興奮效應的研究都顯示，接觸每一種壓力源或毒素，興奮效應皆會發生在某一特定程度時，這些因子引起的反應不僅為了生存，更會使人茁壯成長。這是因為生命基因同時理解，當時並非是繁衍、同時將後代置於險境的好時機，還有，除非它們悉心照料你，否則你可能會帶著基因一同死去。

這裡有一個很好的例子：適度的運動是一項已知會導致壽命增加的毒物興奮效應壓力源，但過量的運動，卻會引起壽命的縮短。

呵呵，又來了！適量運動對你有益，正是因為它對你有害。因為這種壓力反應，某些運動能夠增強你的免疫系統，而會在過量時毀了它。底線在於，每當生命基因偵測到太大的壓力時，它們會總結認為你不是成功的動物，因此不需要被保護和留存，從而活化啟動殺手基因。但是，若只是感受到一點點壓力，生命基因反而會遏止殺手基因的作用。

少吃一點，活久一點

另一個毒物興奮效應的例子，發生在熱量利用最佳化上。獲得充足微量營養物質的同時，吃進恰好足夠的熱量，能顯著地讓所有經過測試的生物，包括蠕蟲、果蠅、實驗小鼠、實驗大鼠、狗，還有最新研究的恆河猴之壽命延長。

那麼，究竟是增加了多少壽命？特定物種壽命增加的程度會達到驚人的600%。在三歲以後，限制 25% 熱量攝取的拉布拉多犬，比起以「正常」熱量餵養的同窩手足，能多活四年。

可是如果熱量利用最佳化對你有這麼大的好處，那為什麼採用低熱量飲食的動物體內，像是皮質醇和腎上腺素等壓力荷爾蒙的濃度會升高呢？直到現在，研究人員也才剛開始了解，熱量利用最佳化是一種壓力源，能活化啟動動物的古老遺傳程式，以增加該動物在不利狀況下的存活機會。

限制熱量攝取，會讓動物的生命基因嚴陣以待，以保護和維護物種。生命基因會傳遞訊息給該動物，讓牠遵守休止直到有更多食物出現，就如同沙漠植物等待時機，靜候潮濕的春季到來一般。

不論食用的是哪一種食物，熱量攝取較少的動物都活得比較久。不過，如果用運動的方式，就像在上一章所提出的，消耗掉那些我們想吃的多餘熱量呢？採用低熱量飲食但不運動的實驗小鼠，看起來與攝取較多熱量，但用運動方式將其燃燒掉的實驗小鼠並無二致。然而，那些限制熱量的齧齒動物，還是比那些在鼠輪上規律鍛鍊的老鼠活得久。

現有的證據是壓倒性的：如果你攝取較少熱量，你將能活得更長。**活到百歲或更長壽的人總是在年過三十、當肌肉質量下降時逐步減重，直到他們的體重差不多等同十三歲，崩壞青春期出現前的水準。**一般說來，這些長壽的人攝取的熱量比起三十歲時所攝取的，少了大約三分之一。

為什麼蔬菜對你有益也有害？

你是否曾覺得好奇，特別是你為人父母時，為什麼要讓孩子「乖乖吃菜」會如此困難，但當他們接近成年時，他們突然「養成」了對櫛瓜等蔬菜的興趣愛好？我們的生命基因可能會使用的最簡單方式，來保護快速生長的孩童時期細胞不受這些植物化合物影響：它們關閉了部分味蕾接受器。在快速成長的那幾年，你的味蕾會對蔬菜表示「噁心」；當危險過去，而你或許需要一些幫助，來擺脫可能以癌症的方式表現的快速生長細胞時，你的味蕾轉而被活化，而表示「好吃」了！

還有相當多證據顯示，懷孕初期常見的噁心反胃，其實是一種保護女性的機制，避免她們在胎兒發育初期，細胞和器官形成的關鍵時刻，攝取太多植物化合物。

作為一位心臟外科醫師，我知道所有的器官在進入孕期後的兩個半月內就會完全成形。你不覺得所有因懷孕引起的噁心反胃，在大約孕期十週時全都突然緩解是一件很神奇的事嗎？難道是巧合？並不是，我們的自動導航系統只不過是在保護下一代的基因，免於被植物毒素危害罷了。

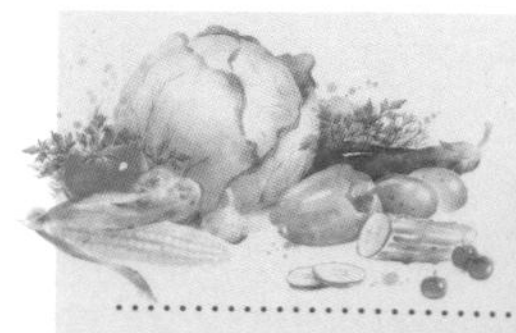

解毒過程是有毒性的嗎？

如果你把西式飲食換成完全由生鮮蔬菜和果汁構成的飲食，即使只是一段很短的時間，你都有可能經歷那些天然健康從業者所謂的排毒症狀，如頭痛、皮膚出疹子、發熱、發冷、無精打采，而這只是其中幾個例子。

但是，你會經歷這些症狀的真正理由，並不是你的身體正在肅清所累積毒素的結果。相反的，這些症狀是突然大量暴露在植物毒素下的結果，而你的肝臟無法即時迅速地處理如此大量的植物毒素。

所謂的解毒飲食，其實是充滿毒素的飲食。你問我是怎麼知道的？我治療過無數即將或已經進行胃繞道／胃間隔手術的人。他們或許會很快地減去四十五至六十八公斤的體重，在這期間，那些萎縮的脂肪細胞釋放了極為大量的重金屬「毒物」進入這些人的血液之中，然而到目前為止，我尚未看過任何一位發生所謂的「排毒」症狀。同樣的，生態圈二號的科學家們在一年之內，流失了他們身體質量的三分之一，同時血液中測得的重金屬濃度大量提高，而這一切也未伴隨任何「排毒」症狀一起出現。

毒物興奮效應解釋了為什麼採行以蔬菜為主要飲食方式的人，傾向於身高較矮、初潮時間較晚，還有活得比較久。與植物毒素抗爭的壓力，導致生命基因傳遞出低調行事、直到情況好轉為止的訊號。所有蔬菜都帶有毒物興奮效應的特性，不過有苦味的蔬菜效果似乎特別強勁。對苦味食物有偏好的族群，像是日本人和義大利人，都因他們的長壽和矮小的體態而引人注意。想利用食物活化毒物興奮效應嗎？很簡單：越苦越好！

現在你可是毒物興奮效應的專家，該是將所有的知識實際加以運用的時候了。現在，讓我告訴你該如何開始進行飲食革命計畫的第三階段。

活化啟動你的長壽程式

到目前為止，你已經往成為一位蔬菜愛好者的道路上前進，已經藉由使用以至少一天一袋預洗綠葉蔬菜、搭配其他種類蔬菜的形式，所建構出的高品質「建材」，來修復你的身體。

你由蔬菜中獲得了所需的大部分熱量，還有大部分所需的蛋白質，並已經建立了能夠維持的運動習慣。現在，是你多年來看起來（還有感覺起來）最好的時候，同時你正朝向理想體重邁進。

為了讓你的飲食習慣進化成能夠延長壽命，並確保無論你到幾歲時都能茁壯健康，以下就是如何誘發毒物興奮效應的方法。

讓你的爐子休假

先從簡單的開始。你已經將蔬菜當作飲食的中心，而蔬菜天生就是熱量稀疏的食物，因此你可以輕鬆地攝取比之前少的熱量，而無須減少食用份量。如同我剛才所討論的，熱量利用最佳化會誘發毒物興奮效應，暴露在植物毒素下也會。

但是，植物毒素會因烹煮而減少或失去活性，而作為你飲食革命計畫的一部分，我希望你能攝取比到目前為止還要多的植物化學物質，因此我將要求你逐步減少烹煮所食用的某些蔬菜和綠葉蔬菜，並改為生食這些菜類，同時將這個作法延續至你的餘生。

慢慢地將生食加入你的飲食中，能避免你經歷任何像是頭痛、出疹子、腹瀉和關節疼痛等許多人誤以為是「排毒反應」的毒物反應。

要開始你的生食探索之旅，請遵守以下這些建議：

- 藉由用較短的時間烹煮部分喜愛的菜餚，輕鬆地進入食用生鮮蔬菜的領域。去習慣煮得半熟的蔬菜味道與口感，這意思是說，這些蔬菜的烹調時間短暫到它們仍然能保持清脆。或者，作為替代方案，你也可以用特級初榨橄欖油煎炒這些蔬菜兩分鐘，然後灑上一點烘焙過的芝麻油。哇！這可真是味覺與口感的大爆炸。
- 製作 crudit 代方，那是法文「生鮮蔬菜」的意思，這是最佳的零食選項。四季豆、綠花椰菜和白花椰菜、櫛瓜條、荷蘭豆、西洋芹菜，還有無數自身就很美味的其他蔬菜，搭配酪梨醬、鷹嘴豆泥或其他沾醬食用。或者試試我的種子凱薩沙拉醬（見第 252 頁），可以搭配任意組合的生食蔬菜。

- 藉由將生食蔬菜（像是切成薄片的甜菜根、花椰菜、甜椒和荷蘭豆）加入你的綠色葉菜中，擴大你對沙拉的定義。一份由切碎的西洋芹菜、紫洋蔥、胡椒、蘿蔔、小黃瓜和番茄組成的沙拉，是你在無法繼續面對生菜葉片時難得的大餐。在食譜章節中，我提供了數個沙拉的食譜，不過歡迎你發揮自己的創意。製作出美味沙拉的可能性，事實上是無窮盡的。
- 不妨用刨成絲的捲心菜、磨碎的櫛瓜，或是豆芽，來代替泰式料理或中式菜餚裡的米飯或麵條，比如像是我的天使叢林公主雞肉版（見第 282 頁）。

別止步於蔬菜。烙烤鮪魚或鮭魚，煮至半熟上桌。在日式餐廳用餐時，點生魚片，別點壽司。如果你認識販賣壽司用等級魚類的魚販，你可以自己做生魚片。

醃漬鮭魚也就是醃製的生鮭魚，是斯堪地納維亞的佳餚，這是另一個美味的選項。

將生牛肉或生羊肉薄片用芝麻菜墊底一同享用。來份韃靼牛肉如何？在製冷技術發明前的年代，可是有無數美味菜品的佳餚啊！

請務必選擇高品質的肉販和魚販，而且你必須確保他們充分理解你打算生食他們的產品。無論如何，絕對不要冒險食用生的家禽肉或豬肉。

越苦越好

現在是擴充蔬菜清單的大好時機。如果你總是抓著一包菠菜，而忽視其他帶有苦味的綠色葉菜，何不轉而試試羽衣甘藍、牛皮菜、甜菜根、綠葉甘藍或芥菜，甚至是蒲公英葉？

這些蔬菜最好和大蒜一起清炒，再灑上橄欖油和檸檬汁。嫩蒲公英葉、芝麻菜和水田芥能為綜合沙拉添加辛辣的味道，或是單獨加上氣味獨特的油醋醬食用。

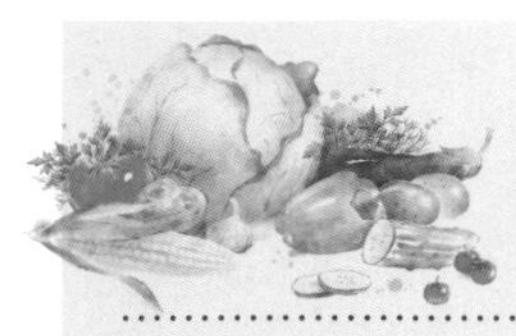

在中年獲得控制權

安是我一位內科病人嫵媚動人的妻子，她在見證自己先生成了綠色蔬菜進食機以來的轉變後，「秘密地」前來找我看診。作為一名「瘋魔健康」人士，她做的每件事看起來都是正確的。她服用的營養補充品至少和我一樣多，而且是個健身狂，但現在她已接近中年，而她的體重頑固且緩慢地每週逐步增加約六點八公斤左右，這個現象在她盡了最大的努力後，依然未曾消失。

安很久以前就嚴格限制穀類製品，只吃「有機」產品。那還剩下什麼可以吃的？難道要挨餓嗎？

安所做的每件事的確都是對的，她的身高一百六十五公分、體重六十一點七公斤，體重絕對是在正常範圍內，但是她的體脂肪指數32，接近正常範圍的最大值。

安的問題根源是由兩個因素所造成。當她接近中年，與二十多歲時相比，她已經流失了至少20%肌肉質量。除此之外，她還落入了蛋白質等於動物這個陷阱迷思中。

和大多數美國人一樣，安相信我們所吸收的蛋白質是由動物或動物副產品而來的，但當她得知關於我們的大猩猩基因靈魂伴侶相關的事情時，她立刻開始翻閱製作章節。她說：「我愛死沙拉了！我以為沙拉上都得放去皮雞胸肉才算是健康的。」安得以立刻進入飲食革命計畫的第三階段，目前她正開心地照章執行中。

安在三個月內只減去了約五點四公斤，但她把體脂肪降低了4%。透過在她的健身計畫中加上重量訓練，還有放棄動物性蛋白質及大量累積綠色葉菜中的微量營養物質，她幾乎就要達成自己的新目標了。不僅如此，她的高密度脂蛋白指數從50上升到了95，同時低密度脂蛋白指數由95下降到60。她的胰島素指數是堪稱模範的2！不只是安本人欣喜若狂，她的先生現在每次在大廳看到我，都會給我一個調皮的微笑。

紫萵苣能為任何沙拉添加色彩和辛辣味。紅色和綠色的捲心菜都是很好的生食蔬菜，大白菜也是，特別是在灑上切碎的腰果、烘焙過的芝麻油還有蘋果醋之後。

食用超級綠葉菜

有些人喜愛海藻的味道和口感，不過我不是其中一員。然而，我確實相信藻類和海藻的威力，所以我現在會用克拉馬斯湖藍綠藻（Klamath Lake blue green algae）、螺旋藻（spirulina）、綠球藻（chlorella）及紅藻（red marine algae）和褐藻（brown marine algae）的膠囊還有藥片，加上其他綠色營養補充品，來為我的飲食作補充。

那些確實喜愛海藻滋味的人，就把它們加進菜單吧！不管你稱呼它們是海藻或海菜，這些綠色蔬食（其實海藻的顏色有深淺不同的綠，還有紅色、黑色及褐色的）都非常容易準備料理。

海苔是用來包壽司的閃亮黑色薄片，也可以用來包鮪魚或雞肉沙拉、切片的酪梨，或是其他「三明治」餡料。你也可以把海苔切成細絲，灑在沙拉或湯上面。

有無數種海藻可以加水泡發，然後加入湯裡面，或灑在沙拉上，又或者在瀝乾前充分浸泡，再搭配油醋醬——試試芝麻油和無調味米醋。你也可以將它們與其他生食蔬菜混合，如磨碎的胡蘿蔔或白蘿蔔。

有許多海藻可供選擇，不過你最有可能遇到的種類包括了鹿尾菜、紫紅藻、裙帶菜、limu 海藻（一種產自夏威夷的褐色海藻）和紫菜。

生食的真相

稍早前我曾保證會告訴你我目前的飲食模式。不過首先，讓我先倒帶一點點。

當我初次嘗試飲食計畫的這個階段時，在我將血液樣本送到檢驗實驗室測試前的整整兩個月，我所食用的所有食物都是未經烹煮的。檢驗結果是有史以來最好的一次。我的總體膽固醇指數是 170，低密度脂蛋白指數是 70，而高密度脂蛋白指數是 77。我所有的發炎反應指標濃度都在幾乎無法測得的範圍，再加上只有 2 的胰島素指數。不，我的白頭髮沒有在一夜之間恢復成棕色（畢竟雄性銀背大猩猩吃生鮮食物後，還是擁有灰白色的毛髮），不過我的皮膚色調和彈性發生了戲劇化的改變。

我深深為這項體驗所折服，以致於在接下來的一年中，95% 我所食用的食物都是生鮮的。在開發這本書的食譜過程中，我將生食比例降到 90%，而我的皮膚狀況、能量水準或血液檢查結果都沒有任何明顯的改變。你問我將來會不會恢復接近百分之百的生食？我很懷疑。不過我可以告訴你，在開始巡迴演講並遠離我自己的廚房與喜歡的餐廳後，即使只有幾天，我對生鮮食物，特別是沙拉的渴望變得非常強烈。

我的志願者病患中成功的，也就是那些永久性地改變了自己身體及血液生化特性的人，大多數都藉由將自己的飲食演變到至少有 60% 生食，才獲得成效。你該不該讓大部分飲食都以生食為主呢？那是你需要做出的決定。我再說一次，無論你在何處，以你所有盡力而為。

以下是我在一天當中可能會食用的餐點：

早餐

用每隔幾天就會更換的有機新鮮蔬菜或冷凍蔬菜，米蛋白粉、大麻籽蛋白粉或乳清蛋白粉，再加上一杯冷凍莓果、一顆小蘋果、亞麻籽還有一點肉桂作成的蔬菜果昔。

或者我會來一把生的堅果，加上一顆蘋果或一把莓果。別無選擇的時候，我會來一根高蛋白低碳水化合物的營養棒。

午餐

一大盤的羅蔓生菜或其他生菜、小番茄、我能找到的任何其他蔬菜或蕈菇、橄欖油、醋或檸檬汁，還有壓碎的紅辣椒片，再加上一把以核桃為主的綜合生堅果。

晚餐

在我喜愛的義大利餐廳用一頓常規的晚餐，包括切片的生朝鮮薊，搭配橄欖油、新鮮檸檬汁，還有削成薄片的帕馬森起司，隨後是一盤切得薄薄的義式生牛肉，上面搭配芝麻菜、橄欖油、檸檬汁和西班牙小酸豆。

昨天晚上，我將半把生蘆筍和一些原味優格及香料一起打成泥，同時將另外半把蘆筍稍加煎炒。我將上述兩樣餐點與一袋（好吧，其實是兩袋）的蒟蒻豆腐麵條混合，上面灑一些帕馬森起司及現磨胡椒，做了一道美味的「蘆筍義大利麵」。

至於甜點，我吃了一塊可可含量大於 70% 的特級黑巧克力，裡面還有少量的生巧克力碎片，這些碎片讓巧克力吃起來就像是你吃過最鬆脆的巧克力棒，不過這種巧克力是對你有益的。

最後作為收尾的畫龍點睛之作（這可是老祖宗從沒機會享受的）——一杯義式濃縮咖啡！

適合第三階段的整週餐點規劃和食譜請見第 235 頁。

在最近一次獲邀參加的老化生物標記座談會後，我對關於每隔一天斷食所帶給長壽基因活化啟動效果的研究資料，印象十分深刻（這個技巧你將在下一章中學到）。我會在本書付梓後測試我的生物標記，不過為了弄清楚我進行得如何，你可以在 www.drgundry.com 追蹤我的進度。

警告：我是能開設封閉式課程的專業飲食革命學家！所以，不要試圖在飲食革命前期嘗試這個技巧，否則你會發現自己因為低血糖而癱平在地上。

在下一章，也就是進入餐點規劃和食譜環節前的最後一章，我將向你介紹更多方法，讓你能用來誘發第三階段中那聽來奇特、卻有延壽效果、稱為毒物興奮效應的狀態，也就是，你被延長而健康的餘生。

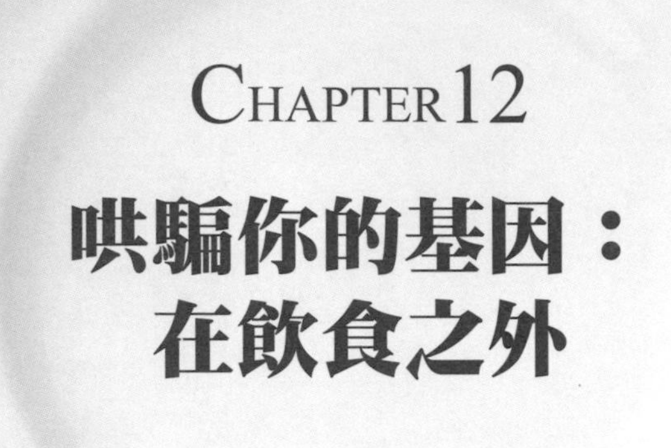

CHAPTER 12

哄騙你的基因：在飲食之外

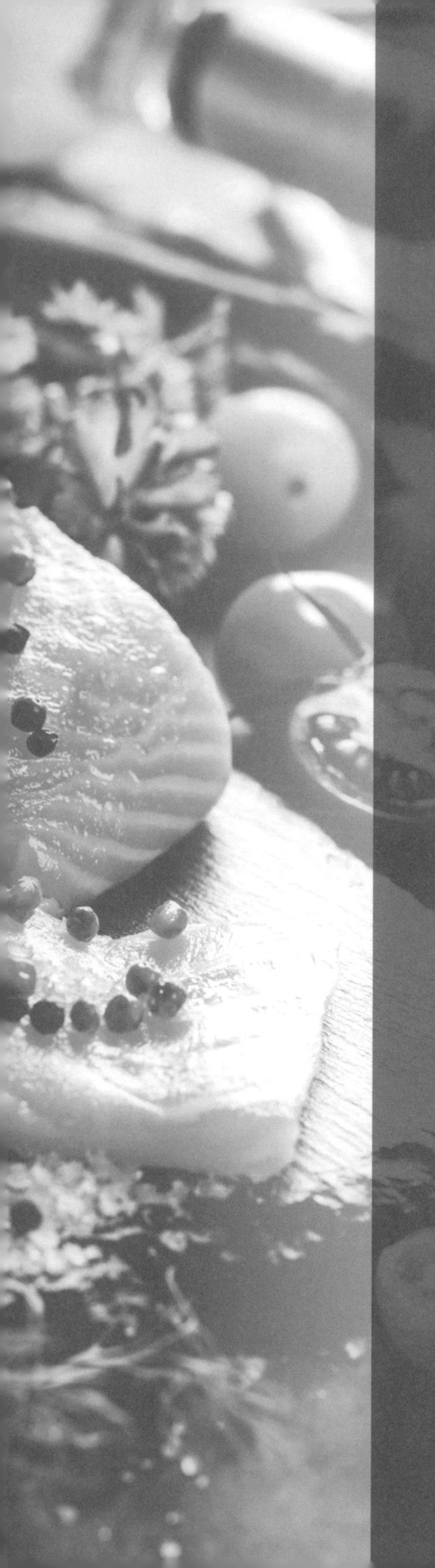

- 熱量利用最佳化的好處，並不是因實際上攝取較少熱量而來，而是來自攝取較少熱量帶來的壓力。
- 如果你吃少一點，就能活久一點。
- 研究顯示，只要一個月執行一次偶爾省略早餐及午餐的技巧，就能讓已經非常健康的摩門教徒大幅降低冠狀動脈疾病的發生。
- 喝點紅酒，你將會安然無恙。
- 讓生命基因不停猜測下一餐何時有著落。
- 只有非常黑的巧克力，就是那些標示可可含量在70% 或以上的，才會對健康產生有益的效果。
- 冷與熱兩種極端氣溫，都會對生命基因發送出該採取防禦姿態的訊號，進而激活了長壽。
- 運動之所以對你「有益」是因為它對你「有害」。
- 在高劑量下，抗氧化劑可能會轉變為「促氧化劑」，這代表它們事實上會促進能導致器官損傷、並刺激老化進程的氧化作用發生。
- 你的引擎運轉溫度越低，在沒有發生重大故障的情況下，你就能走得越遠。

在你逐步仔細地實踐飲食革命計畫的過程中，我已經建議你食用更多蔬菜，尤其是生鮮蔬菜，以增加對微量營養物質的攝取。你也已經了解並實踐許多關於熱量利用最佳化的原則，特別是在目前這個階段的運用。

不過，現在我們知道，熱量利用最佳化的好處，並不是因實際上攝取較少熱量而來，而是來自攝取較少熱量帶來的壓力。這表示許多替換各種不同進食方式（就像剛才提到的，偶爾打破一日三餐〔和兩頓點心〕的例行公事），也能夠誘發毒物興奮效應，從而活化啟動你的長壽基因。

隨著上一章中所建議的，你可能會傾向於與我一路同行，也或許你會決定這些主意沒有一個適合你，又或許你的作法最後會落在上述兩者之間。無論你落在何種情況，我都希望你給下列這些選項一個嘗試的機會。

開始走進斷食的捷徑

- 每隔一天便斷食一天，在交替可進食的日子，吃兩天份的食物。你可以每週執行一次，或讓間隔一天的斷食成為餘生都遵循的模式，就看哪一種方式對你有效。我個人偏好在週四斷食。你可以這樣想：週四斷食，接下來你就可以享受一個基本上沒有罪惡感的週末。斷食在某方面會對你產生效用。斷食期間我只喝水、咖啡及茶，但如果這對你來說難度太高，也可以喝稀釋的檸檬汁和／或蔬菜汁（但果汁不行）。斷食也可以單純是指比你平常吃的量還要少許多。
- 省略一餐不吃，先從一週找一天這麼做開始，然後再進展到每隔一天這麼做。你越經常省略一餐不吃，就越能夠活化激發毒物興奮效應的反應。
- 偶爾省略早餐和午餐，然後在晚餐時食用你需要的所有熱量，或一天只吃一餐。

事實上，最近一項猶它州的研究顯示，只要一個月執行一次上述最後一種技巧，就能讓已經非常健康的摩門教徒大幅降低冠狀動脈疾病的發生。每次你嘗試這些選項之一時，你都將活化啟動毒物興奮效應的反應。不過，請務實一點。就像你不應該在第一天踏上滑雪斜坡時，就直往專家級滑雪道跑一樣，這些技巧在隨著時間演進你的飲食模式後，會十分有用。還有，別因為想要減肥而濫用這些工具。

傳統觀念認為，省略一餐對你是有害的，但傳統觀念已經讓你變得疾病纏身、肥胖，且朝著英年早逝的方向狂奔。而飲食革命計畫中的觀點，是根據研究你的生命基因，也就是你的自動導航系統，如何經由所吃的餐點和行為，解讀你所發送給它們的訊息的科學，所發展出來的。

你不會真的相信，在一百萬年前，你的齊克曾叔公每天早上在擺脫睡意後，就抓起一根骨頭來啃，或拿起一片葉子咀嚼，是因為他知道他必須來頓豐盛的早餐吧？得了吧！他必須採集或狩獵他的「早餐」，而且如果他直到傍晚或隔天才找到食物的話，那才是他進食的時間。他的基因設計確保他能撐過沒有食物的時候，否則齊克和他的生命基因會無法倖存。齊克對斷食的概念一定非常了解。如果你想回歸自然，每天在固定時刻食用三餐，大概是你做的最「不自然」的事。

為健康舉杯要適量

植物並不是毒素的唯一來源。

那麼，在所有型式的酒類中都會出現的乙醇又如何呢？所有關注長期攝取酒精所帶來影響的研究，都顯示出典型的毒物興奮曲線，這代表有部分情況是良好的，而更多的卻是相反。

飲用少量酒精的人（也就是女性一天一到兩份、男性一到三份），已被發現比起禁酒或很少喝酒的人，還有那些過於放縱飲酒的人，會有較長的壽命，同時心臟疾病的罹患率也較低。近來一項為期十四年，針對體重正常、不吸菸的醫師所進行的研究顯示，這些醫師當中，每天飲用兩杯紅酒者，基本上完全消除了心臟病發作的機會，而那些絕對禁酒的醫師，竟然經歷了多次的心臟病發作！但一天若飲用超過一到兩份（對女性來說），或二到三份酒精（對男性來說），酒精的毒性特性便會使血壓升高、引起肝臟硬化，並最終導致心肌症的發生。我所說的一份，指的是一杯紅酒或一盎司（約三十毫升）小量杯的烈酒。

在低劑量下，酒精會刺激血管中的內皮細胞製造組織胞漿素原活化劑（TPA，一種血栓溶解劑），這與在心臟病或中風發作後，會靜脈注射給予溶解血栓的藥物，是相同的化合物。除此之外，酒精也會刺激同一批細胞製造出一氧化氮，而一氧化氮能防止血管收縮，這也是喝酒會臉紅的原因（信不信由你，這也是威而鋼能達到的效果）。

不過，有一個重要的但書：如果你從未飲酒，那就不要開始。如果你會飲酒，要注意那高得離譜的風險因子與好處的比例。酗酒是真實存在的疾病，酒精對腦的影響，就如同大腦被糖、古柯鹼、菸草及性刺激在愉悅中樞所產生的影響一樣。酒精是相當有威力的東西，所以請明智地運用。

紅葡萄會製造一種叫做白藜蘆醇（resveratrol）的植物化學物質，而白藜蘆醇能保護紅葡萄免於紫外線、真菌感染和其他壓力源的侵害。對人體而言，白藜蘆醇會活化啟動抗老化基因，抗老化基因則能夠刺激體內循環，將袖手旁觀未盡自身力量的細胞排除；讓受到糖化蛋白（AGEs）損傷的細胞，重獲新生的蛋白質生成。

不過，別急著衝進健康食品專賣店去買白藜蘆醇膠囊，那些膠囊通常一點用都沒有，因為白藜蘆醇會因暴露在氧氣中而失去活性。釀酒的發酵過程會產生二氧化碳，能保護白藜蘆醇不受氧氣的影響。

有趣的是，種植葡萄的地區海拔越高，葡萄就越能製造出更多的白藜蘆醇，來對抗陽光的傷害。葡萄在薩丁尼亞會被種植在海拔四千英尺（一千二百一十九點二公尺）高的地方，在那裡，每十萬人中出現百歲以上人瑞的比例，幾乎比所有其他文明都要來得高。就像我喜歡講的一句話：如果你喝的是紅酒，那你就安全無虞！

咖啡、茶或是巧克力？

不管你有沒有在晚餐時一併享用一杯紅酒，不過我猜，你一定是喜歡巧克力的。如果真是如此，以下要告訴你一些真的很棒的消息。

可可豆中的植物化學物質，尤其含量最多的兒茶素（EGCG），不但與其他植物毒素的作用方式相同，而且它們的攝取與毒物興奮效應曲線有相似之處。所以，這表示你可以肆無忌憚地大啖牛奶巧克力了嗎？當然不是。可可中的活性成分與綠茶及咖啡中帶苦味的多酚相仿，但這些分子的活性全都會被牛奶徹底破壞殆盡。這就是為什麼**只有非常黑的巧克力，就是那些標示可可含量在 70% 或以上的，才會對健康產生有益的效果。**

生的可可豆和未鹼化的天然可可也含有這些植物化學物質。你可以將它們加入咖啡裡，製作成摩卡咖啡，或甚至加進蔬菜果昔、炒菜，還有醬汁中。印加人和阿茲特克人的古老靈丹妙藥——巧克力辣椒醬——就是用可可作為基礎。或者你也可以試試我的黑巧克力果昔和巧克力冰淇淋食譜，裡面用了生巧克力碎片與黑巧克力混合。美味極了！

同樣的，如果你想留住那些植物化學物質，在享用咖啡或茶的時候就別加牛奶，或者改用無糖原味豆漿、巧克力味或香草味豆漿。現在，你知道為什麼通常會在茶裡加牛奶的英國人，無法像直接喝茶的日本人一般，享有同樣的健康與長壽的原因了。

紅茶、綠茶還有咖啡，都有豐富的植物化學物質，但有趣的是，它們的好處只有在咖啡因存在的情形下才會顯露出來。所以，除非你有心悸的問題，才需要離咖啡因產品遠一點。因為近期的研究，幾乎完全洗清了咖啡或茶會導致長期健康問題的罪名；事實上，現在已經越來越清楚，只要你一天不飲用超過五杯，這兩種飲料是具有促進健康特性的。

冷與熱的激活作用

還有另一種啟動活化長壽基因的有趣方法——用高溫。

即使是很短的時間，暴露在比正常體溫高的溫度中，都會活化一種被稱為熱休克蛋白（heat shock proteins）的化合物生成。這些特異的蛋白質會命令任何沒有份量的細胞進行自毀，只留下新鮮健康的細胞。事實上，這些特異蛋白質會使你的細胞不受損傷的影響。

因此，我的建議是，去蒸桑拿或使用蒸汽室；去上高溫瑜伽或熱瑜伽課程；或者在夏季時到棕櫚泉來探望我。

暴露在寒冷中也會活化啟動那些長壽基因。研究冬眠動物對低於正常氣溫此一壓力源反應（還有枯竭的能量儲存與氧氣供應的縮減）的科學家們，已經分離出一種存在於冬眠者體內、能活化細胞保護措施的化合物，這是毒物興奮效應正在發生作用的另一個例子。

我在奧馬哈及密爾瓦基長大，住在密西根州安娜堡多年，我深知氣候能讓人變得「堅韌」，不過我現在知道原因了。事實上，即使飲食中有大量的鹽和肉類，瑞典人卻有著所有已開發國家中最佳的健康狀況與最長的壽命。那裡可是很冷的！

如果你居住區域的氣候有寒冷的冬天，就出門享受冬季運動或單純在寒冷的環境裡散散步吧；如果你居住在氣候溫暖的地區，也許你可以學著喜歡上偶爾洗個冷水澡。

兩種極端氣溫，都會對生命基因發送出該採取防禦姿態的訊號。這就是為什麼冬眠的動物會活得較久的原因——寒冷激活了長壽。

為肌肉打氣

就如同你已經知道的，運動並不是減肥最好的方式，不過就像你同時也了解的，肌肉質量會增加你能夠燃燒的熱量。

照著第十章裡描述的運動計畫進行，將帶給你的系統份量恰到好處的壓力。再一次，運動之所以能延長你的生命，是因為運動對你來說充滿了壓力，而非因為其本身有什麼好處。

我知道這聽起來很瘋狂，但現在你知道真正的原因是：**運動之所以對你「有益」是因為它對你「有害」**。

休息一下

如果你使用了某些或所有我在本章中敘述的方法，來誘發毒物興奮效應的話，你會達到一個非常有趣的境地。

還記得一部關於一位自負天氣播報員的電影《今天暫時停止》嗎？故事是說由比爾．莫瑞（Bill Murray）飾演的天氣播報員，在旁蘇托尼看似永無止境地重新經歷二月二日這一天。

他每天早上醒來都發現，前一天他所做的每一件事彷彿都未曾發生過。他是永生不朽的，但卻永遠停留在同一天。某一夜，在酒吧喝酒時，他向兩位喝醉的男士求助，詢問他們如果被困在同一個地方、過著相同的每一天，而且不論他們做什麼都不會有任何區別，他們會怎麼做？

他們的結論是什麼？我們可以為所欲為！

而這對你來說，所代表的意義是，託你誘發了毒物興奮效應的福，一旦生命基因接收到必須對你加以保留和保護的訊息，在合理範圍內，你的確可以為所欲為。

嗯，好吧，你可以但也不可以。首先，如果你有照著計畫行事，那你就已經來到第三階段，你的脂肪和葡萄糖濃度都已回歸正常的狀態。如果你在胰島素濃度仍然很高的狀態下吃下那片巧克力蛋糕，它會直接囤積到你的臀部去，抵銷你所做的一切努力。

我那些胰島素濃度居高不下的受挫病人（對，我偶爾還是會遇到幾位這樣的病例），都是一開始進行得很順利，以致於心情大好，卻在幾週內就恢復食用麵包或義大利麵食，或者每天吃一袋櫻桃，然後體重就不再減少，還發生反撲回升。這是他們還沒有將胰島素濃度降低到可以「一勞永逸擺脫」的地步。所以，當這些能「為冬天儲存脂肪」的食物進入體內，胰島素便迫不及待、開心地將它們轉變成脂肪。

其次，像這樣偏離正道的狀況並不能成為你失控的許可證。日復一日隨心所欲地食用想吃的東西，那麼很快地，你將回到被生命基因掌控一切的境地，而且所有你在三個月內已經達成的美好成就都會被抵銷。

可是，難道不能偶爾從新的生活方式中抽身休息一下嗎？當然可以！

- 想要來片披薩、烤馬鈴薯或三明治嗎？沒問題，不過作為補救，隔天你必須省略一餐不吃。
- 想要大快朵頤吃烤肉嗎？那麼請在吃烤肉的前一天斷食，或確保你吃完烤肉後斷食一天。
- 準備參加一場盛大的晚宴嗎？那麼，宴會當天大部分時間只吃一點點或斷食。

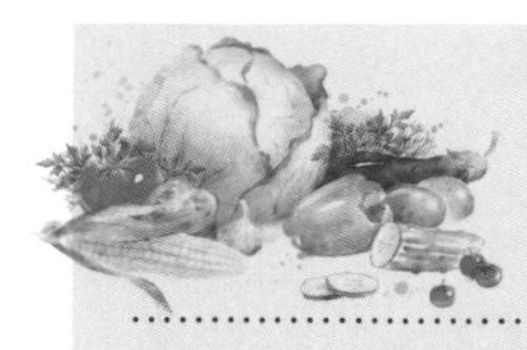

永遠不會太遲

許多人問我，對一個人來說，想要恢復身體健康，是否有已經太遲而無法回頭的時刻存在？每當有人提出這個問題，我就會告訴他們關於潘西和她的先生馬克的故事。

我是在潘西八十歲、而相對來說是個孩子的馬克七十歲時第一次見到他們。在搬到棕櫚泉居住時我才開始學打網球，但我打得不是很好，雖然如此，我每週日還是會出現在棕櫚泉網球俱樂部參加比賽，而我總是會和潘西，一位瘦瘦的、動作慢吞吞的女士搭檔。不過，她有贏得勝利的把握。

直到有一天，她無法再追著球跑的時候，她才跟我說，打網球讓她如何地喘不過氣來。接下來的心臟超音波檢查及隨後的心導管插入手術確認了最糟的狀況：潘西的冠狀動脈絕大多數都已封閉或堵塞，而且她的僧帽瓣有嚴重的滲漏。在那不久之後，我為潘西進行手術，修復她的瓣膜，並做了五次分流。可惜的是，我沒辦法為她進行讓我聲名在外的心室容積縮減手術（將受損的心臟部位移除並重建心臟），因為她的心臟有太多地方壞死了。

潘西恢復得很好，而且很快地就在網球場上到處溜達，但在大約一年後，她不再前來。在那之後不久，馬克帶著潘西回來找我看診。她幾乎無法呼吸、雙腿腫脹，而且她的心智狀況，大發慈悲地說，約略可以被描述成類似阿茲海默症。

馬克與潘西的心臟科醫師發生爭執，因為那位醫師跟他們保證，這已經是最好的可預期情況，而且死亡的結局已經近在眼前。馬克向我確認，他們已經準備好願意做任何的嘗試努力。

儘管馬克是一位狂熱而優秀的網球選手，他還是有著洩漏秘密的「啤酒肚」，昭示著他體內的殺手基因也已經被活化啟動。可以確定的是，當我們對他們二人進行檢驗時，馬克被測出有胰島素阻抗、血壓、低密度脂蛋白指數很高，而高密度脂蛋白指數很低，還有高三酸甘油脂。潘西的檢驗結果不比丈夫的好多少。他們的生命基因正名副其實地在謀殺他們。

我向這對夫妻保證，如果他們兩位都實行飲食革命計畫，我們就能讓事情出現轉機，他們同意了。一項針對他們飲食習慣所進行的測試，顯示他們採行典型的西式飲食，同時因為潘西是亞洲人，所以還有大量「健康的」米飯作為幫凶。那當然要立刻被排除在外！新加入的是我的飲食計畫，還有許多的營養補充品。

三個月之內，馬克的體重減輕了約十一點三公斤，他的胰島素指數也有所下降，還有他的血糖指數（曾經高達111）現在來到95。他的高密度脂蛋白飛速上升，同時血壓也回歸到正常值。兩年後，馬克又減掉了約四點五公斤，他輕取自己的網球對手們，這可讓他在這些人當中變得不受歡迎。

至於潘西，我們丟掉了大部分開立給她的心臟衰竭藥物，然後讓她開始服用兩種不一樣的藥物，再加上高劑量的乙醯左旋肉鹼及輔酶Q10。她變身成為「綠色」蔬菜進食機器。一開始，潘西減去的體重都是水的重量，還伴隨著讓她的血壓看起來像健康青少年的結果，同時她也開始變得更為活躍。

一年之後，潘西可以每天打網球，還加入了一個強度更高的玩家群組。她增加了約四點五公斤的肌肉重量。她的髮絲豐厚而色澤明亮，眼睛也明亮有神，她的心智功能更是聰慧敏捷。

誰說不能教老基因新把戲的？我們讓馬克和潘西的生命基因為他們所用，而非與他們打對台！而你也可以。

- 休假時飲酒過量了嗎？下週休假時就別喝酒了。

只要你的飲食和生活方式的整體趨勢，能以低強度的壓力對身體構成挑戰，你的健康、對感染的抵抗力，還有你的活力，都會有所改善。而且只要你攝取能夠最佳化利用的熱量，就不會復胖。這聽起來是個好計畫！

為什麼維生素同時有益也有害？

對於我推薦使用的抗氧化劑、維生素、礦物質，還有其他抗老化的營養補充品又是如何呢？

許多研究顯示，在高劑量下，抗氧化劑可能會轉變為「促氧化劑」，這代表它們事實上會促進能導致器官損傷、並刺激老化進程的氧化作用發生。這項研究為持續不斷的維生素和其他營養補充品對你是否有益的爭論更是加了一把火。在特定劑量下，幾乎所有的維生素、礦物質和其他營養補充品，都會表現出毒性的影響。近期證據顯示，抗氧化劑如維生素 E、維生素 D、維生素 A 及脫氫表雄酮（DHEA），還有褪黑激素，這些物質由於其毒物興奮反應曲線與任何其他壓力源完全相同的緣故，因此彼此間非常相似。

在低劑量時，這些物質對你有好處，而在高劑量下，它們則會對你有害。甚至可以說，低劑量的營養補充品可以導致長壽，而高劑量的營養補充品卻會讓壽命減少。

低溫運轉，運轉長久

針對成為老化成功典範的動物及人類研究顯示，逐漸降低的體溫，是與長壽有緊密關連的一項共通特徵。正如你自始至終由本書中所學到的，熱是縮短壽命的真正煽動者，不僅是因其在最終糖化蛋白生成中所帶來的直接影響，還因為熱會成為能量使用效能不佳的訊號，也就是每加侖汽油能跑多少英里的概念。真正有效率的能量使用（把自己想像成是一輛油電混合車，而非一輛搭載 V-12 引擎的吃油怪獸），能將所攝取的食物轉換成更多年的存活壽命。

你的「基因熱量計數器」一直在演算你的燃料消耗量，並將其與由電腦程式所分配、供生長、繁衍，然後讓路，以免與你自己或其他人的後代競爭資源這一切所需的消耗量做比較。

就像我稍早前間接提過的，當你在飲食革命計畫的不同階段有所進展時，你攝取的濃縮蛋白質來源越少，新陳代謝將會運作得更「冷卻」。你提供越少的熱量給系統運轉，細胞就會變得越有效率。如果你遵循我為你勾勒出的不同階段，我有信心你能達成我們多數人所夢寐以求的：在年紀非常大的時候，「年輕地」死去。或者，就像星艦迷航記裡的史巴克先生說的：「生生不息，繁榮昌盛。」

我的最後一個關於潘西與馬克的「成功故事」，應該能夠鼓舞你在漫長、健康、皮膚光滑的餘生中，繼續堅持這個計畫。我會期待在不久的將來，能從你那裡聽聞你自己的成功故事。

PART 3

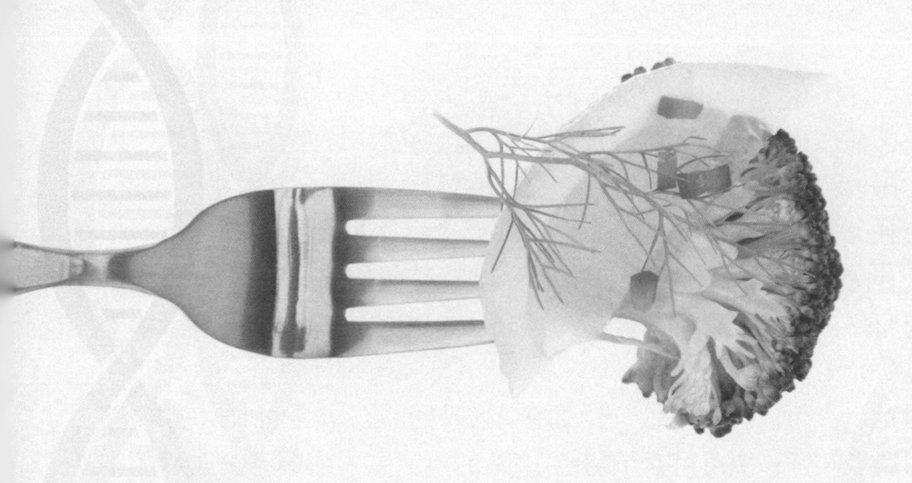

餐點計畫與食譜

餐點計畫

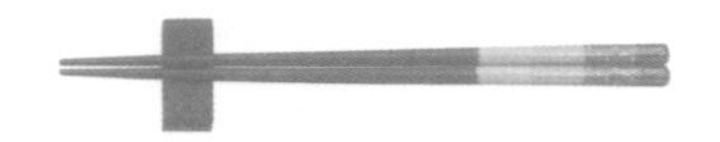

以下的餐點計畫中，有幾項重點需注意：

- 遵循符合你所在階段的合適食譜。
- 用特級初榨橄欖油和醋或檸檬汁做沙拉醬，或選用食譜章節中的一種醬汁。特級初榨橄欖油也可以作為蔬菜的醬汁。
- 可能的話，用含有 omega-3 的蛋製作歐姆蛋或其他菜餚。
- 在最初兩週過後，如果想要的話，可以將番茄和酪梨重新加入菜單中，還有每天一到兩份的新鮮或冷凍莓果，或非「殺手水果」清單中的水果（見第 95 頁）。
- 至於甜點，你可以吃莓果或一份列在「友善水果」清單中的水果（要在兩週過後）、一塊可可含量超過 70% 的巧克力，或參考食譜章節中的甜點食譜。

當你慢慢習慣按照飲食革命計畫的方式進食，你就會發現，複製並放大你正在實行、符合眼前所在階段的餐點計畫，並貼在一個便於查閱的地方，如公佈欄，或廚房櫥櫃門的內側，是一件很方便的事。

第一階段

第一週與第二週							
	週一	週二	週三	週四	週五	週六	週日
早餐	基礎歐姆蛋	高蛋白低碳水化合物奶昔	兩個和低脂茅屋起司一起炒的蛋	優格格蘭諾拉穀麥片	岡德里的咖啡摩卡凍飲	蘑菇歐姆蛋	高蛋白低碳水化合物營養棒
零食	1/4 杯生堅果／種子	1/4 杯生堅果／種子	1/4 杯生堅果／種子	1/4 杯生堅果／種子	1/4 杯生堅果／種子	1/4 杯生堅果／種子	1/4 杯生堅果／種子

第一週與第二週							
	週一	週二	週三	週四	週五	週六	週日
午餐	佐鮪魚的種子凱薩沙拉	凱薩沙拉（無油煎麵包塊版本）佐雞肉、鮪魚或鯷魚	以生菜包夾的漢堡碎肉餅 生的芹菜、胡蘿蔔和胡椒	卡布里沙拉佐沙丁魚	夢幻綠花椰菜湯 菠菜沙拉佐火雞胸肉丁	蟹肉三色科布沙拉	上佐火腿的芝麻菜紅椒洋蔥沙拉
零食	1/4 杯生堅果／種子	1/4 杯生堅果／種子	1/4 杯生堅果／種子	1/4 杯生堅果／種子	1/4 杯生堅果／種子	1/4 杯生堅果／種子	1/4 杯生堅果／種子
晚餐	雞胸肉 烤花椰菜佐鼠尾草 蘆筍沙拉搭配蘑菇	岡德里義大利寬扁麵 四季豆 田園沙拉	簡單炙烤的阿拉斯加鮭魚 綠花椰菜 波士頓奶油生菜水田芥沙拉	火雞胸肉 你吃得下的最大量球芽甘藍 菠菜沙拉搭配蘑菇	阿拉斯加大比目魚 牛皮菜 美妙的水芹堅果沙拉	墨西哥燒烤側腹牛排 蘆筍 炙烤羅蔓生菜沙拉	磚壓雞 櫛瓜 三色沙拉

第三週及第三週之後							
	週一	週二	週三	週四	週五	週六	週日
早餐	菠菜茅屋起司歐姆蛋 蘋果	堅果果昔（搭配莓果）	兩個炒蛋，佐低脂茅屋起司	優格格蘭諾拉穀麥片 藍莓	橙香堅果果昔 蛋白質營養棒	義大利烘蛋佐蘑菇 半個葡萄柚	高蛋白低碳水化合物營養棒
零食	1/4 杯生堅果／種子	1/4 杯生堅果／種子	1/4 杯生堅果／種子	1/4 杯生堅果／種子	1/4 杯生堅果／種子	1/4 杯生堅果／種子	1/4 杯生堅果／種子
午餐	紅白綠三色沙拉佐雞胸肉丁	芝麻菜沙拉佐前一天晚餐剩餘之側腹牛排切片	以生菜包夾的漢堡碎肉餅 捲心菜絲及胡蘿蔔絲	喬的特餐仿製品 小黃瓜條及蘿蔔條	傳統義大利麵條及豆子湯 羅蔓生菜沙拉	蟹肉三色科布沙拉	薄荷荷蘭豆湯佐豬背培根丁
零食	1/4 杯生堅果／種子	1/4 杯生堅果／種子	1/4 杯生堅果／種子	1/4 杯生堅果／種子	1/4 杯生堅果／種子	1/4 杯生堅果／種子	1/4 杯生堅果／種子
晚餐	墨西哥側腹牛排搭配清炒綠蔬及洋蔥 菠菜沙拉	芥末豬里脊燉苦苣菜 凱薩沙拉（無油煎麵包塊版本）	簡單炙烤的阿拉斯加鮭魚 炙烤蘆筍 羅蔓生菜番茄沙拉	火雞胸肉 燉菠菜佐松子 紫萵苣和苦苣沙拉	阿拉斯加大比目魚 烤花椰菜佐鼠尾草 水田芥沙拉	菲力牛排 蒸朝鮮薊 波士頓奶油生菜芝麻菜沙拉	烤雞胸 蒸甘藍菜苗 田園沙拉

第二階段

第一週及第一週之後							
	週一	週二	週三	週四	週五	週六	週日
早餐	綜合胡椒歐姆蛋 半個葡萄柚	莓果綠蔬果昔	兩個炒蛋，佐莎莎醬及酪梨	優格格蘭諾拉穀麥片 覆盆子	莓果綠蔬果昔	喬的特餐仿製品	進化版南瓜藍莓鬆餅
零食	1/4 杯生堅果／種子	1/4 杯生堅果／種子	1/4 杯生堅果／種子	1/4 杯生堅果／種子	1/4 杯生堅果／種子	1/4 杯生堅果／種子	1/4 杯生堅果／種子
午餐	用羅蔓生菜、切碎的綠花椰菜、小番茄和鮪魚製作的沙拉	凱薩沙拉（無油煎麵包塊版本）佐半個雞胸	用生菜葉包夾的博卡漢堡排或其他高蛋白素食漢堡 生鮮蔬菜	「夢幻」綠花椰菜湯 綜合綠蔬沙拉	蟹肉三色科布沙拉	紅白綠蔬沙拉佐沙丁魚	水芹「美妙堅果」沙拉
零食	1/4 杯生堅果／種子	1/4 杯生堅果／種子	1/4 杯生堅果／種子	1/4 杯生堅果／種子	1/4 杯生堅果／種子	1/4 杯生堅果／種子	1/4 杯生堅果／種子
晚餐	咖啡豆和乾胡椒脆皮側腹牛排 清炒綠蔬及洋蔥 菠菜沙拉	兩份墨西哥玉米煎餅（低碳墨西哥薄餅，Lighthouse 塔可「肉」、羅蔓生菜、酪梨，還有新鮮的莎莎醬）	還不賴泰式炒麵佐鮮蝦，與鋪墊在下的綠豆芽一起上菜 豆子 芝麻菜沙拉	阿拉斯加大比目魚 炙烤蘆筍 田園沙拉	杏仁「麵衣」炸雞 蒸白菜 水田芥沙拉	鋪墊在捲心菜絲上的天使叢林公主雞肉版 烤花椰菜佐鼠尾草	丹貝及黑豆墨西哥軟皮麵餅 砂鍋焗烤 烤四季豆

第二週及第二週之後							
	週一	週二	週三	週四	週五	週六	週日
早餐	菠菜及茅屋起司歐姆蛋 蘋果	莓果綠蔬果昔	兩個炒蛋，佐莎莎醬及酪梨	岡德里的咖啡摩卡凍飲	莓果綠蔬果昔	下面鋪墊乾芝麻菜的蘑菇歐姆蛋	義大利烘蛋佐蘆筍
零食	1/4 杯生堅果／種子	1/4 杯生堅果／種子	1/4 杯生堅果／種子	1/4 杯生堅果／種子	1/4 杯生堅果／種子	1/4 杯生堅果／種子	1/4 杯生堅果／種子
午餐	用生菜葉包夾的雞胸肉及涼拌菜絲	種子凱薩沙拉佐鮪魚	用生菜葉包夾的博卡漢堡排或其他高蛋白素食漢堡 涼拌捲心菜	夢幻綠花椰菜湯 生鮮蔬菜	傳統義大利麵條及豆子湯 波士頓奶油萵苣沙拉	綠蔬燉湯佐碎火腿 生鮮蔬菜	芝麻菜沙拉佐沙丁魚 生鮮蔬菜

第二週及第二週之後							
	週一	週二	週三	週四	週五	週六	週日
零食	1/4 杯生堅果／種子	1/4 杯生堅果／種子	1/4 杯生堅果／種子	1/4 杯生堅果／種子	1/4 杯生堅果／種子	1/4 杯生堅果／種子	1/4 杯生堅果／種子
晚餐	下面鋪墊清炒牛皮菜及大蒜的肯瓊香料燻黑丹貝 三色沙拉	辣雞肉 雙倍綠蔬麵 巴薩米克醋漬蘆筍 綜合綠蔬沙拉佐酪梨	阿拉斯加鮭魚 烤花椰菜佐鼠尾草 蘆筍沙拉佐芝麻，以芝麻油及醋做醬汁	岡德里的胡桃魚，搭配煎炒羽衣甘藍和洋蔥上菜 炙烤羅蔓生菜沙拉	熱炒丹貝佐四季豆及羅勒 菠菜紅洋蔥沙拉	義式生牛肉佐芝麻菜，以檸檬汁及橄欖油為醬汁 蒸朝鮮薊 卡布里沙拉	岡德里的偏南風雞肉 碎菠菜起司咖哩 用切碎的青椒、小黃瓜、番茄和蔥製作的沙拉

第三階段

長壽							
	週一	週二	週三	週四	週五	週六	週日
早餐	水煮蛋 奇異果（連皮）	堅果和／或種子 蘋果	莓果綠蔬果昔	堅果亞麻籽格蘭諾拉穀麥片佐莓果	莓果綠蔬果昔	堅果果昔	義大利烘蛋佐牛皮菜
零食	1/8 杯生堅果／種子	1/8 杯生堅果／種子	1/8 杯生堅果／種子	1/8 杯生堅果／種子	1/8 杯生堅果／種子	1/8 杯生堅果／種子	1/8 杯生堅果／種子
午餐	用羅蔓生菜、切碎的綠花椰菜、小番茄和鮪魚製作的沙拉	凱薩沙拉（無油煎麵包塊版本）佐酪梨切片及／或鯷魚	用生菜包夾的博卡漢堡肉 生鮮蔬菜佐芝麻醬	進化版披薩，佐生蘑菇及蔬菜	進化版墨西哥軟皮麵餅芝麻菜紅萵苣沙拉佐生鮮蔬菜	種子凱薩沙拉佐切片酪梨或博卡漢堡肉	蟹肉三色科布沙拉
零食	1/8 杯生堅果／種子	1/8 杯生堅果／種子	1/8 杯生堅果／種子	1/8 杯生堅果／種子	1/8 杯生堅果／種子	1/8 杯生堅果／種子	1/8 杯生堅果／種子
晚餐	生食還不賴泰式炒麵 菠菜苦苣沙拉	天使叢林公主（無肉版）佐蘆筍及蘑菇 比布萵苣番茄紅洋蔥沙拉	生朝鮮薊薄片佐帕馬森起司薄片 卡布里沙拉 巴薩米克醋漬蘆筍	薄荷荷蘭豆湯，上佐丹貝塊或博卡漢堡肉 羅蔓生菜水田芥沙拉	下面鋪墊三色沙拉的簡單炙烤阿拉斯加鮭魚	堅果綠花椰菜傳統義大利麵 捲心菜絲、胡蘿蔔絲和白蘿蔔絲	下面鋪墊羅蔓生菜的磚壓雞

飲食革命計畫食譜

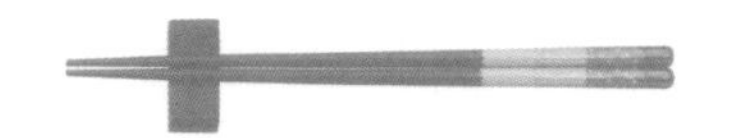

在接下來的食譜章節中，我會提供易於準備的餐點，作為協助你完成飲食革命計畫時，對於食物種類和數量的選擇指南。

在幾乎所有的例子中，你都可以發現，可將基礎第一階段用食譜轉換為第二階段，或甚至可以的話，甚至可作為第三階段食譜的選項。在某些情況下，你可能傾向不要轉換食譜。

如果是這樣也不用擔心！如果你已經進展到第三階段，但仍然喜歡第一階段的食譜，那就繼續按照原來的食譜，不過不要太常使用該食譜，或者需減少動物蛋白的份量。

我發現，那些在飲食革命計畫上獲得成功的病人（以及普遍說來，大部分能獲得成功的人），都會有一份足以讓他們輪流使用的五或六種基礎主餐菜單。

請檢視你自己的用餐習慣，你可能會發現自己也在做同樣的事。你可以根據住家附近的商店或農夫市集所能買到的產品，任意替換新鮮的原料。

如何演進你的購物模式

儘管大部分食譜需要的都是你熟悉的食材，但某一些材料，像是龍舌蘭糖漿或乳清蛋白粉，對你來說可能是全新的——你可能不知道該去哪裡找這些原料（以下所列食材，臺灣地區讀者可在天然有機食品商店搜尋，或上網查詢食材品名，多數均可查得購買管道）。其他的材料，像是無糖的番茄醬或非鹼化天然可可粉，在一些重要的性質上，與你現在可能正在使用的產品會有很大的不同。

一旦你嘗試使用過這些原料當中的某些產品，並了解它們如何讓你的選項及遵循飲食革命計畫的能力增加，我想，你將會和我一樣，發現這些原料的必要性。

以下是一部分我特別喜愛的原料：

龍舌蘭糖漿

又叫做龍舌蘭蜜，這是一種低升糖指數的甘味劑，由同名的仙人掌中提煉而來，可在包括自然食物商店（natural foods stores；臺灣讀者可於天然有機食品商店中尋找）和越來越多的超市中購得。這種糖漿通常用來發酵製作龍舌蘭酒。

杏仁粉

磨碎的杏仁，可以在天然有機食品商店購得（要注意，杏仁麵粉是碾磨得更為細緻的杏仁）。

杏仁奶

只能使用無糖的產品。不要被「低糖」和「低脂肪」等字眼愚弄了。

肯瓊香料粉（Cajun seasoning）

在艾默利餐廳、保羅．普呂多姆餐廳及托尼．克切商店可以購得（臺灣可洽詢邦古德洋行 http://www.bongood.com.tw/index.html，或上網搜尋，許多食品行均有售），這一味草藥／香料的混合物能為肉類、家禽類及魚類料理添加辣味。也叫做紐奧良綜合香料。

生可可仁

這些生的、去皮切碎的可可豆，在全食超市和大部分的自然食物商店都買得到。

可可粉

不要和有甜味調味的巧克力可可粉弄混了。只選用未經荷蘭式處理（非鹼化）的產品，我最喜歡的品牌是 Dagoba 和舒芬貝格（Scharffen Berger）。

營養蔬菜粉

這是把許多份蔬菜放進一份奶昔或果昔中的絕佳方式。諸如 Berry Green、Dr. Schulte's、Very Green 還有 Miracle Greens or Reds 等品牌，在自然食物商店都找得到。

火麻蛋白粉（Hemp protein powder）

由火麻籽所製成（火麻是大麻的親戚，我知道你想的是什麼，答案是不會，你不會因為食用火麻而獲得快感），富含必需胺基酸，而且有乳清蛋白粉的優點，卻沒有其不利的一面（許多乳清蛋白粉含有糖或人工甘味劑）。火麻籽中含有大量脂肪，而且大部分都是 omega-3。（臺灣地區此類產品無法銷售及進口。）

高纖維義大利麵食

相關資訊請見第 264 頁。

莫札瑞拉起司

只選用新鮮的莫札瑞拉起司，那會製作成棒球大小的球狀（也有比較小球的）並包裝在水中。

蒟蒻豆腐麵條

有關這項代替高碳水化合物義大利麵食產品的資訊請見第 264 頁。

蛋白粉

由乳清蛋白、大豆蛋白及米蛋白組合而成，由 Rainbow Light 公司生產，有巧克力和香草兩種口味。

米蛋白粉

和乳清蛋白粉一樣，米蛋白粉含有必需胺基酸，但牛磺酸含量和大部分植物基底之蛋白質一樣極低。

希望避免使用乳清蛋白的素食者可以選用。

莎莎醬

閱讀標籤，確認其中不含糖或玉米糖漿。比起罐裝或瓶裝的類型，我更偏愛現在大部分超市都找得到的各種新鮮莎莎醬。你可以使用酸漿還有番茄來製作莎莎醬。

黃豆粉

黃豆經細緻碾磨所製作而成，可以作為「裹粉」，在特定食譜中，還可以用來取代小麥麵粉；在自然食品商店可購得。

豆漿

僅使用無糖的產品，如由 WestSoy、Pacific 及喬氏超市（Trader Joe 粉；）所生產的製品。不要被「低糖」和「低脂肪」等字眼愚弄了。

大豆蛋白粉

素食者的蛋白質或乳清蛋白替代品，可用在奶昔和果昔中。確定所選用的產品未添加糖，如 Twinlab 的 VegeFuel。

甜菊

與人工合成零熱量的甘味劑不同，甜菊是天然產物，是一種比糖甜約三百倍的香草。雖然甜菊加熱後會發苦，但可以用來為果昔和其他為烹煮的食物增添甜味。你可以在任何自然食品商店和某些庫存充足的超市找到小包裝、盒裝或便利的調味罐包裝的甜菊。只要用一點點，就有很大的不同。

丹貝（又稱天貝）

丹貝是黃豆發酵所形成的高蛋白質塊狀物，在自然食物商店的冷藏或冷凍區可以找到。

墨西哥薄餅

我唯一能接受的是低總體碳水化合物、高纖維的品牌，如 La Tortilla Factory 或 Santa Fe Factory。這些品牌有時候會以「南灘薄餅」的名稱販售。

素食漢堡

我最喜歡的是博卡漢堡（Boca Burgers），你也可以用蔬菜碎來製作；LightHouse 公司的碎牛肉式素肉是個很好的選擇。避免選用 GardenBurgers，此一品牌大多數都是以穀類為基礎所製造的。

乳清蛋白粉

製造奶油的副產品，有原味或有調味的。謹慎閱讀標籤。許多乳清蛋白含有大量的糖或人工甘味劑。

雪蓮果（Yacon）

原生於安地斯山脈，與向日葵和菊芋有親緣關係，雪蓮果是充滿無法被消化之果糖的可食塊根，這意思是說，雪蓮果能在不對血糖濃度造成影響的情況下增添食物的甜味。

雪蓮果會以粉末或糖漿的形式於自然食品商店中販售，可用來替代食譜中的龍舌蘭蜜，或用來為飲料增加甜味。

優格

只選用無糖、無調味的產品，最好是有機而且是草飼牛乳源的。史特勞斯家族乳酪（Straus Family Creamery）、Natural by Nature 以及有機山谷（Organic Valley）等品牌都是有機產品很好的選擇，法耶公司（Fage）的希臘優格也很不錯。

達成成功的工具

很可能在廚房裡，你已經擁有能開始執行飲食革命計畫的所有東西。以下是你將會需要的工具清單：

- 果汁機或食物調理機：擁有一種或兩種皆有能幫助你製作果昔、湯和許多其他好東西。我發現，隨著我飲食的演進，強力而且難以損壞的 Vita-Mix 調理機越來越不可或缺。
- 咖啡磨豆機或香料研磨器
- 壓蒜器
- 烤盤和／或烤架，或喬治．福爾曼式（George Foreman- type）室內電烤爐
- 量杯
- 沙拉脫水器
- 裝小點心的塑膠袋：用手掌估量出堅果或種子的適當份量，並單獨一份一份儲存。
- 蔬菜削皮器：如果將起司削成薄片，份量看起來會多一些。
- 炒菜鍋或油炸鍋

早餐

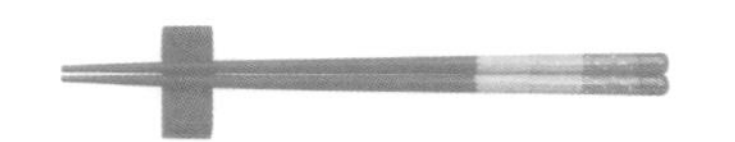

當我告訴俱樂部成員關於飲食革命計畫，還有潛伏在麵包及早餐穀片下的危害時，他們最常提出的問題就是：「那我早餐可以吃什麼？」我告訴他們，直到西元一九〇六年前，沒有人在早餐吃早餐穀片，因為早餐穀片在那時根本就不存在。

我的英國友人還提醒我，冷冰冰的早餐穀片在二次世界大戰期間被美國佬帶來前，根本沒有機會到達英倫群島。

自從我們開始食用這種新玩意兒後，有誰變得更健康了？幾乎所有我動過心臟手術的病患，他們早餐都是吃早餐穀片。其中 80% 的人還會搭配「健康的」香蕉和「健康的」脫脂牛奶。

作為替代，來享用蛋吧（不像早餐穀片和其他以穀類為基礎原料的食物，蛋不會謀害你），同時對其他的選擇也抱持開放的心胸，像是蛋白質果昔，甚至是湯或前一天晚餐的剩菜等等。

蛋類料理

添加了 omega-3 脂肪酸的蛋是第一階段早餐選項中的一項基礎。不管你曾經聽過什麼說法，一天攝取多達四個蛋，對大多數人的膽固醇並不會有什麼重大影響。

如果便利性對你來說是個問題，你可以選用 Eggbeaters 或其他品牌的液蛋產品。不過，既然祖先能好好運用真材實料的蛋，那麼你也做得到。水煮蛋、溏心蛋或太陽蛋都能將膽固醇的影響降到最低——將蛋打散，會讓它暴露在空氣中發生氧化。除了這一點，歐姆蛋提供了一個引進綠色蔬菜和其他蔬菜，使其可快速進行烹調，且易於食用型態的完美媒介。

基礎歐姆蛋

第一階段，一人份

材料

- 2-3 個添加 omega-3 的蛋
- $\frac{1}{4}$ 杯無糖豆漿
- 適量海鹽和敲碎的黑胡椒粒
- 1 茶匙特級初榨橄欖油或菜籽油

作法

1. 將蛋、豆漿、鹽和胡椒在一個小而深的碗或果汁機中混合。攪打或混合至幾乎呈泡沫狀。
2. 將不沾煎蛋鍋或小的炒菜鍋置於爐子上，開中火。
3. 倒入油，並讓油均勻散布在鍋子中。將混合好的蛋液倒入鍋內，並輕輕地將烹調中的蛋皮邊緣推到鍋子中間，將鍋子傾斜，重新製造出讓未熟蛋集中的區域。
4. 火關小。想要的話，再加入額外的鹽和胡椒，然後用不沾鍋鏟將歐姆蛋翻面。如果要加蔬菜，把蔬菜放在一半的歐姆蛋上，將另一半蛋皮反折回來，稍微再煎一下即可起鍋。擺放盛盤並享用。

菠菜茅屋起司歐姆蛋

第一階段及第二階段，一人份

材料

- 1 茶匙特級初榨橄欖油或菜籽油
- 1 杯冷凍或新鮮的碎菠菜
- $\frac{1}{4}$ 杯碎紅洋蔥或黃洋蔥，或 1 湯匙的乾燥碎洋蔥
- 1 茶匙乾百里香或鼠尾草
- 適量海鹽和敲碎的黑胡椒粒
- 基礎歐姆蛋食材（見前一食譜）
- $\frac{1}{2}$ 杯低脂茅屋起司
- 帕馬森起司薄片，作為配料（非必要）

作法

1. 在煎蛋鍋中開中火熱油。
2. 將菠菜、洋蔥、百里香或鼠尾草、鹽和胡椒放入鍋中，翻炒至菠菜中的水分蒸乾、洋蔥呈半透明狀。
3. 加入打散的蛋，接下來的作法與基礎歐姆蛋相同。
4. 將混合的蔬菜和蛋翻面後，把一半的歐姆蛋鋪上茅屋起司，輕輕地將另一半歐姆蛋翻過來蓋上。

5. 將歐姆蛋煎到定型。想要的話，可以加一些刨成薄片的帕馬森起司作為裝飾。擺放盛盤並享用。

變化食譜

香料印度風歐姆蛋：加入混合蛋液之前，請將 $\frac{1}{4}$ 茶匙咖哩粉或薑黃加進茅屋起司中。

香料義式歐姆蛋：在執行飲食革命計畫的最初兩週後，將 $\frac{1}{4}$ 杯切碎的去籽新鮮番茄還有 1 茶匙切碎的新鮮羅勒（或 $\frac{1}{2}$ 茶匙乾燥羅勒）加進茅屋起司，之後再加入混合蛋液中。

或者用 2 湯匙切碎的日曬番茄乾，或 1 茶匙番茄醬代替新鮮番茄。

辣味墨式歐姆蛋：在執行飲食革命計畫的最初兩週後，將 $\frac{1}{2}$ 茶匙乾燥奧勒岡和 $\frac{1}{4}$ 茶匙辣椒粉加進茅屋起司，之後再加入混合蛋液中。在烹調完成的歐姆蛋上加上 $\frac{1}{4}$ 杯新鮮或無糖的罐裝莎莎醬，或是一小團酪梨沙拉醬。

蘑菇歐姆蛋

第一階段到第二階段，一人份

材料

- 1 茶匙特級初榨橄欖油或菜籽油
- 2 杯切片或切碎的蘑菇（洋菇、幼波特菇、香菇或任何其他新鮮或重新泡發的菇類）
- $\frac{1}{4}$ 杯碎紅洋蔥或黃洋蔥，或 1 湯匙的乾燥碎洋蔥
- 1 茶匙乾百里香或鼠尾草
- 適量海鹽和敲碎的黑胡椒粒
- 基礎歐姆蛋食材（見第 243 頁）
- $\frac{1}{2}$ 杯低脂茅屋起司
- 帕馬森起司薄片，作為配料（非必要）

作法

1. 在煎蛋鍋中開中火熱油。將蘑菇、洋蔥、百里香或鼠尾草、鹽和胡椒放入鍋中。
2. 翻炒至蘑菇中的水分蒸乾、洋蔥呈半透明狀。
3. 加入打散的蛋，接下來的作法與基礎歐姆蛋相同。
4. 將混合蛋液翻面後，把一半的歐姆蛋鋪上茅屋起司，並將另一半歐姆蛋翻過來蓋上。
5. 再繼續烹煮一分鐘或到要上菜之前。想要的話，可以加一些刨成薄片的帕馬森起司作為裝飾。擺放盛盤並享用。

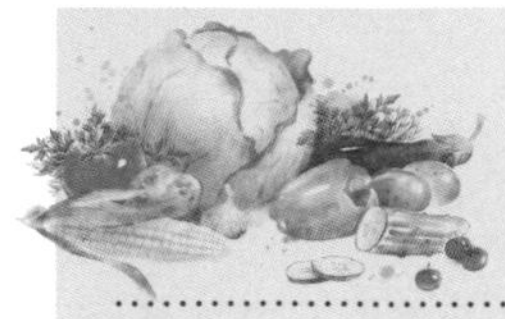

義大利烘蛋

義大利烘蛋是讓任何歐姆蛋食譜有所變化的絕佳方式。

將烤架調整到能容納煎蛋鍋（確認煎蛋鍋手柄是金屬製，沒有任何塑膠零件在上面）。

將烤箱設定在炙烤溫度預熱。

用上述任何一種歐姆蛋食譜進行烹飪，但不要將歐姆蛋翻面，而是把鍋子從爐火上移開。

此時混合蛋液仍然是可流動的。

將混合好的調味料灑在蛋上，如果要的話，上面可以再放一些刨成薄片的帕馬森起司，然後將煎蛋鍋放進烤箱。

仔細觀察並烘烤到表面起泡，而且開始變成棕色（每種烤箱都不盡相同，不過通常最上層是最適合用來炙烤的），別烤過頭了！將成品由烤箱中取出，並迅速放置到餐盤上。

● 第二階段到第三階段

當你在飲食革命計畫中不斷向前推進時，可以藉由以下的方式，改動歐姆蛋的食譜：

- 將所使用蛋的數量由三個減少成兩個，最終減少到只剩一個，於此同時，增加所使用蔬菜的量。
- 減少或完全排除茅屋起司的使用。
- 另一種作法是，維持使用兩個蛋，但逐步增加蔬菜的使用量，由 1 杯增為 2 杯，蘑菇則增加到 3 杯。

我最喜歡的組合是切片蘆筍嫩莖搭配蘑菇。想要達到真正的味覺饗宴，加蛋之前先在炒鍋中「烘烤」蘆筍。

別忘了，如果你吃的綠色蔬菜越多，你就越瘦得健康。

進化版南瓜藍莓鬆餅

第一階段（在經過剛開始的兩週後）到第三階段，二人份

以下是我為朋友在某個寒冷的早晨烹製、不會開啟「為冬天儲存脂肪」程式的滿足餐。你也可以使用傳統燕麥片作為替代。

作為偶爾一享口腹之欲的餐點，可以搭配無糖鬆餅糖漿一同享用，不過在第二及第三階段請避開糖漿的使用。

材料

- $\frac{1}{3}$ 杯燕麥粒（愛爾蘭燕麥或蘇格蘭燕麥片）
- 1 湯匙燕麥麩（非必要）
- $\frac{1}{2}$ 杯蛋白（優先選用），或 4 個大顆、添加 omega-3 的蛋
- 3 湯匙黃豆粉
- 1 湯匙脫脂或低脂茅屋起司
- 2 湯匙罐頭南瓜（不是罐裝南瓜派），最好是有機的
- 1 茶匙南瓜派香料
- $\frac{1}{4}$ 茶匙香草精
- $\frac{1}{4}$ 茶匙發粉
- 3 湯匙無糖原味豆漿或無糖香草味豆漿
- $\frac{1}{2}$ 小包或 $\frac{1}{4}$ 茶匙甜菊，或其他零熱量甘味劑，或 1 茶匙龍舌蘭蜜，適量即可
- $\frac{1}{4}$ 杯新鮮或冷凍的藍莓，想要的話，上菜時再額外添加

作法

1. 將烤箱預熱到華氏 200 度（約攝氏 93.33 度）。
2. 將除了藍莓以外的所有食材，都放進果汁機或用手持攪拌器攪拌，直到所有食材均勻混合。
3. 將 $\frac{1}{4}$ 杯藍莓用湯匙或刮刀拌入攪打好的混合料中。
4. 在圓形烤盤或其他不沾煎鍋上噴灑防沾黏用的菜籽油，用中火熱鍋。
5. 把 1 滿匙麵糊倒入烤盤，等到麵糊開始冒泡，大約要一分鐘。
6. 翻面後煎到呈淺褐色且膨鬆。將鬆餅盛入盤子中，並放入烤箱內保溫，直到完成其他鬆餅的製作。
7. 想要的話，可以與新鮮藍莓一起上桌。

● 第二階段到第三階段

加入 $\frac{1}{2}$ 杯磨碎的櫛瓜或切碎的菠菜（別怕，你根本不會感覺到它們的存在）。因為蔬菜會出水，豆漿的使用量要保守一些。

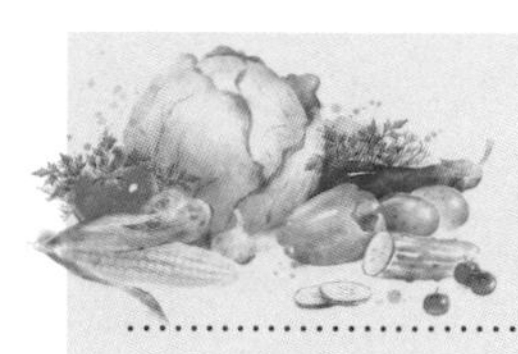

調配自己的優格配方

大多數製作好的現成優格（即使是低脂、以人工甘味劑增添甜味的種類也是）都非常甜膩，以致於飲食革命計畫中完全沒有這些產品可容身之處。但是，藉由使用原味優格，並將之與莓果類和堅果或種子混合，你就能夠由優格中的有益菌得到好處了

優格格蘭諾拉穀麥片

第一階段，一人份

第一階段最開始的兩週不要使用莓果類或櫻桃。也許你一開始會想使用甘味劑，但在飲食計畫和味蕾不斷演進時，需逐漸減少甘味劑的使用。確保亞麻籽有用香料研磨器或咖啡磨豆機磨碎，如此才能讓你消化。

材料

- 1 杯常規或低脂有機原味優格
- $\frac{1}{2}$ 杯新鮮或冷凍的藍莓、覆盆子、綜合莓果，或去核的黑櫻桃
- $\frac{1}{2}$ 小包或 $\frac{1}{4}$ 茶匙（或更少一點）甜菊，或其他零熱量甘味劑
- 2 湯匙粗略切碎的生綜合堅果，或單一種堅果
- 2 湯匙新鮮現磨的亞麻籽

作法

1. 將優格和莓果類加上盡可能少量的甘味劑一起攪拌。
2. 將堅果和亞麻籽一起攪拌。
3. 把堅果和亞麻籽的混合料放到攪拌好的莓果優格上。你可以將所有成分再次一同攪拌，或把堅果當作格蘭諾拉穀麥片的配料。

● 第二階段

逐漸減少優格和甘味劑的使用量，增加莓果類的量。

● 第三階段

完全不使用優格和甘味劑，為自己來一碗堅果加莓果。

飲食革命計畫果昔

果昔是將大量易於消化的蛋白質還有逐漸「被隱藏的」綠色食物，放進美味又便於攜帶的一餐中，這是最佳且最快速的方式之一。

堅果果昔

第一階段，一人份

材料

- $\frac{1}{4}$ 杯生杏仁、開心果、核桃或南瓜籽
- 1 杯無糖香草豆漿或杏仁奶
- 2 勺香草口味或巧克力口味的乳清蛋白粉
- $1\frac{1}{2}$ 杯冰塊
- $\frac{1}{2}$ 小包或 $\frac{1}{4}$ 茶匙甜菊，或其他零熱量甘味劑，適量即可
- $\frac{1}{4}$ 茶匙肉荳蔻、肉桂、小荳蔻、或南瓜派香料

作法

1. 將所有食材放入果汁機，以高速攪打到滑順。
2. 如果過於濃稠或是果汁機的馬達發生停頓，可加入一點水調整至想要的稠度。倒進杯中享用。

變化食譜

可以額外添加一項或更多以下食材：

- $\frac{1}{2}$ 杯到 1 杯新鮮或冷凍莓果（在最初兩週結束後）
- 1 湯匙未經荷蘭式處理（非鹼化）的可可粉（不是巧克力可可粉）
- $\frac{1}{2}$ 根未完全成熟已剝皮的香蕉（黃綠色）（在最初兩週結束後）
- $\frac{1}{2}$ 量匙到 1 量匙果蔬粉（在習慣果蔬粉的味道後，慢慢地將用量向上調整）
- 1 湯匙磨碎的亞麻籽

橙香堅果果昔

第一階段，一人份

將 1 或 2 個去皮去籽的橘子，如溫州蜜柑或克來曼橙，或是去皮的臍橙，還有 1 條一吋（2.54 公分）長的果皮，加入堅果果昔（見前頁）的混合食材中，並將香料去掉。

● 第二階段

逐漸減少甘味劑的使用。將蛋白粉的用量減到 1 量匙；也可以用米蛋白粉或火麻蛋白粉代替乳清蛋白粉。逐步將莓果類的用量增加到 1 杯。

變化食譜

莓果綠蔬果昔：逐步將任何冰箱中找得到的「葉片」，加進基礎混合食材中。你可以從生菜開始，然後試試菠菜、綠花椰菜等等。慢慢地提升到每份果昔加入 1-2 杯綠葉菜的份量。

● 第三階段

將堅果的量減至 1/8 杯。任何想到的蔬菜都可以加入。

岡德里的咖啡摩卡凍飲

第一階段到第二階段，一人份

在與棕櫚泉最嬉皮風、最忙碌咖啡店 Koffi 的奇妙老闆合作下，我開發出了這一款不只美味，還對你有益的飲料。

材料

- $1\frac{1}{4}$ 杯的冰塊
- 1 杯無糖豆漿或杏仁奶
- 2 勺巧克力口味乳清蛋白粉，或 Rainbow Light 的巧克力蛋白粉
- 1 湯匙未經荷蘭式處理的可可粉
- 1 段新鮮薄荷枝條，或 $\frac{1}{8}$ 茶匙薄荷萃取液
- 1 湯匙即溶咖啡顆粒，或者 1-2 份冷卻的濃縮咖啡
- $\frac{1}{2}$ 小包或 $\frac{1}{4}$ 茶匙甜菊，或其他零熱量甘味劑，適量即可
- 1 茶匙龍舌蘭蜜（非必要）

作法

1. 將所有食材放進果汁機以高速攪打至滑順。
2. 如果凍飲過於濃稠，在攪打時加少量的水稀釋。倒進杯中並立即飲用。

變化食譜

岡德里的椰香咖啡摩卡凍飲：去掉薄荷，以 $\frac{1}{4}$ 杯無糖椰子碎片取代，還有/或是 $\frac{1}{4}$ 茶匙的椰子香精，然後攪打混合。

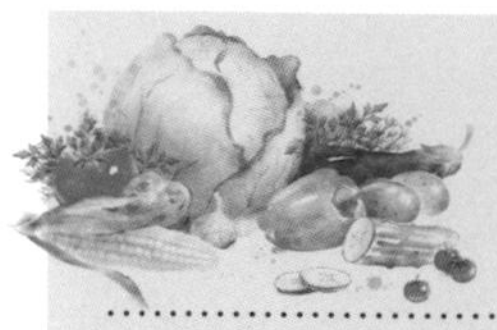

不是所有的果昔都一樣

警告：在商場或你最愛的咖啡店販售的果昔和星冰樂都是高熱量的糖分炸彈。

零食

岡德里舉世聞名的綜合堅果

第一階段到第三階段，15 杯份

為了避免你過於放縱享用這項難得的享受，請將堅果以 $\frac{1}{4}$ 杯份（進入第三階段的話是 $\frac{1}{8}$ 杯份）分別裝入單獨的塑膠袋中。注意，所有的堅果都必須是無鹽的。

材料

- 約 453.6 公克去殼的生核桃
- 約 453.6 公克去殼的生開心果
- 約 453.6 公克生的或烘烤過的夏威夷火山豆
- 約 453.6 公克烘焙花生
- 約 453.6 公克生的南瓜籽或玻皮塔（pepitas）南瓜籽

作法

將所有食材在一個大的攪拌盆中混合均勻，然後將個別分好的每一份堅果放進冰箱或冷凍櫃保存。

午餐

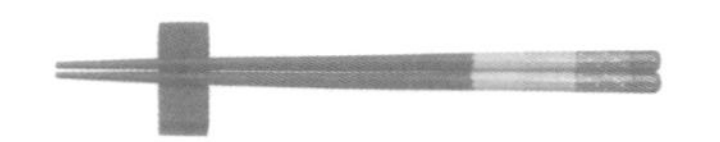

中午這一餐是讓生命基因與綠色蔬菜接觸的好機會，但不必做得像兔子一樣，別忘了，你要模仿的是大猩猩，不是兔子！你攝取越多的綠色蔬菜進入系統，感受就會越好，這我可以向你保證。

在第一階段，目標是將以動物性來源為基礎的蛋白質囊括進來（如果你不是一位素食主義者或純素主義者），成為沙拉的一部分。當你邁進第二及第三階段時，動物性基礎的蛋白質與蔬菜間的比例，將明顯地往蔬菜的方向偏移。你最簡單的選擇，就是用炙烤雞肉或蝦子點綴的沙拉。

這裡列出的所有沙拉，都同樣適合作為配菜或晚餐的前菜。大部分的沙拉食譜都能很簡單地被改造成能當作完整的午餐或晚餐（請參閱接下來數種沙拉及其他食譜的「做成完整的一餐」段落）。除此之外，也可以將這些沙拉搭配漢堡、或其他蛋白質來源、或一碗湯一起食用。

我的許多食譜都會用到包裝好的綠蔬，它們是非常好的省時產品。儘管預洗沙拉蔬菜已經在包裝前清洗三次，但或許再洗一次，然後用蔬菜脫水器將它們轉乾，會讓你感覺更安心一些。

種子凱薩沙拉

第一階段到第二階段，二人份

這是我的患者們還有當地主廚最常跟我索取的食譜，這道沙拉所用的「凱薩」沙拉醬用來當作蔬菜的沾醬，或灑在炙烤或蒸煮的蘆筍上，同樣合適。跟我一樣使用預洗的羅蔓生菜，那麼你就會更經常做這道沙拉。

材料

沙拉醬材料

- $\frac{1}{2}$ 杯生的南瓜籽或玻皮塔南瓜籽
- 1 瓣大蒜，壓碎，或 $\frac{1}{8}$ - $\frac{1}{4}$ 茶匙的大蒜粉
- 海鹽和壓碎的黑胡椒粒各 $\frac{1}{4}$ 茶匙，上菜時再加上額外的胡椒
- $\frac{1}{2}$ 顆檸檬的檸檬汁

- 1 茶匙第戎芥末醬
- 4 湯匙特級初榨橄欖油

沙拉材料

- 1 包（約 142 公克）預洗的羅蔓生菜葉，或一整棵羅蔓生菜，將葉片拆下並清洗
- 以下材料任選：2 塊炙烤過的半片雞胸肉或無骨雞腿排（在大部分的超市都買得到）；1 杯煮熟的雞尾酒蝦；1 罐（170 公克）將水瀝乾的水煮長鰭鮪魚；或者 1 罐（142-170 公克）蟹肉
- 刨成薄片的帕馬森起司，裝飾用

作法

沙拉醬作法

1. 在小型食物調理機的調理碗中，將南瓜籽攪打成細緻的粉末，但不要打成糊狀，或者分批用香料研磨器或磨豆機攪打。
2. 如果你用的是食物調理機，將大蒜、海鹽和胡椒一同加入，並攪打至大蒜充分與種子混合。
3. 將檸檬汁擠入調理機，加入芥末醬和油，繼續攪打至光滑。嘗味道，想要的話，可以加入更多的鹽。沙拉醬應該質地濃稠，但如果過於濃厚，可以加入更多的油或檸檬汁（沙拉醬可以製作完成後存放於冰箱內數天。如果發生油水分離，只要在使用前短暫攪打即可）。

沙拉作法

1. 把沙拉中的綠葉蔬菜放入一個大型攪拌盆中，倒入沙拉醬，並充分攪拌直到所有的菜葉都沾裹上醬汁。
2. 把沙拉分裝在兩個盤子中，再放上選用的蛋白質食材。刨一些帕馬森起司薄片在沙拉上，並灑上一些現磨的新鮮胡椒。

● 第三階段

- 完全排除動物性基礎蛋白質食材及起司的使用。
- 你可以將一個熟透的哈斯酪梨去皮、去籽，並切成片，放在沙拉上替代肉類和起司。
- 使用肯瓊香料燻黑丹貝（見第 254 頁），來取代動物性基礎蛋白質食材以及起司。

肯瓊香料燻黑丹貝

第一階段到第三階段，二人份

以下是我最喜歡的丹貝食用方式，這是我從本地食品咖啡館的食譜修改而來的作法，食品咖啡館是位於棕櫚泉和洛杉磯的素食餐廳。如果你想吃辣一點，就加更多肯瓊香料粉吧！

材料

- 1 塊（約 312 公克）丹貝，如果是冷凍的要先解凍，切成約 0.6 公分厚的長條
- 3 湯匙薄鹽醬油或醬油
- 1 湯匙肯瓊香料粉
- 2 湯匙特級初榨橄欖油

作法

1. 將丹貝條沾裹醬油，然後灑上或滾上肯瓊香料粉。
2. 在不沾鍋或鑄鐵煎鍋中以中火熱油。然後將丹貝放入，並讓其上色，約兩分鐘。
3. 將丹貝翻面，再煎兩分鐘上色即可。

卡布里沙拉

第一階段到第二階段，二人份

這道由新鮮羅勒、番茄和莫札瑞拉起司（尤其是水牛牛乳莫札瑞拉起司）所組成，搭配特級初榨橄欖油和少量巴薩米克（balsamic）醋的沙拉，可以當作正餐食用。雖然陳年的巴薩米克香醋十分昂貴，但只用一點點就會有很大的不同。

材料

- 2 個大的成熟番茄，比如牛番茄、復古番茄，或是羅馬番茄
- 約 227 公克新鮮的莫札瑞拉起司
- 1 杯去梗的新鮮羅勒葉
- 4 湯匙特級初榨橄欖油
- 1 湯匙巴薩米克醋（非必要）

作法

1. 將番茄切成約 0.6 公分厚的片狀，並排列在兩個盤子上。
2. 將莫札瑞拉起司切成相同厚度，並擺放在番茄片上。
3. 用鋒利的刀具細切羅勒葉，與油在小碗中混合。將調製好的醬汁舀到番茄和起司片上。上菜。

備註：義大利傳統食譜版本的卡布里沙拉到這裡就完成了。不管在義大利或是法國，我都從未嘗試過用巴薩米克醋搭配的卡布里沙拉。從來沒有。但是，如果你真的在沙拉上灑一點點的巴薩米克醋，吃起來會更加更加的美味！

紅白綠三色沙拉

第一階段，二人份

材料

- 1 包（約 227-340 公克）櫻桃小番茄或聖女小番茄
- 約 227 公克新鮮彈珠大小的莫札瑞拉起司球（boccotini），或將大球的莫札瑞拉起司切成約 2.54 公分見方的小塊
- $\frac{1}{2}$ 袋（約 142 公克）預洗的芝麻菜、羊齒菜或綜合菜苗
- 1 杯去梗的新鮮羅勒葉
- 6 湯匙特級初榨橄欖油
- 2 湯匙巴薩米克醋
- 海鹽及敲碎的黑胡椒粒適量

作法

1. 將番茄、莫札瑞拉起司和綠葉蔬菜全都放進一個中型餐碗中攪拌。
2. 細切羅勒葉，並與油、醋、鹽和胡椒混合。邊攪拌邊將醬汁淋在沙拉上。
3. 再次攪拌均勻，分裝在個別的上菜碟中，搭配現磨的新鮮胡椒。

變化食譜

做成完整的一餐：

胃口比較大的人可能會想要嘗試這些適用於第一階段的變化食譜，這些變化也很適合卡布里沙拉。

- 加入 1 杯炙烤雞胸肉丁
- 加入 1 罐（約 170 公克）水煮長鰭鮪魚，要瀝乾
- 加入 1 罐（約 85 公克）油漬沙丁魚，要瀝乾

● 第二階段

用 $\frac{1}{2}$ 個酪梨切片取代約 113 公克的莫札瑞拉起司。酪梨放進卡布里沙拉也一樣好吃。

● 第二階段到第三階段

將所有的起司都用切片酪梨來代替。

美妙的水芹堅果沙拉

第一階段，二人份

儘管我每天在沙拉中都吃得到羅蔓生菜，並且樂此不疲，這個食譜還是能為你引進一些其他的風味和質感，以避免發生任何單調乏味的沙拉。請盡量找到密封在袋中的連根預洗水芹。

材料

沙拉醬材料

- 4 湯匙特級初榨橄欖油或核桃油
- 2 湯匙蘋果醋或檸檬汁
- $\frac{1}{2}$ 茶匙第戎芥末醬
- 適量海鹽和胡椒
- $\frac{1}{4}$ 小包或 $\frac{1}{4}$ 茶匙甜菊或其他零熱量甘味劑（非必要）

沙拉材料

- 1 把水芹
- 1 包（約 227 公克）綠豆芽，或 2 杯鬆散的芽菜，清洗並瀝乾
- $\frac{1}{2}$ 杯核桃或胡桃
- $\frac{1}{2}$ 顆成熟的酪梨切片
- $\frac{1}{4}$ 杯弄碎的拱佐洛拉（gorgonzola）起司、菲達（feta）起司或藍紋起司，或粗磨的埃斯阿格（asiago）起司

作法

1. 將沙拉醬的材料攪打或搖勻。想要的話，可以稍微冰一下。
2. 輕輕地將水芹和芽菜混合；和沙拉醬一同攪拌。
3. 將份量相同的綠蔬分別盛放在兩個盤子中，然後每一份放上一半的堅果、酪梨切片和起司後上菜。

變化食譜

- 不要用綠豆芽，用 1 顆奶油生菜代替，將奶油生菜洗淨後撕成一口大小的碎塊。將所有食材混合，並放上 $\frac{1}{4}$ 杯的石榴籽。
- 在最初的兩週過後，在沙拉上放 1 個去核並切成薄片的脆梨或沙梨。
- 將沙拉搭配日舞薰衣草沙拉醬（見下一道食譜）上菜。

日舞薰衣草沙拉醬

八人份

薰衣草的使用，將基礎沙拉醬轉變成我最愛的沙拉醬之一。你可以在其他沙拉上試試這種獨特的醬汁。

材料

- $\frac{1}{4}$ 杯白酒醋
- $\frac{1}{3}$ 杯特級初榨橄欖油
- $\frac{1}{3}$ 杯菜籽油或核桃油
- $\frac{1}{2}$ 小包或 $\frac{1}{4}$ 茶匙甜菊或其他零熱量甘味劑，或 1 茶匙的龍舌蘭蜜
- 2 湯匙切細的新鮮薰衣草，或 1 茶匙乾燥薰衣草
- 適量海鹽和敲碎的黑胡椒粒

作法

將所有材料在一個有深度的碗或小型食物調理機中混合。將用剩的醬汁冷藏，並在一週內用完。

變化食譜

做成完整的一餐：

將每份沙拉放上一塊手掌大小的烙烤黃鰭鮪魚排。將特級初榨橄欖油、鹽和胡椒塗灑在魚排上，並且兩面都用燒烤煎鍋高溫燒烤一分鐘。將魚排切成約 0.6 公分厚的塊狀，並排列成扇形擺放在沙拉上。

● 第二階段

這道食譜差不多已經是完美的。如果你要加入鮪魚，將份量減半。

● 第三階段

將油的用量減少，同時排除或減少起司的用量。如果要擴充成完整的一餐，可以換上幾片生魚片等級的生鮪魚、醃生鮭魚或巴馬火腿。

三色沙拉

第一階段到第三階段，二人份

覺得經常製作的一般沙拉無趣了嗎？但別忘了，遠古祖先食用的可是上百種不同的苦味綠蔬。以下是為你的沙拉引進有趣又色彩繽紛蔬菜的簡單方法，因為就像你所知道的，食用的蔬菜越苦越好！同樣為了有所變化，用沙拉的本來面貌，也就是讓一種綠蔬像一片披薩一樣佔據大沙拉盤面積的三分之一。將沙拉醬灑在蔬菜上，並用刨成薄片的帕馬森起司點綴其上。

材料

沙拉材料

- 1 顆紫萵苣
- 2 個比利時苦苣

- 1 顆羅蔓生菜，清洗並撕開，或 $\frac{1}{2}$ 袋（約 142 公克）預洗羅蔓生菜
- 刨成薄片的帕馬森起司，裝飾用

沙拉醬材料

- $\frac{1}{2}$ 杯特級初榨橄欖油
- 4 湯匙巴薩米克醋
- $\frac{1}{4}$ 茶匙第戎芥末醬
- 海鹽和敲碎的黑胡椒粒適量

作法

1. 將紫萵苣去芯、苦苣的尾端去掉。
2. 紫萵苣切碎，並將苦苣斜切成約 2.54 公分的小塊。
3. 將蔬菜洗淨並用蔬菜脫水器轉乾。將處理好的蔬菜與羅蔓生菜一起在上菜碗中攪拌均勻。
4. 將沙拉醬的材料放進小碗中攪拌，或放進小型食物調理機或果汁機攪打。
5. 蔬菜與醬汁一同攪拌均勻後，灑上刨成薄片的起司。上菜。

變化食譜

三色科布沙拉：適合第一階段與第二階段，將基礎沙拉攪拌均勻，分裝成兩盤，每一份上面加上一塊切碎的雞胸肉；或調製好、弄碎的火雞培根條；或半個去皮去籽、切成約 1.27 公分厚塊的哈斯酪梨；還有 3 湯匙弄碎的拱佐洛拉起司、藍紋起司或菲達起司。

蟹肉三色科布沙拉

第一階段到第三階段，四人份

材料

- 1 湯匙特級初榨橄欖油
- 2 瓣大蒜，剁碎
- $\frac{1}{8}$ 茶匙紅辣椒碎片
- $\frac{1}{2}$ 茶匙 Old Bay 香料調味粉
- 1 罐（約 454 公克）蟹肉（蟹肉塊和背肩蟹肉），瀝乾並經過挑選
- 1 湯匙切碎的新鮮荷蘭芹
- $\frac{1}{2}$ 個檸檬的檸檬汁
- 用來做三色沙拉的材料（見前道食譜）

作法

1. 在炒菜鍋或油炸鍋中以中火熱油。
2. 放入大蒜及紅辣椒碎片，還有 Old Bay 香料調味粉；炒製一到二分鐘。
3. 放入蟹肉，持續加熱，這需要一分鐘。

4. 將荷蘭芹和檸檬汁放入攪拌。
5. 將拌好醬汁的沙拉放上菜盤，並放上剛煮好的蟹肉混合料。

炙烤羅蔓生菜沙拉

第一階段，二人份

大部分生菜都能輕而易舉地加以炙烤。一旦你試過炙烤羅蔓生菜（或紫萵苣），然後放上溫過的沙拉醬和一塊烤過的火腿或巴馬火腿，你就會明白一份炙烤沙拉會有多麼美妙。

如果你是用炭火燒烤，將木炭燃燒到有一層薄薄的灰燼覆蓋時，就是最適合炙烤生菜的時候了。

材料

- $\frac{1}{4}$ 杯特級初榨橄欖油，如果想的話，可以多加一點
- 4 片火雞培根、豬背培根、冷肉火腿或巴馬火腿
- 1 個小的紅洋蔥切碎，或 4 湯匙剁碎的乾洋蔥
- $\frac{1}{4}$ 杯巴薩米克醋
- 2 株羅蔓生菜，洗淨晾乾
- $\frac{1}{4}$ 杯磨碎的山羊起司或拱佐諾拉起司
- 海鹽和敲碎的黑胡椒粒

作法

1. 將 2 湯匙油放入長柄平底煎鍋或炒鍋中，開中至大火熱油。
2. 放入培根煎至酥脆但不要燒焦，需時約 2-5 分鐘。放入洋蔥，翻炒至呈現半透明狀，且開始有焦糖色出現，這需要再 2-3 分鐘。將醋加入鍋中，將火關小至中火。燉煮到湯汁呈糖漿狀。然後在你炙烤生菜時先靜置一旁。
3. 將燒烤煎鍋以大火熱鍋。將菜心留下，把生菜縱切成 4 份。把剩餘的 2 湯匙油刷在生菜切面上。將刷好油的生菜放到預熱過的燒烤煎鍋中，一面煎黃後翻面煎製，每面煎製時間約需要 2-3 分鐘。或者，你也可以用預熱好的烤爐烤製，或用長柄平底煎鍋煎至稍微上色。
4. 將炙烤好的羅蔓生菜排放在兩個盤子中，並放上沙拉醬、磨碎的起司、鹽和胡椒。想要的話，可以再多灑上一點橄欖油。

變化食譜

炙烤紫萵苣沙拉：將羅蔓生菜換成紫萵苣。把紫萵苣切成 4 份。

● 第二階段

- 將 1 罐（約 170 公克）沙丁魚或 4 片鯷魚片切碎，代替培根或火腿。
- 用 1 罐（約 170 公克）瀝乾的水煮鮪魚，代替培根或火腿。
- 用以大豆為基礎材料的薩拉米香腸或義大利辣肉腸，代替培根或火腿。

● 第三階段

- 排除使用培根或火腿，改為在生菜旁邊炙烤一把蘆筍嫩莖或新鮮四季豆，約 3-4 分鐘；在所有炙烤蔬菜上放上沙拉醬。
- 減少起司的用量，或完全不用。

湯

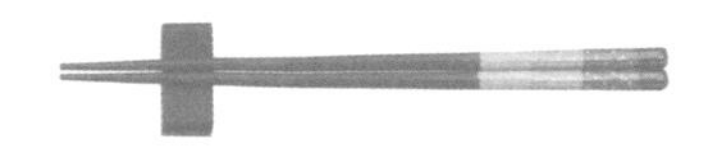

沒有什麼比得上一碗營養豐富的湯。它是讓大量蔬菜能輕鬆地進入系統的盟友，順便填飽你的肚子。

將舊有的標準湯品稍加修改，就能讓你的味蕾感到開心，還能活化啟動你的長壽基因！

夢幻綠花椰菜湯

第一階段，四人份

雖然這是一道在秋冬時節能溫暖肚腹的湯品，但也可以在夏天以冷湯的形式，搭配少許優格、點綴幾枝香菜或香芹上菜。

材料

- 1 顆綠花椰菜或球花甘藍，或約 4 杯冷凍綠花椰菜
- 1 杯去殼的新鮮或冷凍毛豆（以青大豆為主）
- 1 個小的紅洋蔥切碎
- 6 杯低鈉、低脂肪的雞高湯或肉湯
- $\frac{1}{2}$ 杯低脂茅屋起司或瑞可達起司
- 1 湯匙切碎的新鮮薄荷（如果沒有薄荷，可以用羅勒代替）
- 海鹽和敲碎的黑胡椒粒適量

作法

1. 將新鮮綠花椰菜或球花甘藍粗略切碎。將切好的綠花椰菜或冷凍綠花椰菜與毛豆、洋蔥，還有雞高湯一起放入一個大的平底深鍋。以中至大火煮開，然後將火關小，蓋上鍋蓋燉煮 10 分鐘。
2. 將平底深鍋中的材料倒入果汁機或食物調理機，攪打至滑順。加入起司及薄荷；將所有食材混合均勻後，倒回平底深鍋中。試味並加入鹽和胡椒，如果有需要，上菜前再稍微加熱。

變化食譜

- 在湯裡加入 1 杯切碎的豬背培根、冷肉火腿或巴馬火腿，並在上菜前燉煮數分鐘。

- 加入 1 杯切絲的炙烤雞肉和 $\frac{1}{4}$ 茶匙的塔巴斯可（tabasco）辣醬或其他辣醬，上菜前放回爐火上，再燉煮數分鐘。
- 用$\frac{1}{2}$ 把甘藍菜苗，另一種苦味較種的綠花菜，或一把羽衣甘藍或綠葉甘藍取代 $\frac{1}{2}$ 顆綠花椰菜。

● 第二階段到第三階段

你有幾個讓這到湯品適合後續階段的選項：

- 減少或排除毛豆和／或起司的使用。
- 用蔬菜高湯或清水減少或取代雞高湯的使用。
- 要製作質感更厚重的版本，保留一杯煮熟的綠花椰菜不要攪打，然後再放回湯裡，並再次加熱。
- 把湯倒回平底深鍋後，加入 2-3 杯的菠菜苗、切碎的牛皮菜，或切碎的芥菜，並加熱直到煮軟，但仍然保留大部分綠色的程度。

● 第三階段

生綠花椰菜湯：將未烹煮的綠花椰菜、洋蔥、鹽和胡椒混合放進果汁機內，加入 3 杯水攪打至呈乳脂狀。調整到理想的濃稠度，如果有需要的話，可以加進更多的水。

薄荷荷蘭豆湯

第一階段，四人份

誰會不喜歡豌豆湯令人舒適的溫暖呢？以下我要呈現一道已經被改造成「友善使用者」版本的經典湯品。如果你找不到荷蘭豆，可以用甜豆來代替，沒有薄荷的話，則可以用羅勒來代替。

材料

- 3 杯去筋的荷蘭豆，新鮮或冷凍的皆可，洗淨
- 1 杯新鮮或冷凍毛豆（綠大豆），去殼
- 4 杯雞高湯
- $\frac{1}{2}$ 杯常規或低脂茅屋起司
- 1 湯匙切碎的新鮮薄荷
- 海鹽和敲碎的黑胡椒粒

作法

1. 將豌豆、毛豆和高湯一同放入平底深鍋；用中至大火煮開。煮開後將火關小，燉煮 10 分鐘，或煮到蔬菜變軟。

2. 將湯倒進果汁機或食物調理機（果汁機攪打出來的質感會比較好），攪拌到呈乳脂狀。
3. 加入茅屋起司、薄荷、海鹽和胡椒，再次攪拌所有食材。把攪拌好的湯汁倒回平底深鍋，並稍微加熱後上菜。

變化食譜

綠蔬平方湯：將湯倒回平底深鍋後，放入 2 杯菠菜苗葉或芥菜，加熱攪拌直到菜葉被煮軟和湯融為一體。

綠色豆豆湯：把攪打好的湯倒回平底深鍋後，再放入 1 杯煮熟的毛豆攪拌並加熱。

做成完整的一餐：

在第一階段，當湯完成攪拌，加入 1 杯切碎的豬背培根或煙燻火腿並加熱。這吃起來跟經典版本一樣！

● 第二階段到第三階段

- 用清水或蔬菜高湯代替雞高湯。
- 用 $\frac{1}{2}$ 個酪梨代替茅屋起司。
- 減少毛豆的用量。

美味傻瓜麵

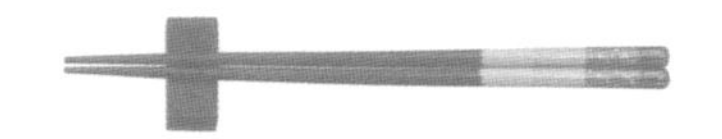

這個章節的命名，與我所改寫、採用蒟蒻麵條的食譜，將足以欺騙你認為自己在吃義大利麵，此一實際情況有關。我的妻子潘妮曾經對我試圖推銷給她的所有假冒的義大利麵避之唯恐不及，現在卻迫不及待地想嘗試下一道我想出來的新蒟蒻麵條菜色。

在你埋頭鑽研這些難得的美味前，讓我告訴你，準備這些麵條時我最喜歡的方法。

不要，我再說一次，千萬不要照著包裝上的料理指示去做，否則你很有可能會大失所望。

作為替代，將麵條放在濾盆中用流動的自來水下清洗一或兩分鐘，去除那帶有魚腥味的氣味（烹煮的過程會除去任何剩下的氣味），然後瀝乾。之後再將麵條放入已經在不沾炒鍋或大的長柄平底煎鍋煮開加鹽的水中，煮滾二到三分鐘。將麵條撈起瀝乾，再次用冷水沖洗。將麵條放回空的炒鍋或長柄平底煎鍋中，用中火讓麵條在鍋裡旋轉稍加乾燥。如果你希望將這些麵條當作「義大利麵」享用，那就不要省略這個步驟，這只需要幾分鐘的時間（不然的話，你會發現它們黏糊糊的）。將乾燥好的麵條放在一邊，留待接下來的食譜使用。

現在，能通過潘妮試煉的，還有另一種低碳水化合物、高纖維的選項。FiberGourmet 最近推出一款無愧於義大利麵名聲的新產品。每一杯份都含有十八公克的纖維，將這項產品將帶給你血糖濃度的衝擊降到最低，同時還有 140 卡的熱量。

雖然這樣的熱量比起一杯傳統的義大利麵所含有的 220 卡要好得多，但比起蒟蒻豆腐麵的熱量，還是高出許多，所以請注意食用的份量。FiberGourmet 有六種口味，包括巧克力口味的（！），這項產品在你居住的區域可能不容易找到，但你可以由網站 www.fibergourmet.com 下單購買。

如果你要用 FiberGourmet 這種義大利麵製作接下來的食譜，請確保你所使用一份義大利麵以減少到只有一杯（煮熟的）。計量半杯的乾義大利麵會等同於煮熟的一杯份。

岡德里義大利寬扁麵

第一階段，一人份

這份食譜是我由 Hungrygirl.com 的食譜所改寫的，雖然她們的料理本身就已經十分美味了。

不管怎麼樣，享用蒟蒻麵條的關鍵，就在於用我在前頁所列出的方法來做準備。

材料

- 1 包（約 227 公克）蒟蒻豆腐寬扁麵，用我的方法預先處理好
- 1 塊三角形 Laughing Cow 輕起司
- 2 茶匙磨碎的帕馬森起司
- 1 茶匙低脂酸奶油
- 敲碎的黑胡椒粒適量
- 海鹽（非必要）

作法

1. 在炒鍋或長柄平底煎鍋中，用中火保溫預先處理好的麵條。
2. 將材料中的兩種起司和酸奶油加入鍋中攪拌，直到全都融化結合在一起。
3. 試吃，嚐鹹味的程度（起司可能會讓這道菜不用加鹽），灑上一些胡椒。上菜。

變化食譜

岡德里檸檬羅勒寬扁麵：加入 1 茶匙新鮮檸檬皮或 $\frac{1}{2}$ 茶匙乾燥檸檬皮、1 茶匙檸檬汁，還有 $\frac{1}{2}$ 杯大略切碎的羅勒葉。加熱直到羅勒變軟。

岡德里雞肉檸檬羅勒寬扁麵：將 1 杯切碎的雞肉和 $\frac{1}{4}$ 杯松子加入前述變化食譜中。加熱至溫熱。

岡德里火腿芝麻菜寬扁麵：加入 1 杯切碎的火腿，或 4 片巴馬火腿切碎，以及 2 杯菠菜苗或芝麻菜。加熱至蔬菜變軟。

● 第二階段

只要加入 2 杯你所選用切碎的綠蔬，並減少變化食譜中肉類的用量。

● 第三階段

和第二階段相同，但把變化食譜中的肉類全部去除。

還不賴泰式炒麵

第一階段到第二階段，二人份

以下是在不犧牲香辣好料的情況下，減少泰國菜餚熱量的簡單方法。

材料

- 4 湯匙特級初榨橄欖油
- 2 瓣大蒜，切碎或壓碎
- 12 尾中等大小的蝦（每尾約二十公克），去殼去泥腸
- 1 顆添加 omega-3 的蛋
- $\frac{1}{2}$ 杯切碎的羅勒葉
- 1 包（約 227 公克）蒟蒻豆腐寬扁麵，用我的方法預先處理好（見第 264 頁）
- $\frac{1}{4}$ 杯萊姆汁
- 4 湯匙壓碎的烘焙低鹽花生
- 1-2 湯匙魚露、醬油或豆油（請見備註）
- 1 湯匙無調味、無糖米醋
- 1 撮甜菊或零熱量甘味劑
- 1 茶匙紅椒粉
- $\frac{1}{4}$ 茶匙紅辣椒碎片或卡宴辣椒，適量

作法

1. 在大型長柄平底煎鍋或炒鍋中開大火熱油，但不要熱到冒煙的程度。放入大蒜稍加翻炒，然後將蝦放入翻炒 1 分鐘。
2. 放入蛋，再翻炒 1 分鐘。
3. 將羅勒、麵條、萊姆汁、花生、魚露、醋、甜菊、紅椒粉和紅辣椒碎片放入鍋中煎炒約 3 分鐘，或煎炒到蝦由半透明轉變成不透明。
4. 把蝦和麵條的混合料均勻分裝在兩個盤子裡，即可上菜。

備註：魚露，又叫做鮪油或蝦油，在東南亞菜品中是不可或缺的一項材料，不過這是一種可以被養成的口味。除非你已經習慣了魚露的氣味，否則一開始的用量最好少一點。用醬油或豆油代替，能做出可接受但沒有那麼道地的口味。

化食譜

雞肉雙份蔬菜麵：省略蝦子不用。將 1 茶匙新鮮的薑磨碎，或 $\frac{1}{2}$ 茶匙薑泥入大蒜和油的混合料中。將 1 片放養雞的雞胸肉，切成約 1.27 公分厚的肉放入鍋中，持續翻炒 4 分鐘。依照步驟放入剩餘材料前，加入 1 杯四季，再翻炒 2 分鐘。

第二階段

蝦或雞肉的份量減半。

辣味丹貝雙份蔬菜麵：使用丹貝條來代替蝦子，並依照變化食譜中的步驟進行烹調。

● 第三階段

生食這道菜品，採用下一道的食譜。

生食還不賴泰式炒麵

第一階段到第三階段，二人份

材料

- 1 杯杏仁醬
- $\frac{1}{2}$ 個甜橙或無籽橘子，去皮去籽
- 2 湯匙醬油或豆油
- 1 湯匙龍舌蘭蜜
- 1 撮甜菊或其他零熱量甘味劑
- 2 湯匙新鮮薑泥
- 如果有需要的話，準備 $\frac{1}{4}$ 杯清水
- 4 杯豆芽，洗淨
- 1 包（約 227 公克）蒟蒻豆腐麵條，用我的方法預先處理好（見第 264 頁）

作法

1. 將醬汁材料放入食物調理機或果汁機中，攪拌至充分混合。如果過於濃稠，加一點水稀釋。
2. 將豆芽和麵條混合好，分裝成兩盤。將醬汁均勻覆蓋於上述混合料後即可上菜。

傳統義大利麵

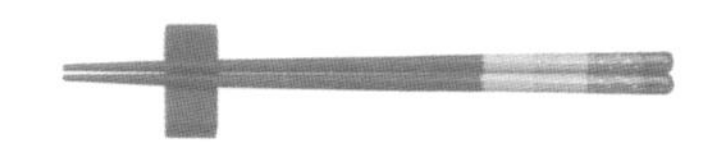

蒟蒻麵條也有做成傳統義大利麵形式的。按照與第 264 頁相同的方式處理，不過即使是在長柄平底煎鍋中乾燥時，那些一股一股的義大利麵，也是非常難以駕馭的。

要馴服這些麵條，在與醬汁混合前，必須先把麵條剪成五至七點六公分的長條。

你也可以使用 FiberGourmet 的輕食義大利麵，但要將份量控制在只用一杯煮熟的麵條（見第 264 頁）。

傳統義大利麵佐「肉丸」

第一階段，二人份

比起用彈牙來形容，這道義大利麵的口感，更接近橄欖園所販售的，這是一道我能不感到有罪惡感，或因為一般義大利麵的升糖負荷而昏昏欲睡的情形下，能大量食用的義大利麵食。

材料

- 2 湯匙特級初榨橄欖油
- 1 湯匙義式香草調味料
- 2 湯匙剁碎的洋蔥
- 1 瓣壓碎的大蒜，或者 $\frac{1}{4}$ 茶匙大蒜粉
- 1 杯無添加糖的番茄醬
- 1 杯或更多的新鮮羅勒葉、菠菜苗或芝麻菜
- $\frac{1}{4}$ 杯新鮮奧勒岡，或 1 茶匙乾燥的奧勒岡
- $\frac{1}{4}$ 茶匙海鹽
- $\frac{1}{4}$ 茶匙敲碎的黑胡椒粒
- $\frac{1}{8}$ 茶匙紅辣椒碎片或卡宴辣椒（非必要）
- 2 片博卡漢堡排掰成碎塊，或 $\frac{1}{2}$ 包（約 397 公克）LightHouse 牛絞肉風味素肉
- 1 包（約 227 公克）義式蒟蒻豆腐麵條，用我的方法預先處理好（見 264 頁）
- 刨成薄片的帕馬森起司，裝飾用

作法

1. 在炒鍋或長柄平底深煎鍋中混合油、義式香草調味料洋蔥和大蒜，用中至大火煎炒直到出現香味。
2. 加入番茄醬、羅勒、奧勒岡、鹽、胡椒、紅辣椒碎片和博卡漢堡排。燉煮至羅勒軟化，這需要大約 2 分鐘。
3. 加進蒟蒻豆腐麵條並攪拌。裝成兩盤，灑上刨成薄片的起司即可上菜。

變化食譜

- 額外加入 1 杯或更多的菠菜、芥菜、牛皮菜或芝麻菜。
- 加入 $\frac{1}{2}$ 杯火雞肉義式臘腸或沙拉米香腸，做成「肉類愛好者」義大利麵。

● 第二階段

一切照舊，這道義大利麵與沙拉搭配便是完美的一餐。

不要加火雞肉義式臘腸或沙拉米香腸。

● 第三階段

省略博卡漢堡排的使用，同時將 3 個梅子番茄、1 杯羅勒葉、$\frac{1}{2}$ 個酪梨，還有剩餘的香草調味料，放入食物調理機或果汁機中稍加攪拌。將此混合料與準備好的義大利麵混合均勻。

Checca 醬義大利麵：將 3 個羅馬番茄或梅子番茄切成小方塊，把羅勒和 2 瓣大蒜切碎，以上材料與 $\frac{1}{4}$ 杯特級初榨橄欖油充分混合後，將醬汁倒在義大利麵上即可。

堅果綠花椰菜義大利麵

第一階段，二人份

義大利人總是會想出些主意，把綠花椰菜加進他們的義大利麵中。以下是獲得十字花科蔬菜所有好處的一種誘惑味覺方式。

材料

- 1 顆綠花椰菜或 1 袋（約 454 公克）預洗的綠花菜
- $\frac{1}{2}$ 杯剁碎的紅洋蔥
- 3 瓣大蒜，去皮
- 1 杯雞高湯
- 1 包（約 227 公克）義式蒟蒻豆腐麵條，用我的方法預先處理（見第 264 頁）
- 1 杯清水
- 2 湯匙特級初榨橄欖油

- $\frac{1}{4}$ 杯切碎的生核桃
- $\frac{1}{2}$ 杯菲達起司或拱佐諾拉起司
- $\frac{1}{8}$ 茶匙紅辣椒碎片
- $\frac{1}{4}$ 茶匙海鹽
- 敲碎的黑胡椒粒適量
- 切碎的生核桃，裝飾用

作法

1. 如果你用的是整顆的綠花椰菜，將菜花和莖分開。將菜花切成約 2.5-5 公分的塊狀。如果你用的是包裝好的綠花椰菜，將莖的部分盡可能貼近菜花處切下分開，將綠花椰菜的莖切成約 2.5 公分大小的塊狀。和洋蔥、大蒜及雞高湯一起放入中型的平底深鍋中。煮滾後調整至小火，蓋上鍋蓋燉煮 10 分鐘。
2. 將麵條、綠花椰菜和水放進另一個平底深鍋中，煮滾後續煮 4 分鐘。倒入濾盆瀝乾。把綠花椰菜和麵條放回鍋子中。
3. 把煮好的綠花椰菜莖、洋蔥和大蒜放進食物調理機，並攪打至滑順。拌入油、核桃和起司。有需要的話，加入紅辣椒碎片、鹽和胡椒來調味。
4. 把醬汁倒在義大利麵和綠花椰菜上攪拌。想要的話，可以灑上額外的碎核桃並上菜。

變化食譜

在綠花椰菜上鋪上切碎的炙烤雞胸肉，然後在將醬汁倒在菜品上。

● 第二階段

這些義大利麵的食譜在飲食革命計畫所有階段都適用，不過我喜歡逐步偷渡放進越來越多的綠色蔬菜。

試著在準備做成醬汁的綠花椰菜莖中加入一把切碎的羽衣甘藍、甘藍菜苗、水芹、芝麻菜，或任何其他種類的苦味蔬菜。

或者在綠花椰菜中加進一把綠色蔬菜。

● 第三階段

減少起司和核桃的用量

為了讓蔬菜上桌時是半生的狀態，將烹飪時間縮減一半。

傳統義大利麵條與豆子湯

第一階段到第二階段，四人份

經典的托斯卡尼義大利豆湯麵，充滿了以豆子和義大利麵形式出現的澱粉，不過，只要加上一點改變，這道菜就能變身成營養豐富又可口的蛋白質來源。確定你使用的是黑豆而不是黑龜豆，黑豆在全食超市或任何自然食品商店都找得到。

材料

- 1 罐（約 425 公克）已剁碎的梅子番茄
- 1 罐（約 312 公克）黑豆，需瀝乾水分
- 1 個小的紅洋蔥切碎，或 4 湯匙的乾燥洋蔥
- 2 瓣大蒜，切碎
- 2 湯匙特級初榨橄欖油，作為裝飾用的另加
- 1/4 茶匙海鹽
- $\frac{1}{4}$ 茶匙敲碎的黑胡椒粒
- 1 杯新鮮的羅勒葉，粗略切碎
- 2 杯新鮮的羽衣甘藍、綠葉甘藍、蕪菁葉或切碎的菠菜，或 1 包（約 283 公克）冷凍蔬菜
- 1 湯匙紅酒醋（非必要）
- 1 包義式蒟蒻豆腐麵條，用我的方法預先處理（見第 264 頁），切成約 2.5-5 公分長。

作法

1. 將番茄、黑豆、洋蔥、大蒜、海鹽和胡椒一同放入一個中型的平底深鍋中。以中到大火攪拌烹煮至煮滾，將火關小，加蓋燉煮 15 分鐘。
2. 把一半的混合料（確保你有拿到一些豆子）放進果汁機或食物調理機，攪打直到食材粗略磨碎，並呈乳脂狀。
3. 將攪打完的混合料倒回平底深鍋中。加入羅勒和羽衣甘藍，想要的話，可以加點醋，還有麵條。煮滾後再多煮 2 分鐘，或煮到蔬菜軟化但仍然保持鮮綠的程度。
4. 盛到碗裡上桌。如果你想的話，再灑上一點橄欖油讓成品更逼真。

變化食譜

- 把 1 杯切碎的火腿或煮熟的雞胸肉跟羅勒、羽衣甘藍一起加進去。
- 把 1 杯煮熟的雞尾酒蝦跟羅勒、羽衣甘藍一起加進去。

● 第二階段

這道菜對這個階段來說是完美的。或者你可以用 1 包（約 397 公克）Light Line 牛絞肉風味素食漢堡或兩片博卡漢堡排撕成碎塊後，用來代替火腿、雞胸肉或蝦。

● 第三階段

逐步將豆子的份量縮減到 $\frac{1}{2}$ 罐，然後是 $\frac{1}{4}$ 罐，同時增加所使用綠色蔬菜的份量。

進化版披薩

第一階段，二人份

這遠比現在在美國被認為是披薩的東西好多了，這種製作便利的「一整盤」食物，上面搭配番茄、一點點起司、香草和各式各樣蔬菜，是我在位於義大利里維耶拉芬諾灣（Portofino）附近吃過披薩後，受到啟發而出現。

材料

- 2 個低碳水化合物墨西哥玉米餅
- 2 湯匙特級初榨橄欖油，另備上菜時額外加的部分
- $\frac{1}{4}$ 杯無添加糖的番茄醬或切碎的新鮮梅子番茄
- 約 113 公克新鮮莫札瑞拉起司（包裝在水中；最好是水牛牛乳莫札瑞拉起司），切成薄片
- 8 片新鮮的羅勒葉，或是 1 湯匙乾燥羅勒

非強制配料

- 鯷魚、蘑菇、朝鮮薊心、巴馬火腿、豬背培根、綠椒和／或紅椒
- 海鹽和／或敲碎的黑胡椒粒
- 2 杯芝麻菜（非必要）
- 紅辣椒碎片

作法

1. 將烤箱預熱到華氏 450 度（約攝氏 232 度）。
2. 將墨西哥玉米餅放在烘焙紙或披薩窯磚上。在餅皮上刷上橄欖油。將番茄醬或切碎的番茄塗抹在餅皮上，然後疊上莫札瑞拉起司薄片。在起司片上放上羅勒葉，再加上你自選的一或數種額外的材料，不過不要放芝麻菜。灑上鹽和敲碎的胡椒粒。烘烤約 5 分鐘直到溫熱；此時起司還不會完全融化和冒泡。
3. 將披薩放到盤中。放上芝麻菜並灑上紅胡椒碎片，想要的話，還可以額外多灑些橄欖油。上菜。

● 第二階段

將起司的用量減半，並將羅勒的份量加倍。

將任何所使用肉類的份量減半，或用弄碎的博卡漢堡排取代。

● 第三階段

將大片的羅蔓生菜葉或奶油萵苣的葉子鋪在盤子上，然後在上面放上切碎的番茄、新鮮的水牛牛乳莫札瑞拉起司塊、切碎的羅勒，還有任何切碎的新鮮蔬菜或蘑菇。潑上一些橄欖油，然後灑上紅辣椒碎片、鹽和胡椒。

進化版墨西哥軟皮麵餅

第一階段至第二階段，四人份

有時候想在兩片麵包中間夾些什麼的渴望，會變得讓人無法抗拒。那麼，就做一份以低碳水化合物墨西哥玉米餅為材料的墨西哥軟皮麵餅，來保持理智吧。這份食譜帶給你的並非過量的起司和肉類，而是另一份大量的綠色蔬菜。要確定有將菠菜中的水分擠掉，否則你會對我很不滿意的！

材料

- 1 包（約 227 公克）預洗的菠菜，或 1 盒（約 283 公克）冷凍的碎菠菜，解凍後將水分擠乾
- 海鹽適量
- 敲碎的黑胡椒適量
- 約 454 公克新鮮的莫札瑞拉起司球（最好是水牛牛乳莫札瑞拉起司），切成薄片
- 8 片低碳水化合物墨西哥玉米餅
- 約 227 公克拱佐諾拉起司或其他乳脂豐富的藍紋起司，壓碎

作法

1. 將新鮮菠菜放入加蓋的鍋中，不要另外加水，用中到大火稍煮至變軟。撈起，將菠菜瀝乾並擠去水分，大略切碎。把鹽和胡椒加進煮好的菠菜或冷凍菠菜中。
2. 把莫札瑞拉起司切片放到 4 片墨西哥玉米餅上，上面再灑上一層藍紋起司。用菠菜把起司蓋上，再均勻分配到 4 片玉米餅上。將玉米餅兩兩對折，並壓緊。
3. 將長柄不沾煎鍋或平底鍋以中火熱鍋。將玉米餅放進鍋中烙 3 分鐘，小心不要燒焦。翻面，烙至另一面呈棕色，同時起司融化。
4. 將餅放到砧板上切成 4 份，或對切後上菜。

變化食譜

德墨風味進化版墨西哥軟皮麵餅：加 1 湯匙或更多的顆粒哈拉皮紐辣椒莎莎

醬在菠菜中，並用切片的酪梨取代拱佐諾拉起司。

綠蛋與火腿：用 1 個煎蛋或水煮蛋取代拱佐諾拉起司。在蛋上面放一片豬背培根或切成薄片的冷肉火腿或巴馬火腿，然後再放上第二片玉米餅，以上述烹調方式處理。不切開，完整上菜。

● 第三階段

把起司的用量減少一半，將蔬菜的量增倍。

「米飯」與「豆子」

第一階段，四人份

很不幸的，大部分的「療癒食物」是提供給你的味蕾而非基因的。但在這份食譜中，高蛋白質的大豆取代了含有大量糖分的豆子，而切細的花椰菜則填補了白米的位置。

材料

- 1 顆花椰菜
- $\frac{1}{4}$ 杯特級初榨橄欖油
- 4 條雞肉或火雞肉波蘭香腸或波蘭燻腸，切成約 2.5 公分的小塊
- 1 個大黃洋蔥，切碎
- 1 個綠色燈籠椒，去籽切碎
- 2 株芹菜梗切碎
- 4 瓣大蒜，剁碎或切碎
- 2 湯匙肯瓊香料粉
- $\frac{1}{4}$ 茶匙卡宴辣椒
- 2 茶匙乾燥奧勒岡
- 1 湯匙乾燥百里香
- 1 湯匙黃豆粉
- 1 包（約 454 公克）冷凍的去殼毛豆（綠大豆）
- 海鹽和敲碎的黑胡椒粒適量
- 塔巴斯可辣醬或其他辣椒醬

作法

1. 把花椰菜切成小塊，然後用食物調理機的切絲器刀片或起司刨絲刀弄碎成米粒般大小的碎塊。放置一旁備用。
2. 取一個大的長柄不沾煎鍋，開中至大火熱油；將香腸、洋蔥、燈籠椒、芹菜、大蒜、肯瓊香料粉、卡宴辣椒、奧勒岡和百里香放入鍋中烹煮，並持續翻炒，直到蔬菜變軟並開始上色。將大豆粉拌入鍋中。
3. 加入毛豆，續煮 5 分鐘，或煮到毛豆被充分加熱為止。加進花椰菜「米粒」，繼續烹煮攪拌 2 分鐘，以徹底加熱。再加入適量鹽及胡椒調味。

4. 關火，取一勺混合料放進食物調理機中，攪打至乳脂狀。將攪打好的糊狀物放回鍋中並攪拌。加一點點熱水調整黏稠度，這道菜的質地應該會相當濃厚。裝到碗裡上菜。可加上塔巴斯可辣醬或其他辣椒醬。

● 第二階段

把香腸換成 4 片博卡漢堡排或博卡香腸，與毛豆同時加入。放在清炒菠菜上食用。

● 第三階段

將毛豆和博卡「肉類」的用量減少一半，加入 1 袋（約 142 公克）預洗的菠菜，或 1 盒（約 283 公克）解凍的冷凍菠菜。將豆類和博卡「肉類」放在生菠菜或羅蔓生菜葉上食用。

肉類、家禽類和海鮮

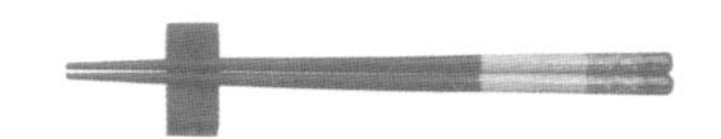

在第一階段，只要你牢記一份的量，應該大約與你的手掌尺寸及厚度相同，這些動物性蛋白質來源就是你最好的朋友。

沒錯，不算上手指，只有手掌的大小，你們那些手比較大的人，能食用的份量確實比手小的人要來得多。

然而，隨著飲食革命計畫的向前推進，你要時刻謹記，**這些食物應該被視為沙拉或炙烤蔬菜上的配料，而不是主菜。**伴隨著這個概念，食譜便會被設計為將肉類、家禽類還有魚切成薄薄的條狀或片狀，鋪在蔬菜上。基於這個理由，我在這個章節中，通常不會提供適用於第二階段和第三階段的食譜，你只需要在此二階段減少動物性蛋白質的用量即可。

你會發現，這章節中的每份食譜的份數都反映了這一演變的進程。

只要有可能的話，盡量使用草飼牛肉、放養的雞肉和野生的魚及貝類。別被有機標章給愚弄了。一般說來，有機標章只不過代表了動物是以有機穀物產品所餵養的，而不是青草。不過，也不用為此焦慮。無論你在何處，就以你所有盡力而為。

肉類

墨西哥燒烤側腹牛排

第一階段到第二階段，四人份（及之後的八人份）

側腹牛排是可買到的最瘦、最容易燒烤的牛肉部位。如果你對西南、德州和泰式等地的料理不熟悉，那你可能在一開始，要少用一些奇波雷煙燻辣椒（chipotle chile）以減少辣度（而且要把辣椒籽去掉），然後隨著進度的邁進，再逐漸增加用量。

材料

- 3 湯匙特級初榨橄欖油
- 3 湯匙萊姆汁或檸檬汁
- 1 湯匙第戎芥末醬
- 1 瓣大蒜，剁碎
- 1 茶匙磨成粉的孜然
- 1 湯匙剁碎的罐裝奇波雷煙燻辣椒番茄醬，或 1 湯匙純辣椒粉
- 1 塊（約 567 公克）側腹牛排
- 海鹽和敲碎的黑胡椒粒適量

作法

1. 將除了牛排之外的所有材料，以及鹽和胡椒，放進一個大型可重複密封的厚塑膠袋中，搖晃至均勻混合。放入牛排，將大部分空氣擠出，讓牛排與醃料能有最大接觸。在室溫醃製至少 1 小時，或放在冰箱中醃製過夜。
2. 用大火預熱燒烤鍋或烤肉爐。
3. 燒烤鍋夠熱或煤炭燒紅備好後，將牛排由醃料中取出，並灑上鹽和胡椒。將牛排炙烤到想要的熟度（最好是三分熟），一面大約要炙烤 4 分鐘。將牛排由燒烤鍋中移出，放在砧板上靜置 5 分鐘。
4. 將牛排逆紋斜切成薄片，放在選用的蔬菜或炙烤蘆筍上，蘆筍可以放在醃牛排的同一個袋子中醃製，並放在牛排旁一起炙烤。

咖啡豆和乾胡椒脆皮側腹牛排

第一階段到第二階段，四人份（及之後的八人份）

咖啡豆和乾胡椒不僅美味，它們還對你很有好處。受到南灘主廚艾倫·薩瑟（Allen Susser）的啟發，這份食譜製作出的配料，能讓一塊單調乏味的牛肉再創高峰。確定你使用的是完整的咖啡豆；研磨好的咖啡粉是不行的。

材料

- 1 瓣大蒜，剁碎
- 海鹽適量
- 2 湯匙沖泡好的咖啡或是 1 杯濃縮咖啡
- 2 湯匙巴薩米克醋
- 2 湯匙完整的咖啡豆
- 2 茶匙完整的乾燥黑胡椒粒
- 1 湯匙特級初榨橄欖油
- 1 塊（約 567 公克）側腹牛排

作法

1. 將大蒜、$\frac{1}{4}$ 茶匙鹽、沖泡好的咖啡，還有醋，一起放入一個小碗中；攪拌所有材料，並留出一部分待之後使用。

2. 將咖啡豆和胡椒粒放進磨豆機中，稍加攪打到磨成粗粒（或者可以將這些原料放進塑膠袋中，用調理槌或肉錘敲打到變成粗粒。這個作法在一整天的辛勞工作之後，或你想對著小孩大吼時很好用）。
3. 將燒烤鍋加熱，或將瓦斯烤爐的溫度設定為高溫。
4. 當燒烤鍋或瓦斯烤爐預熱完成後，將牛排的兩面都抹上油，然後兩面均勻沾裹咖啡豆／胡椒粒的混合料。適量加鹽為牛排調味。每面炙烤 4 分鐘，直到想要的熟度（最好是三分熟）。將牛排放在砧板上靜置 5 分鐘。
5. 將牛排逆紋斜切成非常薄的薄片，然後排列在選用的沙拉或綠色蔬菜上。將預留的醬汁放在小鍋中，加熱後澆在牛排上。

喬的特餐仿製品

第一階段到第二階段，三到四人份

這是我最喜歡的、能騙沒有準備的賓客吃下份量可觀綠色蔬菜的食譜，這道菜餚可以冷藏或冷凍後再次加熱，作為一頓完美的「一盤搞定」晚餐。這道菜也可以成為豐盛的週末早餐或早午餐。

材料

- 1 包（約 283 公克）冷凍碎菠菜，或 1 包（約 142 公克）新鮮菠菜、牛皮菜、芥菜或羽衣甘藍
- 2 湯匙特級初榨橄欖油
- 約 227 公克極瘦的草飼牛牛絞肉（優先選擇）或火雞絞肉
- 2 杯蘑菇切片（白蘑菇、棕蘑菇、褐色蘑菇、香菇或波特菇）
- 1 杯切碎的洋蔥
- 1 瓣大蒜，碾碎，或 $\frac{1}{2}$ 茶匙大蒜粉
- 1 湯匙切碎的新鮮奧勒岡，或 1 茶匙乾燥的奧勒岡
- 1 茶匙肉荳蔻，磨成粉
- 1 茶匙香菜粉，或 2 湯匙切碎的新鮮香菜（芫荽）
- $\frac{1}{2}$ 茶匙海鹽
- 少許或適量塔巴斯可辣醬或其他辣椒醬
- 2 湯匙伍斯特黑醋醬
- 4 個添加 omega-3 的蛋
- $\frac{1}{2}$ 杯無脂或低脂的茅屋起司。

作法

1. 如果你用的是冷凍菠菜，在瀝水盆中解凍並瀝乾。如果用的是袋裝新鮮蔬菜，則先洗淨並修剪。
2. 在一個大的長柄煎鍋或有把手的炒鍋中熱油，然後將肉和蘑菇、洋蔥、肉荳蔻、香菜還有鹽放進鍋中，以大火油炸到剛好變熟。如果你用的是牛肉，將多餘的油瀝掉。
3. 把菠菜或其他綠色蔬菜加進炸好的肉類混合料中，用塔巴斯可辣醬和伍斯特黑醋醬調味。繼續煮 2-3 分鐘，直到蔬菜變軟但仍保持鮮綠的顏色。
4. 把蛋打散，然後倒在菠菜與肉類的混合料上，攪拌直到稍稍凝固。攪拌時加入茅屋起司，調整調味後上菜。

● 第二階段到第三階段

將牛肉或火雞肉的用量減少一半，同時將蛋的用量減少到 3 個。

● 第三階段

用 2 個掰碎的博卡漢堡餡餅或其他素食漢堡排，代替牛絞肉或火雞絞肉。
排除茅屋起司的使用，或用 $\frac{1}{2}$ 杯切丁的酪梨代替。

胡椒蒜味豬里脊

第一階段到第二階段，二人份（及之後的四人份）

越式料理以其鹹香辛辣的味覺聞名。這道菜餚是烹製豬里脊的一種簡易方法，歸功於豬里脊的超低脂肪含量，也是你唯一可以考慮使用的豬肉部位。可能的話，試著找到天然放養牧場，或其他永續經營牧場出品的豬肉。

材料

- 2 瓣大蒜，剁碎
- 1 茶匙揉碎或粉末狀的鼠尾草，或 5 片新鮮鼠尾草葉，切細
- 1 茶匙粗海鹽
- 2 湯匙敲碎的黑胡椒粒
- 1 塊豬里脊肉（大約 340 公克）
- 1 湯匙特級初榨橄欖油

作法

1. 將烤箱預熱到華氏 425 度（約攝氏 218 度）。
2. 將大蒜、鼠尾草、鹽和胡椒混合成糊狀，並沾裹在整片豬里脊肉上。
3. 在一個可放進烤箱的長柄煎鍋中放油，開稍大的火將油燒熱。

4. 油燒熱後，將豬里脊肉放入鍋中，煎至整塊呈金黃色，用肉鉗處理，避免撕裂肉塊。將鍋子從爐火上移開，放入烤箱中，烤 20 分鐘。
5. 將烤肉移到砧板上，靜置 5-10 分鐘，然後斜切成薄片。將肉片放在沙拉蔬菜、捲心菜絲或綜合涼拌菜絲上。

芥末豬里脊

第一階段到第二階段，二人份（及之後的四人份）

芥末和豬肉是天生絕配，但有比熱狗更好的方式，可享用這個天作之合。請確定你用的是整粒的芥末籽醬，顆粒越粗越好。

材料

- 1 瓣壓碎的大蒜
- 1 湯匙新鮮迷迭香，或 1 茶匙乾燥的迷迭香
- 1 湯匙新鮮奧勒岡，或 1 茶匙乾燥的奧勒岡
- $\frac{3}{4}$ 杯整粒芥末籽醬
- $\frac{1}{4}$ 杯或更多的紅酒
- 海鹽和壓碎的敲碎黑胡椒粒各 1/4 茶匙
- 1 塊豬里脊肉（大約 340 公克）

作法

1. 將除了豬肉之外的所有材料，放進一個大且耐用的可重複密封塑膠袋中，並將所有材料徹底混合均勻。如果醃料的流動性不夠，就加一點或更多的酒。然後將豬肉放進袋中，重新將袋子封好。放進冰箱醃製至少 2 個小時，最好是醃泡過夜。
2. 將瓦斯烤爐設定為高溫預熱，或使用燒烤鍋。
3. 當熱度足夠時，將肉從醃料中取出炙烤，經常翻動，直到肉類溫度計測得的溫度是華氏 170 度（約攝氏 76.7 度）為止。
4. 將肉取出放在砧板上靜置 5-10 分鐘，然後逆紋斜切成薄片。將烤肉放在選用的綠色蔬菜上，即可上菜。

家禽類

幫幫忙，拜託你專程去找找自由放養的雞，它們的味道比傳統方式飼養

的禽類，要更有風味也更為柔嫩。如果你無法抗拒購買那些特價的特大包裝雞胸肉，那我會教你幾招，除了切成非常薄的薄片煸炒之外，還能增加任何種類雞肉柔嫩程度的方法。

清炒雞肉佐四季豆及羅勒

第一階段到第三階段，二人份

這是我讓你吃下蔬菜，並且還想要更多的秘密武器。你可以找到包裝在玻璃紙小袋子裡的辣椒，通常會放在你家附近超市的墨西哥香料區。要注意，捲心菜是未經過烹煮且冰鎮過的，這會帶來與這道菜中其他食材截然不同的鬆脆口感。

材料

- 2 湯匙菜籽油
- 1 茶匙磨碎的萊姆皮或檸檬皮
- 1 湯匙新鮮的薑，剁碎或切細
- 1 或 2 根泰國紅辣椒，或日本、中國辣椒，去籽切細；或 1/4 茶匙紅辣椒碎片
- 約 227 公克切成薄片的去骨雞胸肉，或去骨雞腿排
- 約 227 公克四季豆，切成 5-7.5 公分的小段
- 10 片或更多的羅勒葉
- $\frac{1}{2}$ 杯淡椰漿
- $\frac{1}{4}$ - $\frac{1}{2}$ 茶匙海鹽，或適量
- 3 杯捲心菜絲，冰鎮

作法

1. 在炒鍋或長柄深煎鍋中以大火熱油。加入檸檬皮、薑和辣椒，稍加拌炒。立刻加入雞肉、四季豆和羅勒。翻炒 3-4 分鐘直到熟透。
2. 加入椰漿和鹽調味；此時混合料會十分濃稠。
3. 放在捲心菜絲上，即可上菜。

變化食譜

清炒牛肉佐四季豆和羅勒：將雞肉換成切成薄片的側腹牛排或後腿牛排。

清炒豬肉佐四季豆和羅勒：將雞肉換成切成薄片的豬里脊肉。

清炒鮮蝦佐四季豆和羅勒：將雞肉換成去殼的中型鮮蝦。要得到約 227 公克去殼的蝦，你會需要大約 454 公克沒有剝殼的蝦。

在翻炒完雞肉後，加入 1/4 杯濃厚全天然花生醬和 $\frac{1}{2}$ 茶匙與 1 杯水混合好的咖哩粉；將混合料加熱至沸騰上菜。

清炒丹貝佐四季豆和羅勒：將雞肉換成丹貝。

上菜時，你可以將捲心菜絲替換成自己喜愛的綠色蔬菜。

你可以用以岡德里博士的方法處理的蒟蒻豆腐麵條（見第 264 頁）代替捲心菜絲。將麵條分裝在盤子裡，再蓋上炒菜。

天使叢林公主雞肉版

第一階段，二人份

這是我最喜歡的泰式雞肉食譜，是用歐胡島 Keo 餐廳的「邪惡叢林公主雞肉版」改寫的。我自作主張更改了許多使用的材料，讓你能輕鬆地在家製作這道菜。你想用多少辣椒就用多少，這取決於你對辣味的耐受度。

材料

- 2-6 個乾辣椒，或 $\frac{1}{2}$ 茶匙紅辣椒碎片
- 1 茶匙磨碎的檸檬皮或萊姆皮
- 2 湯匙菜籽油
- $\frac{1}{2}$ 杯淡椰漿
- 約 227 公克無骨雞胸肉或雞腿排，薄切成長約 5 公分的肉條
- 1-3 湯匙魚露，或薄鹽醬油適量
- 1 湯匙萊姆汁或檸檬汁
- $\frac{1}{2}$ 茶匙海鹽
- 15 片完整的羅勒葉
- 2 包（約 227 公克）蒟蒻豆腐麵條，用我的方法預先處理（見第 264 頁）

作法

1. 用咖啡磨豆機或香料研磨器研磨辣椒與檸檬皮（在用完研磨器後，要確實徹底清潔，或使用辛辣食物專用的研磨器）。
2. 在炒鍋或深長柄煎鍋中用中大火熱油，然後將辣椒混合物放入翻炒 2 分鐘至炒香。
3. 將雞肉放入烹煮 3 分鐘，或煮至肉色不再是粉紅色。
4. 將火關小，調整為中小火；加入魚露、萊姆或檸檬汁、鹽和羅勒，拌炒至羅勒變軟。
5. 放在蒟蒻豆腐麵條上，立即上菜。

● 第二階段

將麵條用清炒或蒸的薄捲心菜絲代替。

● 第三階段

將麵條用 2 杯生的薄捲心菜絲，或是用煮過、或生的新鮮蘆筍、四季豆和蘑菇代替。

杏仁「麵衣」炸雞

第一階段到第二階段，二人份（及之後的四人份）

信不信由你，會謀害你的，並不是用來油炸的油脂，反而是因為使用時間太久而轉變為反式脂肪的舊油，若再加上由麵粉製作的麵衣，情況更嚴重。而這道菜這將是你所吃過最多汁、最具風味的炸雞版本。

材料

- 1 杯脫脂牛奶
- $\frac{1}{2}$ 茶匙塔巴斯可辣醬或其他的辣椒醬
- 2 片去皮去骨的放養雞雞胸肉
- $\frac{1}{2}$ 杯杏仁粉
- $\frac{1}{4}$ 茶匙海鹽
- $\frac{1}{4}$ 茶匙敲碎的黑胡椒粒
- 4 湯匙特級初榨橄欖油
- 新鮮檸檬（非必要）

作法

1. 將脫脂牛奶和塔巴斯可辣醬在一個堅固的、可重複密封塑膠袋，或淺底鍋中，充分混合。
2. 將雞胸肉以保鮮膜包裹後，用木製肉錘或厚重湯匙的背面敲打，直到厚度變成約 1.3 公分。將雞肉放進脫脂牛奶和辣醬的混合料中，在室溫下浸泡 20-30 分鐘。
3. 與此同時，將杏仁粉、鹽和胡椒混合，放入另一個可重複密封塑膠袋中。
4. 將雞胸肉瀝乾，並將其中一片立即放入裝了杏仁粉混合料的袋子中，搖晃袋子使肉沾滿粉料。將沾好粉的肉取出，再放入第二片雞胸肉，並重複剛才的步驟。
5. 在一個長柄煎鍋中用中大火熱油。將雞肉放入，第一面煎炸約 4 分鐘。將火候調弱至中火，把雞肉翻面後，煎炸 4 分鐘直到熟透。
6. 將雞肉取出，放在砧板上靜置 2 分鐘。切成約 1.3 公分的條狀，放在捲心菜或其他綠色蔬菜上。淋上油和榨好的檸檬汁，即可上菜。

變化食譜

青醬雞肉：製備以下醬汁淋在炸雞上。將 1 杯羅勒（或義大利香芹，或皺葉香芹，或香菜）、1 瓣大蒜和 4 湯匙松子或核桃一同放入果汁機或小型食物調理機進行攪打，再加入 $\frac{1}{2}$ 杯特級初榨橄欖油，繼續攪打直至完全絞碎。有需要的話，可加入額外的油來稀釋醬汁，也可以在攪拌的機器還在運轉時，加入約 2.5 立方公分的帕馬森起司。

岡德里的偏南風雞肉

第一階段到第二階段，四人份（及之後的八人份）

居住過巴爾的摩、華盛頓特區、亞特蘭大，和現在的棕櫚泉等地，我很開心能以這道食譜贏得了 Old El Paso 烹飪比賽的第二名，而這同時也對這兩個區域得以致上健康的敬意。

材料

- 1 個紅洋蔥切碎
- 1 個新鮮的葡萄乾辣椒，或新墨西哥辣椒，去籽並切碎，或 1 罐（約 113 公克）青辣椒
- 1 湯匙純辣椒粉
- 1 湯匙 Old Bay 調味粉
- 4 顆檸檬榨出的汁
- 2 瓣大蒜，剁碎
- 1 茶匙海鹽
- 1 茶匙磨成泥的薑
- 2 茶匙咖哩粉
- $\frac{1}{2}$ 杯特級初榨橄欖油
- 1 隻放養雞切塊，或 2 片去骨雞腿排和 2 片去骨雞胸肉

作法

1. 除了雞肉外，將所有的材料都放進一個大型堅固、可重複密封的塑膠袋，或可放進烤箱的淺底鍋中，並充分混合。加入雞肉醃製 4 個小時，或放進冰箱醃製過夜。
2. 將烤箱預熱到華氏 350 度（約攝氏 177 度）。
3. 將雞肉連同醃料一起放入烤箱的淺底烤盤中，蓋上鋁箔紙，放進烤箱烤製 45 分鐘，並不時塗抹油脂。
4. 將鋁箔紙拿掉，再烤 10 分鐘（或者在烤製 45 分鐘後，將雞肉拿出鍋子，最後用燒烤鍋或在烤爐上燒烤 10 分鐘，使之酥脆），然後跟沙拉一同上菜，或切成薄片，放在處理好的蒟蒻豆腐麵條上食用（見第 264 頁）。

磚壓雞

第一階段到第二階段，二人份（及之後的四人份）

有的時候，最簡單的就是最好的。這道食譜是我對位於義大利佛羅倫斯

小巷中的一家小小的、當地人才知道的小飯館 Marioni 的致敬之作。在這家飯館裡，建築工人和穿著亞曼尼套裝的白領上班族混雜在一起，而他們全都點了這道菜！

材料

- 1 個檸檬，切成薄片
- 6 瓣大蒜，不去皮
- 1 整個去除胸骨的雞胸，攤平
- 特級初榨橄欖油
- $\frac{1}{4}$ 茶匙海鹽
- $\frac{1}{4}$ 茶匙或更少一點的紅辣椒碎片
- 8 枝新鮮百里香
- 10 枝新鮮奧勒岡
- 1/4 茶匙敲碎的黑胡椒粒
- 1 塊用鋁箔紙包好的磚塊
- 1 顆檸檬榨出的汁
- 削成薄片的帕馬森起司，裝飾用

作法

1. 將烤箱預熱到華氏 400 度（約攝氏 204 度）。
2. 將檸檬片和大蒜排列在一個淺烤盤底部。把雞肋骨朝下放進烤盤；在雞肉上刷油，灑上鹽和紅辣椒碎片，再將百里香、奧勒岡和胡椒蓋在雞肉上面。把磚塊放在雞肉上面後，烘烤 20 分鐘。
3. 將磚塊移開，在沒有覆蓋的情況下，再烤 25 分鐘，或是烤到雞皮變成很好看的褐色。
4. 將雞肉移到砧板上，靜置 5-10 分鐘，然後切成約 1.3 公分厚的薄片。將切好的雞肉排列在綠色蔬菜做成的基底上。淋上橄欖油，並在整盤菜上擠上檸檬汁。想要的話，可以再灑上一些削成薄片的起司。

變化食譜

同一份食譜也可以用瓦斯爐製作，也會有非常好的成果。

捨去檸檬不用；將 2 湯匙橄欖油放入深平底煎鍋中，用中大火燒熱。放入雞肉和香草，壓上磚塊。

10 分鐘後將磚塊移開，把雞肉翻面，再把磚塊蓋回雞肉上，繼續煮 10 分鐘或到熟透。

砂鍋焗烤雞肉及黑豆墨西哥軟皮麵餅

第一階段，四人份

大部分的砂鍋菜都是以義大利麵或其他澱粉類食物作為基礎，但這道菜卻不是，這是我精準地由食譜雜誌 Cooking Light 的一份高澱粉版本食譜重新改寫而來的。你可以預先準備好這道菜，然後冷藏或冷凍起來，需要的時候再拿出來食用。

確定你用的是黑豆而非黑龜豆。克索布蘭可起司（Queso blanco）是一種不會融化的墨西哥起司，或者你也可以用切碎的仿真大豆起司代替。

材料

- 1 杯切細的紅洋蔥
- 5 瓣剁碎的大蒜
- 1 杯切碎的 Soyrizo 香腸或西班牙臘腸
- 1 個葡萄乾辣椒或新墨西哥辣椒，烤過後去籽並切碎，或 1 罐（約 113 公克）切碎的青辣椒
- 2 杯切碎或切丁的熟雞肉
- 海鹽和敲碎的黑胡椒粒適量
- 1 罐（約 425 公克）黑豆，瀝乾
- 1 杯雞高湯
- $1\frac{1}{2}$ 杯的新鮮或罐裝莎莎醬，上菜時的額外份量另加
- 噴霧式菜籽油，或 1 湯匙特級初榨橄欖油
- 6 片低碳水化合物、高纖維的墨西哥玉米餅，切成大約 2.5 公分長的條狀
- 1 杯切碎的克索布蘭可起司

作法

1. 將烤箱預熱到華氏 450 度（約攝氏 232 度）。
2. 在不沾鍋或炒鍋中，以中大火將洋蔥和大蒜炒 5 分鐘。然後放入 Soyrizo 香腸或西班牙臘腸及辣椒，烹煮數分鐘，直到上色。
3. 再放入雞肉並翻炒攪拌數分鐘，用鹽和胡椒調味，然後移到碗裡，加入黑豆攪拌均勻。
4. 在同一個鍋子中倒入雞高湯和莎莎醬煮滾。降低火候燉煮 5 分鐘，直到醬汁減少，燉煮期間要不時攪拌。
5. 將一個約 28×18 公分的砂鍋烤盤，用菜籽油噴霧器噴上油，或用橄欖油薄薄地上一層油。在烤盤底部鋪上一層玉米餅條，將雞肉辣椒的混合料舀到餅皮上。再將剩餘的玉米餅條鋪在上面，然後放上第二層雞肉混合料。把莎莎醬混合醬料倒入砂鍋烤盤上，然後在上面灑一些起司。烘烤 15 分鐘，直到起司稍微上色成淺褐色。
6. 與你所選用的沙拉一起上菜，或就只是簡單地把羅蔓生菜撕碎後，擺上一份砂鍋焗烤，並在旁邊放上額外的莎莎醬（如果你要包起來冷凍留待下次食用，在上菜前需先解凍，並烘烤 30 分鐘）。

● 第二階段

把墨西哥玉米餅減少成 3 片。

將雞肉用 Lightline 牛絞肉風味素肉或丹貝切丁代替。

● 第三階段

捨去雞肉不用，加入 1 杯切碎的菠菜或其他綠色蔬菜。注意，第三階段這個版本是三人份而非四人份。

魚類

除了過度生長的雞胸肉外，沒有什麼比乾巴巴、煮過頭的魚更糟的了。依我之見，一隻好魚的最佳歸宿，就是躺在一盤冷沙拉或溫沙拉上。

毋須煩惱，以下這些食譜提供了將魚類放進飲食中萬無一失的方法。可能的話，請試著去找到垂釣捕得的野生魚類。

簡單的燒烤魚排

第一階段到第三階段，二人份

即使是好市多（Costco），冷凍生鮮區都會有來自阿拉斯加的鮭魚排。我最喜歡使用的肯瓊調味粉，則是艾默利（Emeril）的產品。

材料

- 3 湯匙特級初榨橄欖油
- 1 茶匙 Old Bay 調味粉或肯瓊調味粉
- 2 片（約 113-170 公克）魚排，可由鮭魚、鮪魚、石斑魚或其他「多肉」魚類中選擇
- 菜籽油或橄欖油的防沾噴霧或 1 湯匙特級初榨橄欖油

作法

1. 把油和調味粉放入一個大型堅固的可重複密封塑膠袋中，並混合均勻。加入魚排，並在室溫下醃製 20 分鐘。
2. 用噴霧器將油噴在燒烤鍋上，或將燒烤鍋覆上一層油，用大火熱鍋。
3. 如果你用的是鮪魚或鮭魚，為了保持生鮮狀態，每面燒烤 1 分鐘。或者，

在你習慣燒烤生鮭魚的滋味前，每面烹煮 2-4 分鐘。將魚排切成約 0.6 公分長的條狀，放在選用的沙拉上，上菜。

岡德里的胡桃魚

第一階段，四人份

在主廚傑米・香儂（Jamie Shannon）不幸英年早逝發生的前幾年，當我在他無與倫比的紐奧良餐廳 Commander's Palace 用餐時，曾向他詢問一道結合了魚和堅果的菜餚。那次的討論，引發了我挑戰做出一道偉大魚類菜餚的雄心壯志。在這份食譜中，沒有任何材料能代替口味無與倫比的奶油。如果你用的是鱒魚，記得不要去皮。

材料

- 2 杯新鮮胡桃或胡桃碎
- 1 杯杏仁粉或黃豆粉
- 2 湯匙肯瓊調味粉，如艾默利的產品，外加要撲在魚肉上的額外調味粉
- 1 個添加 omega-3 的蛋
- 1 杯無糖豆漿
- 4 片鯰魚、吳郭魚或彩虹鱒魚魚排
- 2 湯匙草飼牛奶油（見備註）
- $\frac{1}{4}$ 杯特級初榨橄欖油
- 2 茶匙新鮮檸檬汁
- 1 湯匙伍斯特黑醋醬
- 2 湯匙剁碎的新鮮百里香，或 1 湯匙的乾燥百里香
- 海鹽和敲碎的黑胡椒粒，適量

作法

1. 把 1 杯胡桃、杏仁粉或黃豆粉，還有肯瓊調味粉一起放進食物調理機。攪打直到磨成細粉、但尚未達到滑順的程度，倒進一個寬口淺盤中。
2. 將蛋和大豆粉放在一個大碗中攪打。
3. 輕輕地將每塊魚排拍上多準備的肯瓊調味粉，然後沾上蛋液。將沾好蛋液的魚排放進胡桃混合料中，兩面都要沾裹，將多餘的粉料拍掉。
4. 在一個大型長柄不沾煎鍋中用大火將奶油燒熱到冒泡，然後將魚排放入鍋中煎 30 秒。調整火候至中火，再煎 2 分鐘。將魚排翻面，繼續煎 2-3 分鐘，直到均勻上色。將魚排取出放在上菜盤中。
5. 將橄欖油和剩下的 1 杯胡桃放進煎魚的同一個煎鍋中；用大火加熱 2 分鐘，並持續攪拌直到冒泡。加入檸檬汁、伍斯特黑醋醬、百里香，還有適量的鹽跟胡椒，續煮 1 分鐘。

6. 在每片魚排上放一點上述的胡桃混合料，即可上菜。

● 第二階段

將豐富大量的清炒蔬菜或新鮮捲心菜放在一個盤子裡，再放上一片魚排，然後舀一勺胡桃放上去。想要的話，可以額外加一些橄欖油和檸檬汁。

● 第三階段

岡德里的胡桃丹貝：用切成條狀的丹貝取代魚排，並如上所述，擺放在新鮮綠蔬或捲心菜上。

備註：儘管奶油在飲食革命計畫中的出現機會十分稀少，在特定食譜中，奶油此一材料的特殊風味是獨一無二且無可取代的。然而，大多數美國製的奶油，都是由以穀物及大豆所餵養的牛隻產的牛乳為原料所產製，因此都含有大量的致發炎反應因子 omega-6 脂肪酸。應選擇使用以草飼方式餵養的牛隻，其所生產富含 omega-3 的奶油。

煮熟的蔬菜

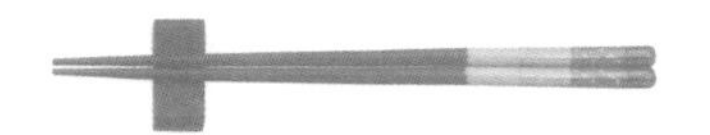

在其他菜品中，我已經試著囊括盡可能多的生鮮或稍微清炒過的青菜和綠蔬，不過還有額外幾道，我認為你一定要試試的熟蔬菜菜餚。

碎菠菜咖哩

第一階段到第三階段，二人份

我熱愛印度料理，但其中有太多菜品是不健康的食物。以下是我最喜愛的菜餚之一，是去除了高脂肪含量的版本。

材料

- 1 茶匙咖哩粉，或適量
- 2 湯匙特級初榨橄欖油
- 1 包（約 284 公克）冷凍碎菠菜，解凍並瀝乾
- 1 茶匙海鹽
- 1 杯低脂茅屋起司，或低脂瑞可達起司

作法

1. 將咖哩粉和油一同放入一個長柄煎鍋或炒鍋中，用小火加熱 3 分鐘，直到有香味出現。
2. 加入菠菜和鹽。將火候調高至中火，加蓋烹煮 5 分鐘。
3. 將起司攪拌加入鍋中，並充分加熱。當作配菜上桌，或作為任何一道切片肉類食譜的基底。

你會想吃的球芽甘藍

第一階段到第三階段，二人份

甘藍菜家族擁有一些最重要的抗癌化合物，可是多數人卻會迴避除了花椰菜之外的所有此類蔬菜。球芽甘藍這種有趣的迷你捲心菜，通常會因為在煮過頭時有可怕氣味而被忽略，不過，以下這種處理球芽甘藍的方法，保證讓你能開心享用它們！

材料

- 約 454 公克球芽甘藍
- 3 湯匙特級初榨橄欖油
- $\frac{1}{2}$ 杯生榛果或核桃
- $\frac{1}{4}$ 茶匙海鹽
- $\frac{1}{4}$ 茶匙敲碎的黑胡椒粒
- 1 茶匙烘焙芝麻油（非必要）

作法

1. 修剪球芽甘藍菜莖尾端的硬梗，並將所有變色的葉片去掉。使用帶有切片刀刃的食物調理機，將球芽甘藍放進處理切細（或者，以手動或用蔬菜切絲器將球芽甘藍盡量切細）。
2. 在一個長柄煎鍋或炒鍋中放入 1 湯匙油，以中大火熱油。將堅果放入鍋中煮 5 分鐘，直到有香味出現。取出放置一旁。
3. 將剩餘的 2 湯匙油和球芽甘藍放入煎鍋中，翻炒 7-8 分鐘，直到上色。
4. 將堅果放回鍋中與球芽甘藍混合。用鹽和胡椒調味，在上菜前淋上芝麻油。可以單獨上菜，或作為肉類與家禽類菜餚的基底。

變化食譜

堅果四季豆：用約 454 公克四季豆代替球芽甘藍。修剪豆子，但不要用食物調理機切碎。在與堅果混合後，灑上 $\frac{1}{2}$ 個檸檬擠出的汁，再上菜。

● 第三階段

集合所有的食材並生食！在你嘗試過這個吃法前，別皺鼻子！

香醋蘆筍

第一階段到第三階段，二人份

我永遠吃不夠蘆筍！作為一種高大蕨類植物的生長尖端，蘆筍是最終極尖端的健康食物。不過，讓我們把它們攪拌一下吧，好嗎？與其將蘆筍堅硬的尾端切除，不如將它們在靠近尾端的部分彎折，直到木質化的部分自行斷裂。

材料

- 3 湯匙特級初榨橄欖油
- 1 湯匙巴薩米克醋
- 1 把（約 454 公克）蘆筍，在彎折處掰斷，清洗晾乾
- 削成薄片的帕馬森起司（非必要）
- $\frac{1}{4}$ 茶匙海鹽，或適量即可
- 敲碎的黑胡椒粒，適量
- 1-2 湯匙種子或堅果（非必要；請見備註）

作法

1. 在一個大型不沾長柄煎鍋中，以中大火熱油。加入醋並攪拌，將蘆筍放入鍋中，翻炒到外脆內軟，大約 5-7 分鐘。
2. 加入適量的鹽和胡椒調味，想要的話，可以再放上堅果和起司。

● 第三階段

將蘆筍切細，與所有的食材組合後生食。別笑，這搞不好會變成你食用蘆筍的最喜愛方式！

備註：想要的話，將 1 把任何種類的堅果或種子和 1 茶匙多加的橄欖油放進燒熱的鍋中，翻炒 2 分鐘，或直到有香味飄出。
這道菜我最愛搭配的是核桃、松子或南瓜籽，不過是混合在一起的。
你也該試試芝麻、胡桃或開心果。

炙烤四季豆

第一階段到第二階段，二人份

如果你曾經對四季豆感到厭倦，那你八成不知道炙烤能將四季豆最好的一面表現出來。可以的話，使用較小、較嫩，法文中被稱為 haricot verts 的豆子。以下這種烹煮方式，會讓幾乎所有的蔬菜都變得極為美味。

材料

- 約 454 公克四季豆，去梗
- 3 湯匙特級初榨橄欖油
- 1 湯匙肯瓊香料粉，或 2 湯匙切碎的新鮮迷迭香、鼠尾草、百里香或奧勒岡等香料
- 鹽適量
- 敲碎的黑胡椒粒適量

作法

1. 將豆子、油和香料一起放入一個可重複密封的塑膠袋或淺烤盤中，密封或加蓋，醃製 30 分鐘，或放進冰箱醃製過夜。
2. 將燒烤鍋用大火預熱。將豆子分散排在燒烤鍋中，持續翻攪和搖動鍋子，直到豆子開始變成褐色，這需要 3-4 分鐘。用鹽和胡椒調味，立即上菜。

● 第三階段

將四季豆大略切碎後與香草混合，灑上巴薩米克醋或檸檬汁，即可上菜。

烤花椰菜佐鼠尾草

第一階段到第二階段，四人份

一直以來，我最喜歡的調味組合之一，就是鼠尾草和焦化奶油。在義大利，這個組合通常用來搭配義大利麵。作為替代，透過一種使用花椰菜的新方法，你可以享用含有最少量澱粉的「義大利麵」，這個新方法就是：烤花椰菜！

材料

- 1 顆花椰菜，或 1 包（約 454 公克）花椰菜花
- 2 湯匙草飼奶油
- $\frac{1}{4}$ 杯特級初榨橄欖油
- 3 湯匙切碎的新鮮鼠尾草或 1 湯匙的乾燥鼠尾草
- $\frac{1}{4}$ - $\frac{1}{2}$ 茶匙的海鹽，或適量即可
- $\frac{1}{4}$ - $\frac{1}{2}$ 茶匙敲碎的黑胡椒粒，或適量即可

作法

1. 將烤箱預熱到華氏 400 度（約攝氏 204 度）。
2. 如果你用的是整顆花椰菜，就將菜花切下，並將菜莖切成約 2.5 公分大小的塊狀。
3. 將奶油放進大型、可放入烤箱的長柄煎鍋中，以中大火焦化 2 分鐘，直到冒泡。加入橄欖油和鼠尾草，攪拌混合，再加入花椰菜、鹽和胡椒，攪拌至花椰菜表面覆蓋上一層調味料。
4. 立即將煎鍋移到烤箱中，烘烤 30 分鐘，其間至少翻動攪拌一次；花椰菜的邊緣應該會略微呈棕色。上菜。

甜點

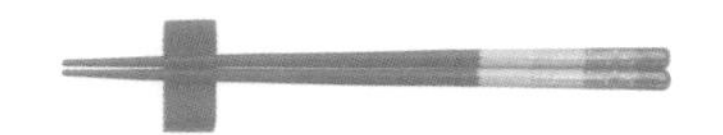

我寧願你用一些莓果、一把核桃，或一塊可可含量超過 70% 的黑巧克力作為一頓飯的結尾，不過我也了解你偶爾希望能有更多甜點的渴望。

接下來的食譜，在通過第一階段和進入第二階段時會對你有幫助，就像它們對我有用一樣，不過在進入第三階段後，請將它們當成偶一為之的難得享受。

岡德里的莓果冰淇淋

第一階段（在最開始兩週結束後）和第二階段，一人份

在我自己實行飲食革命計畫的第一年，這道難得的美味享受，讓我得以度過許多個夜晚！我建議製作時使用 BioChem 的蛋白粉。

材料

- $\frac{1}{2}$-1 勺低碳水化合物香草口味蛋白粉
- $\frac{1}{2}$ 杯或更多的無糖香草口味豆漿
- 1 杯冷凍藍莓或冷凍綜合莓果
- 1 撮甜菊或其他零熱量甘味劑（非必要）

作法

1. 將蛋白粉放進早餐穀片碗中，加入豆漿，將蛋白粉充分溶解。邊攪拌邊將冷凍莓果加入，持續攪拌直到莓果將豆漿混合料降溫到形成「霜淇淋」的狀態。
2. 如果混合料過於濃稠，就再加入一點點豆漿。這樣的成品對我來說已經夠甜了，不過如果你希望它更甜一些，可以灑上一點甜菊調味。別忘了，要捏著包裝袋的一角（見第 122 頁，「掐一下包裝袋」）。

薄荷巧克力碎片冰淇淋

第一階段（在最開始兩週結束後）和第二階段，一或二人份

這是我最喜歡的無牛乳霜淇淋版本。你可能需要嘗試幾次，才能得到乳

脂狀的濃稠度；總之，就是不斷試味和攪拌。一開始你可以放兩小包甜菊，並在需要的時候再加入更多。

材料

- 1 根綠香蕉，去皮並冷凍（見備註）
- 1 湯匙無鹽芝麻調味醬（最好是生芝麻調製）
- 1 湯匙非鹼化處理的可可粉
- 1 勺巧克力口味，或香草口味的乳清蛋白粉
- 3 片新鮮的薄荷葉，或 4 滴薄荷萃取液
- 2 小袋甜菊或其他零熱量甘味劑
- 3 杯（大約的量）冰塊
- 稀釋用無糖豆漿（非必要）
- 1 湯匙生可可碎片

作法

1. 將香蕉、芝麻調味醬、可可粉、蛋白粉、薄荷葉或薄荷萃取液、甘味劑，和 1 杯冰塊一起放入果汁機。用碎冰模式或低速攪打至冰塊開始變成小碎塊，再慢慢提高攪打的速度，加入更多冰塊，來維持非常濃稠的狀態。
2. 如果過於濃厚，而無法均勻混合，加入一點點豆漿，一次 1 湯匙。
3. 以高速攪打至混合料的濃稠度呈乳脂狀。最後加入可可碎片，稍微攪打，讓碎片分布均勻，但不要打碎。立即盛放在碗裡上桌。

備註：購買數根綠香蕉，將皮剝掉後，放入可重複密封塑膠袋中冷凍，如此，要使用時你可以一次取用一根。

杏仁巧克力碎片驚喜餅乾

第一階段到第三階段，可製作十二到十四片餅乾

如果你一定要來片餅乾，試試這種大片、健康又美味的零嘴，裡面富含蛋白質、堅果、黑巧克力，還有隱藏的蔬菜。

但是，只能食用一至兩片，因為這些餅乾的熱量可不低。

材料

- $\frac{1}{2}$ 杯杏仁醬
- 2 個添加 omega-3 的蛋
- $\frac{1}{4}$ 杯特級初榨橄欖油
- $\frac{1}{3}$ 杯低脂瑞可達起司或茅屋起司
- 1 茶匙小蘇打
- $\frac{1}{2}$ 茶匙海鹽
- $\frac{1}{3}$ 杯烘焙用 Splenda 蔗糖素
- $\frac{1}{2}$ 茶匙香草精

- 1 茶匙荳蔻粉
- $\frac{1}{2}$ 杯香草口味乳清粉
- $\frac{1}{2}$ 杯切碎的無糖椰子
- 1 杯切碎的菠菜
- 1 杯磨碎的櫛瓜
- 1 杯半杏仁粉
- $\frac{1}{2}$-1 杯切碎的黑巧克力（70% 或更高可可含量）
- 菜籽油噴霧器

作法

1. 將烤箱預熱到華氏 375 度（約攝氏 190 度）。
2. 將杏仁醬、蛋、油、瑞可達起司、小蘇打、鹽、Splenda 蔗糖素、香草精和荳蔻粉混合在一起，用電動攪拌器攪拌。
3. 慢慢加入乳清粉、椰子、菠菜、櫛瓜，還有杏仁粉，攪拌至均勻混合。
4. 將切碎的巧克力以電動攪拌器低速或手動拌入。
5. 用菜籽油噴霧器為防沾烘焙紙上油，將 1 大匙麵糰放到烘焙紙上（製成的餅乾看起來會凹凸不平）。用烤箱中層烤 6-8 分鐘。此時成品看起來會好像有些未烤透的樣子。用鏟刀將餅乾移出，在架子上稍微冷卻。
6. 在餅乾剛出爐時趁熱食用。烤好的餅乾可以維持新鮮數天，或你可以將吃剩的餅乾冷藏或冷凍起來。

後記

在本書開始的章節中，我分享了一些人的故事，那些像你一樣渴望有新的飲食和生活方式，但面對飲食革命計畫，卻不知該從何處著手或該抱持何種期待的人。以下是他們現今的狀況。

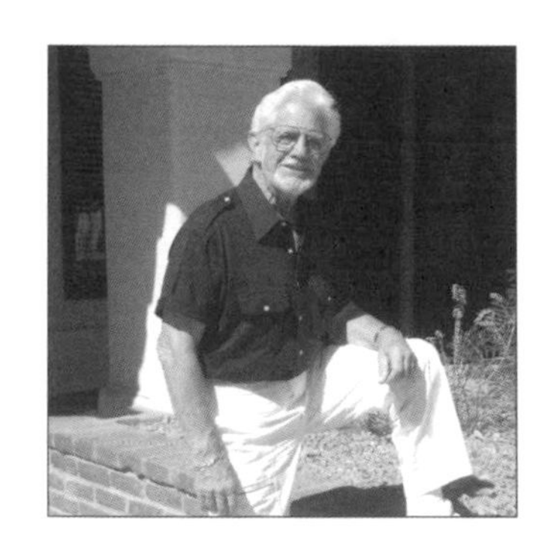

伯特・卡普蘭

伯特已經執行飲食革命計畫兩年了。在接近他七十九歲生日時，大部分老朋友經過他身邊時，都會將他誤認為另一個年輕二十歲的人。發現他的真實身分後，他們也成了我的患者。

伯特的糖尿病已不再是問題，處方藥物也已經消失不見。年復一年，伯特變得越來越年輕。

開始飲食革命計畫前	實行飲食革命計畫後
體重：226 磅（約 102.5 公斤）	體重：175 磅（約 79.4 公斤）
身體質量指數（BMI）：34	身體質量指數（BMI）：26
體脂肪百分比：29%	體脂肪百分比：19%
總體膽固醇指數：178（有服用史塔汀類藥物）	總體膽固醇指數：149
C 反應蛋白指數：8.8	C 反應蛋白指數：1.1

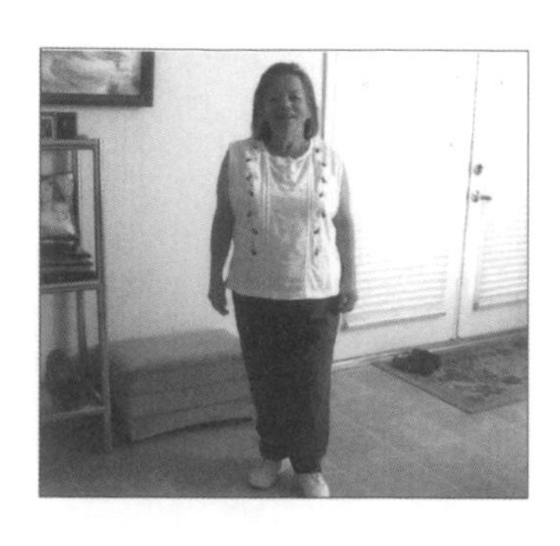

茱蒂絲・羅德

一年之後，茱蒂絲臉上帶著快樂的微笑走進我的辦公室。她的體重減掉了約十三點六公斤，而且幾乎可以不用打胰島素了，充滿活力，走路時不再需要助行器，而且大肆吹噓她的孩子和先生如何減掉共約五十公斤的體重，這些全要歸功於飲食革命計畫。

開始飲食革命計畫前	實行飲食革命計畫後
體重：163 磅（約 73.9 公斤）	體重：133 磅（約 60.3 公斤）
身體質量指數（BMI）：32	身體質量指數（BMI）：26
體脂肪百分比：42%	體脂肪百分比：37%
血壓：收縮壓 150 ／舒張壓 70	血壓：收縮壓 110 ／舒張壓 60
總體膽固醇指數：239	總體膽固醇指數：153
C 反應蛋白指數：9.6	C 反應蛋白指數：1.4

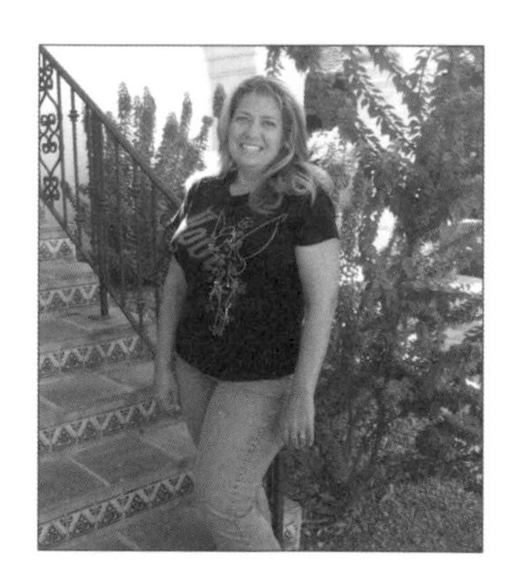

珊卓・霍爾

我與珊卓第一次見面，是在她開始實施飲食革命計畫一年之後。已經減去了約二十五點九公斤，血壓也在正常範圍內的珊卓帶了一張「減肥前」的照片給我。

她只是想說聲謝謝，並且讓我知道她的飲食革命計畫成功了。她已經了解飲食革命計畫是一種她能在不服用藥物的情況下，與之共存的生活方式。

開始飲食革命計畫前	實行飲食革命計畫後
體重：249 磅（約 113 公斤）	體重：192 磅（約 87 公斤）
身體質量指數（BMI）：43	身體質量指數（BMI）：32
總體膽固醇指數：212	總體膽固醇指數：134

備註：因為珊卓並未以病患的身分向我求診過，所以我並沒有她所有的統計數字（她也不需要來看診了，因為她現在有飲食革命計畫）。

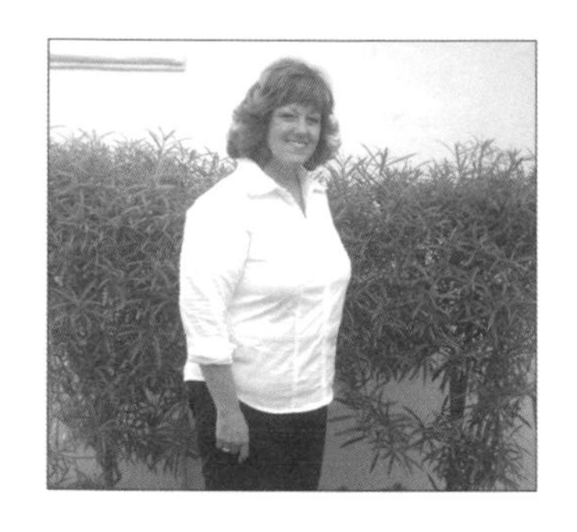

瑪歌・漢米爾頓

瑪歌在一開始的八週中，每隔一天體重就會掉約零點四五公斤——這是在完全沒有運動的狀況下。她對食物沒有渴望，而且對不會感到飢餓這件事十分震驚，還常常忘記吃飯！

飲食革命計畫中的指南，使得她到餐廳用餐成為一件簡單的事；跟我保證過的一樣，九十天後，瑪歌搖身一變，完全不一樣了。

開始飲食革命計畫前	實行飲食革命計畫後
體重：255 磅（約 115.7 公斤）	體重：213 磅（約 96.6 公斤）
身體質量指數（BMI）：41	身體質量指數（BMI）：36
體脂肪百分比：47%	體脂肪百分比：43%
血壓：收縮壓 150 ／舒張壓 90	血壓：收縮壓 140 ／舒張壓 80
總體膽固醇指數：276	總體膽固醇指數：226
C 反應蛋白指數：4.2	C 反應蛋白指數：1.2

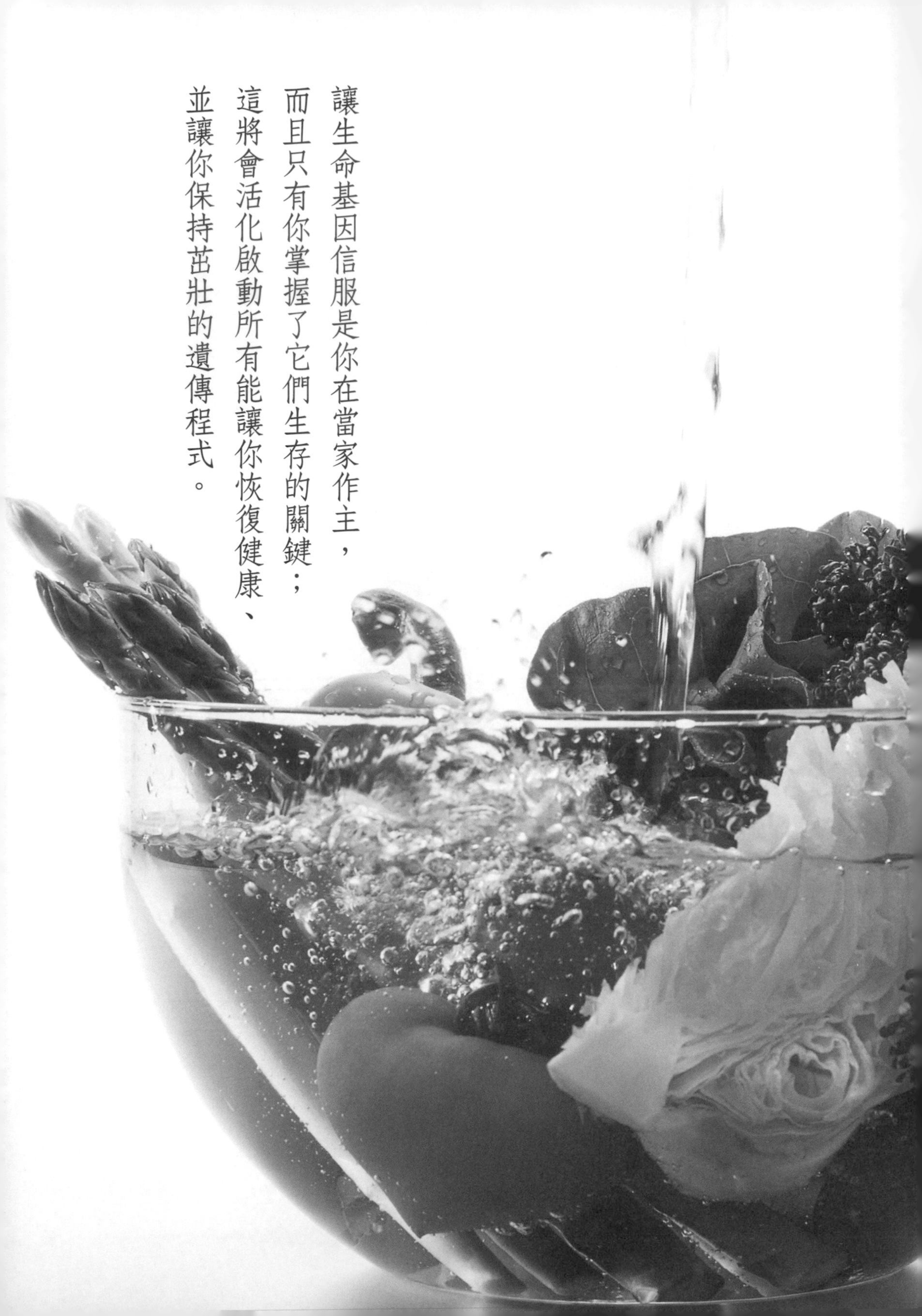
讓生命基因信服是你在當家作主，
而且只有你掌握了它們生存的關鍵；
這將會活化啟動所有能讓你恢復健康、
並讓你保持茁壯的遺傳程式。

健康Smile 60

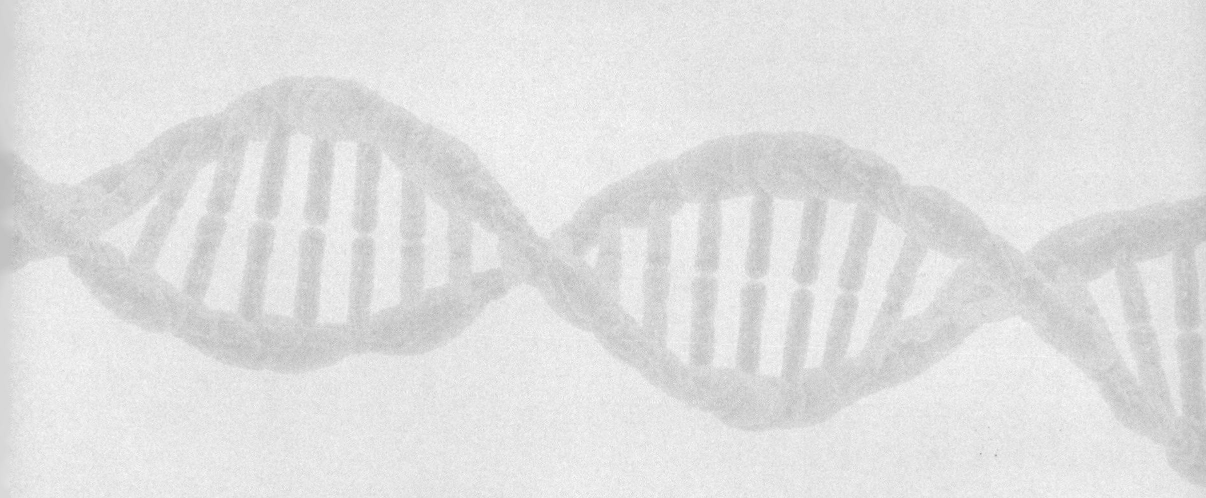

健康 Smile 60